Kohlhammer

Die Autorinnen, der Autor

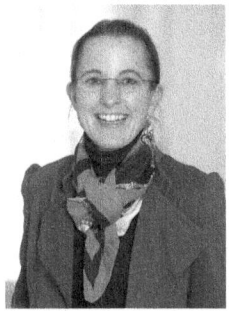

Prof. Dr. Ruth Ketzer, Professorin für Management im Gesundheitswesen, Studiengangsleitung Pflegemanagement und Organisationswissen an der Fliedner Fachhochschule Düsseldorf.

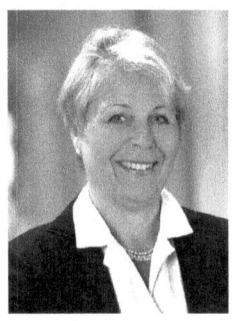

Prof. Dr. Renate Adam-Paffrath, Studiengang Pflege und Gesundheit an der Fliedner Fachhochschule Düsseldorf.

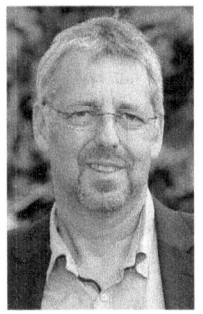

Prof. Dr. Manfred Borutta, Professor für Gerontologie in der Sozialen Arbeit und Pflege an der Katholischen Hochschule Nordrhein-Westfalen.

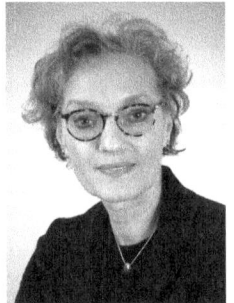

Karola Selge, exam.Krankenschwester, seit 1985 eigenen Pflegedienst, Master of Advanced Studies (Palliative Care), Professional Master of Ethics (Medical Ethic)

Ruth Ketzer
Renate Adam-Paffrath
Manfred Borutta
Karola Selge

Ambulante Pflege in der modernen Gesellschaft

Aktuelle Bestandsaufnahme und Zukunftsperspektiven

Verlag W. Kohlhammer

Dieses Werk einschließlich aller seiner Teile ist urheberrechtlich geschützt. Jede Verwendung außerhalb der engen Grenzen des Urheberrechts ist ohne Zustimmung des Verlags unzulässig und strafbar. Das gilt insbesondere für Vervielfältigungen, Übersetzungen, Mikroverfilmungen und für die Einspeicherung und Verarbeitung in elektronischen Systemen.

Die Wiedergabe von Warenbezeichnungen, Handelsnamen und sonstigen Kennzeichen in diesem Buch berechtigt nicht zu der Annahme, dass diese von jedermann frei benutzt werden dürfen. Vielmehr kann es sich auch dann um eingetragene Warenzeichen oder sonstige geschützte Kennzeichen handeln, wenn sie nicht eigens als solche gekennzeichnet sind.

Es konnten nicht alle Rechtsinhaber von Abbildungen ermittelt werden. Sollte dem Verlag gegenüber der Nachweis der Rechtsinhaberschaft geführt werden, wird das branchenübliche Honorar nachträglich gezahlt.

Dieses Werk enthält Hinweise/Links zu externen Websites Dritter, auf deren Inhalt der Verlag keinen Einfluss hat und die der Haftung der jeweiligen Seitenanbieter oder -betreiber unterliegen. Zum Zeitpunkt der Verlinkung wurden die externen Websites auf mögliche Rechtsverstöße überprüft und dabei keine Rechtsverletzung festgestellt. Ohne konkrete Hinweise auf eine solche Rechtsverletzung ist eine permanente inhaltliche Kontrolle der verlinkten Seiten nicht zumutbar. Sollten jedoch Rechtsverletzungen bekannt werden, werden die betroffenen externen Links soweit möglich unverzüglich entfernt.

1. Auflage 2020

Alle Rechte vorbehalten
© W. Kohlhammer GmbH, Stuttgart
Gesamtherstellung: W. Kohlhammer GmbH, Stuttgart

Print:
ISBN 978-3-17-032856-3

E-Book-Formate:
pdf: ISBN 978-3-17-032857-0
epub: ISBN 978-3-17-032858-7
mobi: ISBN 978-3-17-032859-4

Vorwort des Reihenherausgebers

Gegenstand der Gerontologischen Pflege ist die Analyse und Verbesserung der Pflege- und Versorgungssituation alter Menschen, ihrer Familien und der sie Pflegenden. Die Verbindung von Theorie und Praxis stellt dabei die Achillesverse dar. Vor diesem Hintergrund werden mit der neuen Reihe drei Ziele verfolgt: Erstens sollen aktuelle und relevante Themenfelder der Gerontologischen Pflege in ihren multi- und interdisziplinären Bezügen aufgegriffen werden. Zweitens sollen die Bände in Praxis, Ausbildung und Studium zum Einsatz kommen – und einen kritischen Diskurs anregen. Darauf aufbauend sollen – drittens – Innovationen im Feld der Langzeitpflege unterstützt und begleitet werden, und zwar auf der Grundlage wissenschaftlicher Befunde.

Welche Inhalte stehen im Zentrum? Es geht um unterschiedliche Themenfelder – vom Umgang mit Schmerzen über die Situation in der ambulanten Pflege bis hin zu Fragen der Ökonomisierung in der Pflege. Ebenfalls haben wir uns mit dem Thema Inter- und Transkulturalität sowie den »sorgenden Gemeinschaften« beschäftigt. Dabei werden sowohl ambulante wie institutionelle Lebenswelten beachtet. In jedem Band werden vier zentrale Dimensionen zur Sprache gebracht. Die philosophisch-ethischen Begründungslinien machen zunächst deutlich, dass alle Themen mit Grundsatzfragen verbunden sind. Ein Schwerpunkt jedes Bandes ist die Zusammenstellung fachwissenschaftlicher Erkenntnisse, die zu dem jeweiligen Themenfeld komprimiert, nachvollziehbar und im Überblick auf den Punkt gebracht werden. Der gesellschaftspolitische Kontext, in dem das jeweiligen Themenfeld verortet werden muss, wird ebenfalls angesprochen. Und schließlich wird ein Bezug zum Management und zum Transfer hergestellt. Damit soll sichergestellt werden, dass Grundlagen, Ergebnisse und Kontexte letztlich mit Innovationen im Praxisalltag in Verbindung gebracht werden.

Deutlich wird insgesamt, dass der Blick über den Tellerrand für diese Reihe essentiell ist und keine »How-to-do-Publikationen« den Leserinnen und Lesern zugemutet werden sollen. Dies würde aus der Sicht des Reihenherausgebers (und der Herausgeberinnen und Herausgeber der Einzelbände) eine Engführung darstellen und nicht mit einem kritischen Anspruch in der Pflege vereinbar sein. Die vorgelegte Reihe des Kohlhammer-Verlags tritt hingegen für eine Perspektiverweiterung ein.

Unser Zielpublikum ist nicht zuletzt aus diesem Grunde die Pflege- und Versorgungspraxis, insbesondere Leitungspersonen aus der Pflege (und verwandten Professionen) in Krankenhäusern, Pflegeheimen und der ambulanten Versorgung. Aber auch Studierende der Pflegestudiengänge (im weitesten Sinne) sind unser Publikum, ebenso natürlich die Fachkolleginnen und Fachkollegen.

Alle Bände werden von wissenschaftlich und praktisch erfahrenen Pflegewissenschaftlerinnen und Pflegewissenschaftlern verantwortet, die mit ihren Texten den fachlichen und öffentlichen Diskurs befruchten möchten. Sie stützen sich überwiegend auf Veranstaltungen des »Instituts für Wissenschaftliche Weiterbildung« an der Philosophisch-Theologischen Hochschule Vallendar, in denen der

Dialog auf Augenhöhe zwischen Theorie und Praxis umgesetzt wurde und wird.

Die Gesamtreihe wird vom Lehrstuhl für Gerontologische Pflege herausgegeben, der institutionell an der Pflegewissenschaftlichen Fakultät der Philosophisch-Theologischen Hochschule Vallendar (PTHV) verortet ist. Die Verantwortung für die Einzelbände liegt bei den jeweiligen Herausgeberinnen und Herausgebern bzw. Autorinnen und Autoren.

Rückmeldungen und Anregungen sind herzlich willkommen.

Prof. Dr. Hermann Brandenburg

Vallendar, im Mai 2020

Kontakt:
Univ.- Prof. Dr. Hermann Brandenburg,
PTHV, Pallottistr. 3, 56179 Vallendar
E-Mail: hbrandenburg@pthv.de

Geleitwort

Lukas Slotala

Die häusliche Versorgung pflegedürftiger Menschen hat sich in der Bundesrepublik Deutschland zu dem bedeutsamsten Leistungsbereich der Pflegeversicherung entwickelt. 2018 lebten mit 2,87 Millionen Menschen rund 80 % aller Leistungsempfänger der Pflegeversicherung zu Hause – mehr als je zuvor. Die Ausgaben für ambulante Leistungen beliefen sich im Jahr 2018 auf 23,5 Milliarden Euro und sind in den zurückliegenden Jahren doppelt so schnell gestiegen als im stationären Bereich. Auch die Anzahl der ambulanten Pflegedienste und insbesondere der darin Beschäftigten hat außerordentlich stark zugelegt. Der rapide Ausbau pflegerischer Infrastruktur scheint jedoch noch lange nicht an Grenzen zu stoßen. Bedingt durch den demografischen Wandel ist zukünftig mit einem noch höheren Bedarf an ambulanten Pflegeangeboten und dafür benötigten Pflegefachpersonen zu rechnen.

Die Vorstellung von der gegenwärtigen ambulanten Pflege als wohltätige bedarfsentsprechende Hilfestellung für Menschen, die trotz gesundheitlicher Einschränkungen daheim und selbstbestimmt leben wollen, davon, dass die Inanspruchnahme der einzelnen häuslichen Pflegeleistungen, der regelmäßige Besuch durch eine Pflegefachperson, ergänzende materielle, beratende und entlastende Angebote für zu Hause lebende Pflegebedürftige und ihre Angehörigen entscheidend zur Verwirklichung des Credos »ambulant vor stationär« beitragen, und davon, dass die heute existierenden ambulanten Pflegeversorgungsstrukturen die beste Antwort auf einen stetig wachsenden Pflegebedarf sind, ist hierzulande im Bewusstsein der Bevölkerung und Politik tief verankert. Aber stimmt das?

Wie könnten ambulante Pflegeleistungen weiterentwickelt werden, wie könnte die häusliche Pflege als heil- und hilfstätige sowie präventive Versorgungsform besser gestaltet werden? Wie steht es denn eigentlich mit der Organisation und Finanzierung der täglich inzwischen millionenfach erbrachten Leistungen – ist das angemessen und zielführend?

Die kritischen Nachfragen sind berechtigt. Darüber darf das stetige Wachstum der Branche nicht hinwegtäuschen. Die Pflegeversicherung, vor 25 Jahren von Vielen als ein »großer Wurf« zur Absicherung von Pflegebedürftigkeit gefeiert, ermöglicht tatsächlich nur eine rationierte Unterstützung. Die Lücke zwischen dem realen Bedarf der Menschen und dem formalrechtlichen Leistungsumfang der Pflegeversicherung, häufig als Teilkasko-Charakter umschrieben, tritt in Form von steigenden Zuzahlungen mehr und mehr offen zu Tage. Doch das ist nur die Spitze des Eisbergs.

Die beispiellose Mittelverknappung durch den Gesetzgeber im Rahmen der Gesundheitsversorgung hat zur Folge, dass die Pflegedienste unter einem dauerhaft massiven Kosten- und Spardruck stehen. Überraschend ist, dass die Auswirkungen dieser für das Gesundheitswesen einmaligen Konstruktion als »rationierte Sozialversicherungsleistungen« auf die Versorgungsqualität, die Versorgungsabläufe, Arbeitsbedingungen und die Angebotsstrukturen der Pflege kaum Eingang in die Debatte finden.

Gewiss, Kritik an den Bedingungen der Pflege ist zusehends sichtbar. Doch die Diskussion verläuft allzu oft oberflächlich. Die Anerkennung der Brisanz und Gefahren rund um den Begriff des »Pflegenotstandes« ist neuerlich zwar wieder gewachsen und hat zu ersten politischen Korrekturen geführt.

Bei den in der Diskussion befindlichen Lösungsvorschlägen, die beispielsweise auf eine Erhöhung der Gehälter in der Pflege, der Sonderfinanzierung zusätzlicher Pflegestellen oder effektiveren (Qualitäts-)Kontrollen abstellen, handelt es sich um wichtige, jedoch zugleich weitgehend auch strukturimmanente Lösungsansätze. Die negativen Konsequenzen eines wohlfahrtsstaatlich stark limitierten Engagements für die Absicherung der Pflegerisiken und Gestaltung der Versorgung werden zwar moderiert, abgemildert oder zeitweise aufgehoben, nicht jedoch die dahinterliegenden fiskal- und pflegepolitischen sowie gesellschaftlichen Widersprüche. Das »Teilkasko-Konzept« der Pflegeversicherung wird nicht nachhaltig hinterfragt. Insoweit muss das Risiko als groß bemessen werden, dass die beabsichtigten Wirkungen »gut gemeinter« Einzelmaßnahmen größtenteils doch wieder verpuffen bzw. in der Umsetzung durch raffinierte und in der Binnenlogik auch legitime Gegenstrategien umgangen werden können.

Der vorliegende Band verdeutlicht die Notwendigkeit und Sinnhaftigkeit einer dezidiert kritischen wissenschaftlichen Strukturanalyse, die in ihrer Praxis die Perspektiven einer klinischen Pflegeforschung substantiell zu ergänzen und erweitern vermag. Es ist ein fundierter Beitrag zu einer längst fälligen sozial- und pflegewissenschaftlichen Diskussion über die derzeitigen Grundlagen der häuslichen Pflege, die Rahmenbedingungen dieses Arbeitsbereiches, die in diesem Zusammenhang stehenden Problematiken in der Versorgung durch Pflegefachpersonen – und damit zur Zukunft unseres Pflegesystems.

Lukas Slotala　　　　Würzburg, im Mai 2020

Inhalt

Vorwort des Reihenherausgebers 5

Geleitwort 7
Lukas Slotala

1   Einleitung 13

2   »Ich möchte zuhause gepflegt werden« Sozialwissenschaftliche und
    anthropologische Perspektiven auf die Ethik des ambulanten
    Arbeitsbereiches 16
    Renate Adam-Paffrath

    2.1   Einführung 17
    2.2   Pflege zuhause – Betrachtungen auf ein komplexes Feld 17
        2.2.1   Zuhause gepflegt werden – Garant für Sicherheit und
                Geborgenheit (?) 19
    2.3   Ort, Heimat, Wohnung – da wo wir leben 22
        2.3.1   Sense of Control – die Wohnung (Habitat) 24
        2.3.2   Was bedeuten diese Ausführungen für unseren Fall Meier? 25
        2.3.3   Conditio humana – die Beziehung des Menschen zur Welt 27
    2.4   Bedeutung einer dualistischen Denkweise in der Pflege für das Ehepaar
        Meier 29
        2.4.1   Die Einheit von Körper, Geist und Seele in der Pflege 32
    2.5   Sorge und Fürsorge aus philosophisch-ethischer Perspektive 34
        2.5.1   Bedeutung von Fürsorge für das Ehepaar Meier am Beispiel der
                Care-Ethiken 34
        2.5.2   Care-Ethiken für das Ehepaar Meier 36
    2.6   Kritische Diskussion/Abschließende Gedanken 38
    Literatur 41

3   Ambulante Pflege zwischen Fürsorge und sozioökonomischer
    Bedrängnis 44
    Karola Selge

    3.1   Einleitung 45
    3.2   Die Entwicklung zur (ambulanten) Pflege: ein historischer Rückblick... 46
    3.3   Die Pflegemaßnahmen in der ambulanten Pflege 52
    3.4   Der ambulante Pflegedienst als Wirtschaftsunternehmen und als Ort
        der intersubjektiven Begegnung 54

	3.5	Pflege in Zeiten gesteigerten Kostendrucks	59
	3.6	Der Patient als Kunde	62
	3.7	Praxisbeispiel	67
	3.8	Resümee	72
	Literatur		74

4 »Wer ist denn nun für uns zuständig?« – Systemimmanente Grenzen einer marktförmigen und organisationalen Pflege ... 77
Manfred Borutta

- 4.1 Fallvignette: Frau und Herr Meier im Instanzendschungel ... 78
    - 4.1.1 Methodische Vorgehensweise der Fallbeobachtung und der Fallanalyse ... 78
    - 4.1.2 Fallschilderung ... 80
- 4.2 Diskontinuität und Desintegration als systemimmanente Dysfunktionalitäten im Gesundheitswesen ... 87
    - 4.2.1 Versorgungsbrüche als zirkuläres Dauerthema der fachwissenschaftlichen Beobachtung ... 87
    - 4.2.2 Effizienzorientierung als Conditio sine qua non der Möglichkeiten von Integration und Kooperation im Gesundheitswesen ... 89
    - 4.2.3 Irritationsinsuffizienz politischer Rahmenvorgaben und der Mangel an multiperspektivischer Forschung ... 91
    - 4.2.4 Systemtheoretische Beobachtung der Schwierigkeiten einer sektorübergreifenden Versorgung ... 95
    - 4.2.5 Case Management im Spannungsfeld von Steuerungsillusionen und Legitimationsausfall ... 97
    - 4.2.6 Frau und Herr Meier im Dschungel fragmentierter (Un-)Zuständigkeiten ... 102
- 4.3 Der Mythos der Qualitätssteigerung durch Wettbewerbsorientierung und die Folgen ... 105
    - 4.3.1 ›Privat Equity‹ vor staatlicher Daseinsvorsorge: Wie die Pflege politisch forciert zum wettbewerbsorientierten Markt gemacht wurde ... 105
    - 4.3.2 Das Märchen von der besseren Pflege privater Anbieter und die Erosion der staatlichen Daseinsvorsorge ... 108
    - 4.3.3 Systemkonformität und Verwertungsorientierung der Pflegewissenschaft ... 112
    - 4.3.4 Tendenzen der weiteren Entwicklung: Pflege der Zukunft zwischen Nirvana-Ökonomie und Quasi-Taylorismus ... 113
- Literatur ... 115

5 Ambulante Pflege als managerielle Herausforderung. Implikationen postheroischer Führung ... 119
Ruth Ketzer

- 5.1 Einleitung ... 120
- 5.2 Ambulante Pflegedienste als soziales System ... 123

5.3	Der Entscheidungsprozess		125
5.4	Das Verhältnis zur Umwelt		128
5.5	Die Organisationsmitglieder		129
5.6	Organisationsstrukturen als Entscheidungsprämissen		130
5.7	Führung in einem sozialen System		133
	5.7.1	Die postheroische Führung	136
	5.7.2	Konsequenzen postheroischer Führung	141
	5.7.3	Das Selbstverständnis der Führenden	141
5.8	Die Wirkmächtigkeit der Organisationskultur		143
5.9	Die Verbindung von Führung und Unternehmenskultur		148
	Literatur		156

Nachwort: Unschätzbar viel wert **158**
Rainer Krockauer

1 Einleitung[1]

Der vorliegende Band beschäftigt sich mit dem zunehmend kritischen Bereich der sozialen Infrastruktur, der ambulanten Pflege. Er nimmt eine Bestandsaufnahme dessen vor, was gegenwärtig bei der häuslichen Unterstützung längerfristig hilfe- bzw. pflegebedürftiger Personen geschieht bzw. geschehen kann und wie sich dies zu den Erwartungen und Versprechungen verhält, die den öffentlichen und fachwissenschaftlichen Diskurs prägen. Dabei wird vor allem das Verhältnis von Anspruch und Wirklichkeit kritisch analysiert, um daraus insbesondere für jene Akteure, die ambulante Hilfe organisieren und managen, Perspektiven für die Zukunft abzuleiten.

Damit richtet sich der Band an verschiedene Publika: fortgeschrittene Praktikerinnen und Führungskräfte im fraglichen Sektor sowie seinem Umfeld, Studierende in verschiedenen Ausbildungskontexten, aber auch an jene, die sich (fach-)wissenschaftlich mit der Entwicklung der ambulanten Pflege auseinandersetzen. Damit alle mitgenommen werden, ist sichergestellt, dass komplexe Begriffe und Konzepte verständnisorientiert aufbereitet und mit Hintergrundwissen versehen werden. Der Band gliedert sich in vier Perspektiven, der

- sozialwissenschaftlichen und anthropologischen Perspektive (Adam-Paffrath),
- pflegewissenschaftlichen und fachwissenschaftlichen Perspektive (Selge),
- systemfunktionalen und systemkritischen Perspektive (Borutta),
- systemtheoretisch-manageriellen Perspektive (Ketzer).

Als grundlegende Richtschnur für die Beiträge dient die Darstellung des Ehepaares Meiers. Diese Darstellung wird, je nach Erfordernissen des entsprechenden Beitrags, variiert. Sie durchzieht jedoch die Teile dieses Bandes als praxisbezogene Richtschnur, auf die immer wiederkehrend exemplarisch Bezug genommen wird. Frau und Herr Meier treten in diversen Szenarien auf und ihr Schicksal, mit Pflegebedürftigkeit zurechtzukommen, wird aus unterschiedlichen Perspektiven betrachtet. Der Fall Meier ist somit Ausdruck der Kontextbindung.

Ein »Fall Meier« und seine gesellschaftliche Rahmung

Frau oder Herr Meier sind pflegebedürftig – was jetzt? In der deutschen Gesellschaft bestehen diesbezüglich eine Reihe von *Normalitätsannahmen*: Man erwartet einen bestimmten Umgang

---

1 Texte sollten lesbar und verständlich sein, dazu muss auch die Sprache beitragen. Allerdings bildet sie auch Aspekte der Wirklichkeit ab bzw. schafft neue »Wirklichkeiten«. In dem hier zu verhandelnden Bereich – der Pflege – arbeiten überwiegend Frauen. Es wäre also falsch – allein aus stilistischen Gründen – ausschließlich das generische Maskulinum zu nutzen. Wir werden daher möglichst eine neutrale Form wählen, falls dies nicht möglich ist werden wir (überwiegend) die weibliche Form benutzen. Sie schließt – sofern nicht anders genannt – alle weiteren Geschlechtsformen mit ein.

mit dem »Pflegefall«, und es gibt Reglements, die diese Denkweise widerspiegeln. Die Leitdivise des deutschen Pflegesystems dabei lautet, *ambulant vor stationär*: Die Unterstützung chronisch gebrechlicher Menschen soll, so lange wie irgend möglich, in deren häuslicher Umgebung stattfinden, und dies ist unter den heute bestehenden Rahmenbedingungen auch gut zu schaffen. Das jedenfalls legen der mediale Diskurs, die in Befragungen artikulierte Weltsicht der Bevölkerungsmehrheit, und nicht zuletzt die geltende Gesetzeslage (SGB 11 § 43,1) nahe.

Gewiss: Es scheint Allgemeinwissen zu sein, dass die Familie – anders als in früheren Zeiten – nicht mehr alles leisten kann und soll. Man weiß: Es gibt *kollektiv finanzierte und sozialpolitisch normierte Hilfen*, die das Unterstützungsarrangement gezielt ergänzen (können). Auch besteht ein öffentliches Bewusstsein dahingehend, dass die fraglichen Interventionen bestimmten *ethischen Maßstäben* genügen sollen, z. B. den Respekt vor der menschlichen Intimsphäre oder die Regeln eines würdevollen Umgangs mit Personen, die sich nicht mehr selbst helfen können. Hier greifen auch bestimmte *Professionalitätsvorstellungen*, wenngleich über diese vielfach gestritten wird. Gleichzeitig liegt die Zuständigkeit für das ambulante Pflegearrangement zu großen Teilen in der Verantwortung der privaten Lebenswelt. Der Normalfall ist der, dass in der häuslichen Umgebung *Familienangehörige* oder – in Ausnahmefällen – das außerfamiläre *soziale Netzwerk* den Aufbau und den reibungslosen Ablauf eines solchen Arrangements sicherstellen. Was das Netzwerk betrifft, so wünschen sich Experten und Fachpolitikern zwar neue gemeinschaftliche Lösungen (Seniorengenossenschaften, Mehrgenerationenhäuser, »care communities« verschiedenster Colour, ehrenamtliche Initiativen im Sozialraum etc.); doch ist die Alltagsrealität weit davon entfernt (selbst Nachbarn sind häufig nur geringfügig involviert).

Der *Zuschnitt (semi-)professioneller Interventionen* wiederum, welche seit zwei bis drei Jahrzehnten als fester (möglicher) Bestandteil des o. g. Pflegearrangements gelten können, ist ein spezifischer: Das Unterstützungssystem bietet Hilfen in kurzen Zeitblöcken, gegebenenfalls mehrfach am Tag, aber konzentriert auf einzelne, überwiegend körperbezogene Verrichtungen; die Interventionen sind routinisiert, modularisiert, in ihren Einzelbestandteilen zwischen Nutzern bzw. Familien und Leistungserbringern vorverhandelt – und werden dann mehr oder weniger in Entsprechung dazu abgearbeitet. Nach den jüngsten Reformen können Alltagsbetreuung bzw. -begleitung als organisierte Hilfen hinzukommen – dies geschieht indes getrennt von den o. g. Pflegeleistungen, tendenziell als Laienhilfe und ebenfalls auf kleine Zeitfenster beschränkt.

Die *Koordination des Pflegearrangements* für Frau oder Herr Meier obliegt in der Regel diesen selbst – bzw. in der Realität meist verfügbaren Angehörigen: Diese suchen selbst diejenigen Dienste und Helfer, die das häusliche Arrangement arrondieren; dabei werden zuweilen Beratungen (z. B. in Pflegestützpunkten) wahrgenommen; doch die Informationen dort bleiben allgemeiner Natur, müssen die Berater doch im Hinblick auf Anbieter neutral bleiben. Es gilt als normal, dass Unterstützungsbedürftige bzw. ihre Angehörigen einen Pflegedienst und Betreuungsangebote eigenständig am *Markt* auswählen, nach Maßgabe vermuteter oder in Werbebotschaften behaupteter Eigenschaften – nicht zuletzt bezüglich der (vermeintlichen) Angebotsqualität. Nutzer gelten als Verbraucher, *sie* sollen kontrollieren, was die externen Helfer leisten – und (ggf. mit einem Anbieterwechsel) reagieren, wenn sie unzufrieden sind.

Letztlich müssen Frau oder Herr Meier bzw. ihr privates Umfeld sehen, wie sie mit diesem Ordnungsmodell klar kommen. So ganz will sich die Gesellschaft – genauer: das Gefüge der von der Sozialpolitik instruierten Instanzen – auf diese Form der »Interventionssteuerung« allerdings nicht verlassen: Auch weil die Hilfe (zumindest teilweise) durch parafiskalische

Abgabesysteme finanziert wird, behalten sich Geldgeber und staatliche Aufsichten eine eigene, rechtlich ausgefeilte *Qualitätssicherung* vor. Zumindest für die (ver-)öffentlich(t)e Meinung scheint die formalisierte Anbieterkontrolle im Stile eines »Pflege-TÜVs« (des MDK) die einzige Möglichkeit zur Sicherung angemessener Versorgungsleistungen. Wenn die vermeintlichen Kunden der Dienste frei zugängliche, offiziell »verbriefte« Leistungsbewertungen kennen, verschwinden schlechte Qualitäten vom Markt – so die Leitvorstellung. Bei den Kostenträgern schwingt auch die Hoffnung mit, man könne (zukünftig) für schlechte Qualität, oder besser: bei Nicht-Erfüllung bestimmter formaler Richtwerte, zwei Fliegen mit einer Klappe schlagen: Ausgaben einsparen und Leistungsdruck ausüben.

Dieses *Steuerungsregime* basiert seinerzeit auf weiteren »typischen« Normalitätsannahmen: Man kann (auch gemeinnützig) organisierten Hilfsangeboten nicht (mehr) trauen; nur scharfe Kontrollen und Sanktionen tragen dafür Sorge, dass ordentlich gepflegt wird, und nur eine (quasi-)marktförmige Ausgestaltung des Unterstützungssystems kann sicherstellen, dass Ressourcen nicht verschwendet werden. Dieses Gefühl ist bei Herrn oder Frau Meier bzw. den Angehörigen vielleicht eher diffus ausgebildet – aber die zuständigen Instanzen und ihre Diskurse lassen keinen Zweifel daran, dass mit diesem Regime die Bewältigung der Pflegebedürftigkeit für die Betroffenen und ggf. ihre Angehörigen nicht nur möglich, sondern – sofern alle ihre Pflicht erfüllen – im Sinne anerkannter ethischer Normen vollumfänglich leistbar ist.

Letzteres entspricht freilich nur selten dem, was die Betroffenen erleben, und das ist wenig überraschend. Denn die *Organisation des Leistungsangebots* provoziert eine Engführung des Versorgungsgeschehens. Die Interventionen werden von Unternehmen angeboten, die ihre Nutzer als Kunden bezeichnen, mit ihresgleichen konkurrieren und angesichts begrenzter Refinanzierungen (aus Sozialkassen) mit knappen Ressourcen »Minutenpflege« betreiben, indem sie Auftragslisten abarbeiten bei nicht Vor(her)gesehenem mit Aufmerksamkeit sparen. Privat-gewerbliche Anbieter können Gewinne machen, gemeinnützige mit ungünstigen »Produktionsstrukturen« stehen unter ständigem Kostendruck. Überall muss einem potenziell unbegrenzten Hilfebedarf mit Grenzziehungen begegnet werden, breit gefächerte Unterstützungsmöglichkeiten und -erwartungen müssen in enge(re) Arbeitsrollen gezwängt werden, die Organisationsführung muss viel versprechen, kann dies aber oft nicht halten.

Die *Herausforderungen für das Management der Dienste* sind dementsprechend beträchtlich. Vielfach vertraut man auf Patentrezepte aus dem Repertoire von Unternehmensberatungen und gewerblichen Unternehmen: quasi-industrielle Einsatzplanung, Dienstleistungserbringung als Kundenbeziehung, Kommunikationen nach innen und außen im Stile einer Geschäftslogik. Allerdings wird häufig spürbar, dass vieles Fassade ist und die Diskrepanz zwischen Unterstützungsanspruch und Versorgungswirklichkeit unter den bestehenden Bedingungen schwer überbrückbar ist. Insofern besteht Bedarf an Orientierung und kreativen »Überlebenstipps«.

Der Band ist angebunden an die Buchreihe: *Gerontologische Pflege. Innovationen für die Praxis*. Er wurde auf der Grundlage der am 01. und 02. Oktober 2016 stattgefundenen IWW Veranstaltung »*Ambulante Pflege – Innovationen für die Praxis*« an der Philosophisch-Theologischen Hochschule Vallendar erstellt.[2]

Aachen, Königswinter, Bad Kreuznach, Frankfurt, im Mai 2020

---

2 Die Einleitung wurde in Zusammenarbeit mit Prof. Dr. Ingo Bode verfasst.

2 »Ich möchte zuhause gepflegt werden« Sozialwissenschaftliche und anthropologische Perspektiven auf die Ethik des ambulanten Arbeitsbereiches

Renate Adam-Paffrath

Im ersten Teil wird eine sozialwissenschaftliche und anthropologische Perspektive auf die Ethik des ambulanten Arbeitsbereichs entfaltet. Pflege zuhause ist nicht mehr nur eine Privatangelegenheit der Betroffenen. Sie unterliegt vielmehr gesellschaftlichen komplexen Einflüssen. In einer philosophisch-ethischen Perspektive wird der ambulante Arbeitsbereich mit Hilfe eines kurzen historischen Überblicks beobachtet: Wie wurde das, was wir vorfinden zu dem, wie es sich darstellt? Die Relevanz des Umfeldes, in dem ambulante Pflege sich vollzieht, wird verdeutlicht über die Begriffe Heimat, Ort und Wohnung vor einer philosophischen Perspektive anhand von zwei Weltbildern (Descartes und Heidegger) hin zu den ethischen Zusammenhängen zwischen Mensch, Umwelt, Pflege und Gesundheit. Chronisch kranke und alte Menschen zuhause pflegen bedeutet oft, dies über einen längeren Zeitraum zu tun. Dabei sind die Rolle bzw. der Status der Pflegenden, die von außen in den privaten Bereich (bspw. des Ehepaars Meier) hineinkommen, nicht immer eindeutig geklärt. Kommen sie als Gast ohne Einladung und ohne Gastgeber in den Haushalt und den Privatbereich der zu Hause lebenden auf Pflege angewiesenen Menschen? Unterschiedliche Abhängigkeitsmuster, chronische Überlastungserfahrungen, die bis zur Ausbeutung gehen können durch die Erwartungshaltungen der Familien forciert werden. Die (Angst um die) Finanzierung des (bezahlbaren) Umfangs der Pflege laufen beständig als Determinanten im Hintergrund mit und wirken sich auf die Interaktionsebene zwischen Angehörigen, pflegebedürftigen Menschen und Pflegefachkräften aus. Ambulante Pflege vollzieht sich innerhalb der Wohnung, als Habitat der pflegebedürftigen Menschen. Sie stellt gleichermaßen ein Biotop und ein Psychotop als persönlichen Lebensraum dar. Das Zuhause ist ein wichtiger und für pflegebedürftige Menschen zunehmend wichtiger werdender Bestandteil der Kontinuität in der Lebenswelt – auch des Ehepaars Meier. Es ist als privater Raum – mit Hannah Arendt gesprochen – der Gegenentwurf zum öffentlichen Raum. Von den nahezu 2,6 Mio. Menschen, die zu Hause gepflegt werden (76 % aller pflegebedürftigen Menschen in Deutschland), werden 1,76 Mio. Menschen ausschließlich von ihren Angehörigen mit gepflegt. Weitere 830.000 pflegebedürftige Menschen (32 % aller pflegebedürftigen Menschen, die zuhause leben) erfahren Unterstützung durch ambulante Dienste (Pflegestatistik 2017). Der Einfluss politischer und gesellschaftlicher Vorstellungen zu Art und Weise, wie die Pflege zuhause zu sein hat, hat seit Einführung der Pflegeversicherung (Mitte der 1990er Jahre) stark zugenommen. Im Beitrag wird dies anhand der vier Metaparadigmen Person, Umwelt, Gesundheit und Pflege verdeutlicht, um das Wirkgefüge auf das Ehepaar Meier zu veranschaulichen. Die philosophisch-ethische Perspektive auf Sorge und Fürsorge und damit einhergehende Fragen von Abhängigkeit und Unabhängigkeit des Menschen werden über den Begriff der Care-Ethiken (n. Uzarewizc & Uzarewizc 2005) analytisch entfaltet. Dabei geht es um die Beziehung von Menschen zueinander und gleichermaßen um die fürsorgliche Haltung gegenüber Menschen. Die neun Thesen von Conradi (2001) veranschaulichen die verschiedenen Dimensionen des Begriffs Care, der zum einen eine aktive und handelnde Seite zutage fördert und zum anderen einen deutlich interaktiven Aspekt aufweist. Denn in den Interaktionen zwischen den in der Pflege Beteiligten können Machtverhältnisse unterschiedlicher Art entstehen und beobachtet werden. Die unterschiedlichen wissenschaftlichen Perspektiven, die der Beitrag aufgreift, ermöglichen eine der Komplexität des Handlungsfeldes angemessene mehrdimensionale Betrachtungsweise. Dabei wird erkennbar, dass der ambulante Bereich kein Stiefkind oder billiger Ersatz des stationären Sektors ist, sondern eine wichtige Säule des Gesundheitswesens, die zunehmend an Bedeutung gewinnen wird.

Stichwörter: Dasein, Umweltethik, Heimat, Care-Ethik, Pflegetheorien

2.1 Einführung

In dem folgenden Beitrag wird eine Konturierung des ambulanten Arbeitsbereiches aus verschiedenen sozialwissenschaftlichen und anthropologischen Perspektiven vorgenommen. Der ambulante Arbeitsbereich rückt seit der Einführung der Pflegeversicherung und angesichts des demografischen Wandels immer mehr in das öffentliche Bewusstsein. Das Thema »Pflege zuhause« ist nicht mehr nur die Privatangelegenheit der betroffenen Familien, sondern in den letzten Jahren ebenso eine politische Herausforderung. Die Steuerung der Pflege zuhause unterliegt komplexen Einflüssen. Möglichkeiten, Chancen, Probleme und die daraus resultierenden Konsequenzen werden in diesem Beitrag an dem Fallbeispiel des Ehepaars Meier erörtert. Dabei werden Erkenntnisse aus den umweltethischen, philosophisch-ethischen sowie exemplarische Theorien der Pflege hinzugezogen. Im ersten Teil des Beitrages geht es zunächst um die Betrachtung des ambulanten Arbeitsbereiches mit einem kurzen historischen Überblick.

Im Anschluss daran wird der Ort, an dem die Pflege stattfindet, einer näheren Betrachtung unterzogen. Dabei gehe ich mit den Begriffen Heimat, Ort, Wohnung, von der These aus, dass es gerade für die ambulante Pflege nicht unerheblich ist, in welchem Umfeld die Versorgung von Patienten stattfindet.

Die philosophische Perspektive dient dazu exemplarisch an den Weltbildern von René Decartes (1596–1650) und Martin Heidegger (1889–1976) das Verhältnis des Menschen in der Welt darzustellen. Ausgewählte Care-Ethikerinnen sowie Pflegetheoretikerinnen erweitern den Blickwinkel um die ethischen Zusammenhänge zwischen Mensch/Umwelt/Pflege/Gesundheit.

Der Abschluss des Beitrages bildet eine kritische Auseinandersetzung mit den im Beitrag verwendeten Begrifflichkeiten.

2.2 Pflege zuhause – Betrachtungen auf ein komplexes Feld

Zunächst ein kurzer Rückblick. Die Pflege zuhause hat eine lange Tradition. Noch bevor es Krankenhäuser gab, pflegten Familienangehörige (meist Frauen) Kinder oder Großeltern zuhause. Im 17. Jhd. begründete Vinzenz von Paul in Frankreich die Organisation der Barmherzigen Schwestern, die Kranke in ihren eigenen Wohnungen betreuten (Seidler 1980). Im Jahr 1836 gründete Theodor Fliedner in Kaiserswerth den evangelischen Verein für christliche Krankenpflege. Fliedner wollte zunächst höhere Töchter und Pastoren- und

Arzttöchter ausbilden. Krankenpflege wurde jedoch zu dieser Zeit von den unteren sozialen Schichten, z. B. von Dienstboten oder Dienstmädchen ausgeführt (Kreutzer 2005). Ende 19./Anfang 20. Jahrhundert kam die industrielle Revolution und damit die Entstehung des »dritten Sektors« des Non-Profit-Bereichs.

Durch die Industrialisierung entstanden soziale Probleme in den übervölkerten Städten, es gab keine Betreuung von vulnerablen Randgruppen, wie Kinder, Alte und Kranke, Prostituierte. Die arbeitende Bevölkerung war mit vielen Seuchen und Verwahrlosungen aufgrund von mangelnder Hygiene konfrontiert. Es entstanden die ersten Ansätze von Frauen- und Wohlfahrtsverbänden (DRK, Caritas, Diakonie) sowie die innere Mission (Kramer, Eckart, Riemann 1988). Das soziale Feld war eine der wenigen Möglichkeiten für Frauen zu arbeiten, da sie keinen Zugang zur männlichen Arbeitswelt in den Fabriken oder für ein Studium in Universitäten bekamen. Unverheiratete Frauen hatten die Möglichkeit in Ordensgemeinschaften einzutreten.

Im Nationalsozialismus hatten die NS-Gemeindeschwestern den Auftrag, nationalsozialistisches Gedankengut in die Bevölkerung zu bringen (Steppe 1996). Der Schwerpunkt der Arbeit war die Förderung der Volksgesundheit (Arbeit am »Volkskörper«). Die nationalsozialistisch eingebundenen Gemeindeschwestern konnten nach dem 2. Weltkrieg in den westlichen Besatzungszonen in traditioneller Weise weiter arbeiten. Bis in die 1960iger Jahre war die ambulante Pflege von christlichen Ordensgemeinschaften dominiert. Die traditionelle Gemeindeschwester starb jedoch aufgrund des Mangels an Nachwuchs allmählich aus (Brunen & Herold 2001). Es entstand der erste Pflegenotstand. Jens Alber sprach in diesem Zusammenhang von einem »katastrophalen Schwesternmangel« (Alber 1990). Das Thema des Schwesternmangels erreichte auch die Politik und es wurde erstmals über die Absicherung des Pflegerisikos diskutiert (Meyer 1996, Rothgang 1997, Adam-Paffrath 2008). Aus dieser Notlage heraus wurde nach über 20 Jahren politischen Verhandlungen 1995 die Pflegeversicherung eingeführt.

Heute, nach vielen Reformen der Pflegeversicherung, die zugunsten der Nutzer notwendig waren, hat sich der Arbeitsbereich der ambulanten Pflege verändert. Auf der inhaltlichen Ebene geht es nach wie vor um die Versorgung zunehmend multimorbider Menschen zuhause – allerdings haben sich die Rahmenbedingungen um diese Arbeit durchführen zu können, radikal verändert.

Zuhause pflegen bedeutet oft, chronisch kranke und alte Menschen über einen längeren Zeitraum zu pflegen. Es geht dabei um eine gelungene Integration der Erkrankung in den Alltag (Austin 2007). In jedem Haushalt kann die pflegerische Versorgung anders aussehen. Die Intensität pflegerisch/medizinischer Interventionen reichen inzwischen im ambulanten Arbeitsbereich von der hochtechnisierten Intensivpflege zuhause bis hin zur palliativen Versorgung. Diese Bandbreite in den täglichen Einsätzen gilt es für das Pflegepersonal zu bewältigen. Es reichen dabei nicht nur entsprechende pflegerische Kenntnisse aus, sondern der soziale Status der Pflegedürftigen und dessen Angehörigen muss mitbeachtet werden.

Dabei ist die Rolle des Pflegepersonals die von »außen« in den privaten Bereich hineinkommen nicht immer eindeutig geklärt. Viele Pflegende sehen sich in der Rolle des Gastes der jedoch ohne Einladung und ohne Gastgeber in den Haushalt kommt. Im Verlauf einer jahrelangen Versorgung betrachten die Betroffenen Pflegende oft als Familienmitglieder (Ward Griffin 2001, Collopy et al. 1990). Diese Abhängigkeiten sind nicht konfliktfrei. Die professionelle Balance zwischen Nähe und Distanz ist schwer zu halten. Stacey (2005) erwähnt in diesem Zusammenhang die Ausbeutung gerade von ungelerntem Hilfspersonal. In vielen Care Arrangements herrscht eine »Dienstmädchenmentalität«. Chronische Überlastungen beim Pflegepersonal werden durch die hohe Erwartungshaltung der Familien intensiviert (Aronson, Neysmith 1996, Dahl & Erikson 2005).

Ein weiterer Einflussfaktor ist die Art und Weise, wie Pflege zuhause stattfinden soll. Hier müssen enge Absprachen zwischen Angehörigen, Pflegebedürftigen und der Pflege getroffen werden. Um die Pflege planen zu können, ist das Pflegepersonal auf die Mithilfe der pflegenden Angehörigen angewiesen. Eine »Rund-um-die-Uhr« Versorgung, wie in einem Pflegeheim, kann zuhause nur mit erheblichen zusätzlichen finanziellen Ressourcen durchgeführt werden. Die Frage nach der Finanzierung der Pflege hat im ambulanten Arbeitsbereich ein höheres Gewicht in der Alltagspraxis als z. B. im Krankenhaus. Die Angst der Betroffenen, die Pflege nicht finanzieren zu können, ist allgegenwärtig. Angehörige und Pflegebedürftige müssen entsprechend über anfallende Kosten beraten und aufgeklärt werden (Meagher 2006). Dabei ist die Vorstellung der Politik, mit der Öffnung des Marktes auch die Anbieterpluralität zu erhöhen. Damit haben die vermeintlichen Kunden mehr Auswahlmöglichkeiten von verschiedenen Angeboten (Adam-Paffrath 2008). Die hier politisch gedachte Stärkung der Souveränität des Kunden endet in einer Unübersichtlichkeit des Pflegemarktes sowie in intransparenten Abrechnungsverfahren und ständig wachsender Bürokratie. Dahl und Erikson erwähnen in diesem Zusammenhang den Zwang hin zum souveränen Kunden, der Pflege wie ein Wellnessangebot wählen kann (Dahl und Erikson 2005, Adam-Paffrath 2014, S. 137).

Professionell Pflegende in Krankenhäusern fragen sich mit Recht oft, wie entlassene Patienten angesichts vielfältiger Einschränkungen diese in ihrem häuslichen Umfeld bewältigen wollen und auch können. Dabei nehmen die professionell Pflegenden im ambulanten Arbeitsbereich häufig Erstaunliches wahr; z. B. die Wandlung von Immobilität im Krankenhaus in Mobilität im eigenen Zuhause. Dort sind die vertrauten Menschen und Tiere, die Möbel, die umstrittenen Teppiche (Sturzgefahr), der Wille das Bett zu verlassen, weil in der Tagesstruktur Verantwortungen anfallen, wie z. B. der Haushalt/ Garten gestaltet werden muss, etc. Diese ganz eigene, individuelle Anordnung von Raum-Zeit-Dimensionen und Gewohnheiten/Rituale sind das Bedingungsgefüge einer Sinnstiftung in der Lebenswelt der Betroffenen. Gleichzeitig ist dieses Bedingungsgefüge möglicherweise gekoppelt an die Angst vor Verlust der Autonomie und der Heimat, weil die Gefahr, wieder ins Krankenhaus oder womöglich in ein Pflegeheim zu kommen, immer präsent ist.

2.2.1 Zuhause gepflegt werden – Garant für Sicherheit und Geborgenheit (?)

Gerade die Generation des Falls Meier, die größtenteils heute krank und pflegebedürftig ist, hat durch die Kriegsjahre elementare Verluste in Bezug auf Sicherheit, wie z. B. Wohnungslosigkeit, Hunger, erzwungene Ortsveränderungen durch Flucht etc., erlebt. Nicht umsonst gibt es gerade in Deutschland ein ausgeprägtes Versicherungswesen, das dem Wunsch der Bevölkerung nach Absicherung jedweder Lebensrisiken nachkommt. Die Absicherung von Not, so wie sie nach dem 2. Weltkrieg im Nachkriegsdeutschland auftrat, sollte z. B. durch die Einführung des Bundessozialhilfegesetzes in den 1960iger Jahren abgemildert werden. Die Einführung der Pflegeversicherung komplettierte als fünfte Säule des Sozialversicherungswesens die (teilweise) Absicherung der Bürger vor dem Risiko der Pflegebedürftigkeit (Conze 2009).

Das Ehepaar Meier profitiert heute von dieser Entwicklung, können doch beide im Falle der Pflegebedürftigkeit Leistungen aus der Pflegeversicherung beziehen. Dabei gibt es vielfältige Anforderungen für das Ehepaar an den Bezug solcher Leistungen, die bewältigt werden müssen. Das Prinzip der Pflegeversicherung »ambulant vor stationär« soll dem Wunsch vieler pflegebedürftiger Menschen nach Sicherheit[3] und Geborgenheit ansatzweise gerecht werden. Für die Betroffenen steht das Zuhause synonym für ihre persönliche Sicherheit. Dieser Aspekt ist nicht unerheblich, gerade dann, wenn körperliche, kognitive oder psychische Einschränkungen durch Krankheit zunehmen.

In den klassischen Pflegetheorien ist für die Sicherheit der anvertrauten Patienten das professionelle Pflegepersonal in den unterschiedlichen Settings zuständig. Sicherheit bedeutet hierbei nicht nur die Einhaltung von Hygienevorschriften (Stichpunkt Patient Safety), sondern auch die Beobachtung von Veränderungen und die Einleitung von Interventionen, die für die Sicherheit des Patienten notwendig sind.

In der Tradition von Virginia Henderson (1966) befassten sich die klassischen Pflegetheoretikerinnen Nancy Roper, Winifred Logan und Alison Tierney (1976), Liliane Juchli (1983) und Monika Krohwinkel (1994) in ihren Pflegetheorien mit dem Thema Sicherheit (vgl. Kirkevold 1997, S. 55). Ich möchte die Lebensaktivität »Für sichere Umgebung sorgen« herausgreifen, weil sie eine der elementarsten Aufgaben der Pflege in der täglichen Praxis ist. Warum diese Aktivität und nicht die anderen?

Für die Pflegetheoretikerinnen sind es die vielen täglichen Handgriffe, die ein Mensch zur Sicherung seiner Umgebung am Arbeitsplatz oder zu Hause durchführt. Sie beschreiben die schutzorientierten Aufgaben des professionellen Pflegepersonals auf der Metaebene z. B. des Modells des Lebens von Roper, Logan, Tierney (1987). Nach ihrem Verständnis muss der Mensch körperlich, geistig und seiner Entwicklungsstufe gemäß in der Lage sein, für sich selbst eine sichere Umgebung zu schaffen. In dieser Beschreibung wird deutlich, dass sich hinter dem Begriff Sicherheit sehr verschiedene Aspekte verbergen.

Ausgehend von den Grundbedürfnissen des Menschen nach Obdach, Nahrung, Kleidung, Liebe und Anerkennung wird in diesen Theorien davon ausgegangen, dass Menschen selbstständig und aktiv diese Bedürfnisse befriedigen können. Zwischen den Grundbedürfnissen des Menschen liegt das Spannungsfeld zwischen Gesundheit und Krankheit. In diesem Verständnis bietet die Krankenpflege Hilfe zur Befriedigung von Grundbedürfnissen des kranken Menschen an, wenn er diese nicht mehr selbstständig befriedigen kann. Im Weltbild dieser Theorien ist der Mensch ein selbständig handelndes Individuum, das seine Bedürfnisse auf die ihm eigene Weise und vor seinem kulturellen und sozialen Hintergrund ausdrückt und sich diese selbst erfüllen kann.[4]

---

3 An dieser Stelle erfolgt ein exemplarischer Blick in die politische Historie von Sicherheit. Der englische Staatstheoretiker, Mathematiker und Philosoph Thomas Hobbes (1588–1679) erweiterte den Begriff der Sicherheit, als Aufgabe des Staates den Bürger vor Gefahren zu schützen, um die Sorgeaufgabe, sich um das Wohl der Bürger zu kümmern. Der Begriff der Wohlfahrt in Verbindung mit der Sicherheit und dem Gesellschaftsvertrag von Hobbes wurde weiter durch John Locke (1632–1704) und dem Juristen und Mathematiker Christian Freiherr von Wolff (1679–1754) in seiner Schrift zu den vernünftigen Gedanken von dem gesellschaftlichen Leben der Menschen weiterentwickelt. Seine idealtypische Vorstellung von dem Leben in Sicherheit und Wohlfahrt entwickelt sich nach Ansicht von Wolff dort, wo die gemeine Wohlfahrt am besten gefördert und die gemeine Sicherheit erhalten bleibt. Immanuel Kant (1724–1804) kritisierte den allzu regulierenden, kontrollierenden Wohlfahrtsstaat als Sicherungsanstalt, dieser würde sich nach seiner Ansicht auf einen absolutistischen Rechtsstaat reduzieren. Die gemeine Wohlfahrt und Sicherheit wird zum Leitprinzip der sozialen Steuerung bis ins 19. Jhd. hinein. (Conze 2009)
4 Hier besteht der entscheidende Unterschied, zwischen Hendersons Theorie und den Ausführungen und Gedanken von Florence Nightingale, die den Menschen als passives Individuum betrachtete, das den Naturgewalten hilflos ausgesetzt ist. Vom historischen Kontext ist diese Sicht jedoch nicht verwunderlich. Dennoch bekommt der kulturelle Hintergrund in heutigen Zeiten angesichts der Hungersnöte, zunehmenden Katastrophen, der medizinischen Möglichkeiten in einigen Ländern mit dem Blick auf das vermeintlich aktive, selbstständige Individuum wieder eine ganz andere Bedeutung.

Für das Ehepaar Meier hat der Wunsch, zuhause gepflegt zu werden, Vorrang vor allen anderen möglichen institutionellen Lösungen. Das eigene Zuhause vermittelt eben jene Sicherheit und Geborgenheit, die notwendig ist für einen positiven Krankheitsverlauf. Um mit dem Modell der Salutogenese von Aaron Antonovsky (1923–1994) zu erklären, spielt bei Krankheit, das eigene Zuhause insofern eine Rolle, weil es ein Ort ist der Handhabbarkeit, Verstehbarkeit von Lebenszusammenhängen und Kontrolle ist. Die lebensnotwendige Selbstbestimmung mit dem Gefühl das eigene Leben gestalten zu können ist zuhause eher möglich als in institutionellen Settings. Das Zuhause bietet durch die Dinge, die in der Alltagspraxis getan werden müssen einen Sinn sowie die Reduktion von Komplexitäten die von außen kommen. Diese Merkmale stellen das Kohärenzgefühl für viele Lebensbereiche her und geben Antwort auf die Frage wie Gesundheit entsteht (Antonovsky 1997).

Eng verbunden mit dem Begriff der Sicherheit ist auch die Geborgenheit, die bisher noch wenig erforscht ist. Das Phänomen der Geborgenheit erweitert den Begriff der Sicherheit im Sinne eines Lebensgefühls. Hans Mogel, befragte in einer Untersuchung 1.995 Menschen unterschiedlichen Alters, was für sie der Begriff der Geborgenheit beinhaltet. Unter dem von ihm benannten Geborgenheitsbegriffen ist die Sicherheit der zentralste Begriff für 80 % aller Befragten. Als wesentliches Merkmal gehört die Sicherheit zum Erleben von Geborgenheit. »In dem Wort Geborgenheit steckt das ›Bergen‹ genauso wie das ›Verbergen‹. Etwas aus dem Verborgenen herauszuholen, um seine Unzulänglichkeit, vielleicht auch Unbestimmtheit aufzulösen, heißt, sich seiner selbst sicher zu sein oder es für andere zu sichern, bevor es unter Umständen andere tun.« (Mogel 2016, S. 29).

Gerade im letzten Textabschnitt des Zitates sind die vielfältigen Aufgaben der Pflege enthalten, wenn es z. B. darum geht Beobachtungen bei Patienten einen Namen, einen Wert oder eine Bedeutung zu geben und weitere Interventionen zu veranlassen. An dieser Stelle ist es für Patienten oft der »unsichere Moment«, der durch Krankheit im Sinne eines Ausnahmezustandes entsteht. Unsicherheiten, wie das Nicht-Vorhersehbare oder Zukunftsangst, können zu existentiellen Lebenskrisen werden, die professionell Pflegende im Alltag erleben. Dieser Moment äußerster Verwundbarkeit eines Menschen ist auf einen hohen Akzeptanzgrad von außen angewiesen. Nicht umsonst ist die bedingungslose Akzeptanz für die Geborgenheit wichtig. Mogel benennt noch weitere Geborgenheitsbegriffe, wie Wohlbefinden, Wärme, Liebe Glück, Vertrauen, sich Zu-Hause-Fühlen, Sorglosigkeit, Umgebung, Zufriedenheit, bedingungslose Akzeptanz, Familie (Mogel 1995). Joachim Finke (1992), beschreibt eine Art Kontinuum der Wandlungsfähigkeit das für Geborgenheit notwendig ist. Es sind die sechs folgende Aspekte:

1. Um sich geborgen zu fühlen, wird eine »schützende Abschirmung« notwendig. Dennoch sind mitmenschliche Strukturen für den Erhalt der Geborgenheit wichtig.
2. Für die Abschirmung sind eine zeitliche Beständigkeit und ein Zulassen dieser Beständigkeit erforderlich. Geborgenheit benötigt eine Art Statik um sich zu entfalten, bei einer gleichzeitigen Dynamik, dies bedeutet, dass Geborgenheit ständig in Gefahr ist verloren zu gehen.
3. Die Abschirmung setzt eine gewisse äußere Ordnung voraus, beinhaltet aber gleichzeitig die Möglichkeit der Freiheit und der vollen eigenständigen Wesensentfaltung.
4. Wenn es eine äußere Ordnung gibt so gibt es auch eine innere Ordnung- Geborgenheit setzt Angstfreiheit, innere Ruhe, ein freies Gewissen voraus.
5. Geborgenheit ist kein reiner Selbstzwecksie benötigen Sinn- und Wertehorizonte.
6. Geborgenheit kann nicht unter Zwang herbeigeführt werden

Sicherheit und Geborgenheit sind wichtige Komponenten in der Pflege zuhause, die in der Alltagspraxis eher selbstverständlich, unsichtbar und damit als normaler Status von allen Beteiligten hingenommen werden. Die Bedeutung dieser Komponenten wird erst im Moment von kritischen Lebensereignissen, wie Krankheit mit den verbundenen Einschränkungen, bewusst.

Was der Ort »Zuhause« aus verschiedenen sozial- und umweltwissenschaftlichen Perspektiven bedeutet, soll im nächsten Kapitel näher betrachtet werden.

2.3 Ort, Heimat, Wohnung – da wo wir leben

Die Globalisierung unserer Welt das scheinbare Zusammenwachsen von Kulturen, Wirtschaftssystemen, Politiken fördert das Interesse der Menschen an heimatlichen und regionalen Bezügen. In diesem Kapitel sollen zunächst die Begriffe Heimat und Ort näher betrachtet werden. Im Anschluss daran werden am Fallbeispiel der Meiers die Bezüge zum Arbeitsbereich der ambulanten Pflege mit seinen Besonderheiten vorgestellt.

Die Begriffe Ort und Heimat werden in der Literatur oft synonym verwendet, eine klare Trennung der Begriffe wird in diesem Kapitel nicht vorgenommen.

Der Begriff »Heimat« taucht erstmal im 16. Jhd. auf und bedeutete das Land in dem geboren ist und war eng verknüpft mit Besitz von Haus und Hof. Menschen, die keinen Besitz hatten waren in diesen Zeiten heimatlos. Im 19. Jahrhundert veränderte sich das Verständnis von Heimat, hin zu einer Abgrenzung zu dem Anderen, dem Fremden und Heimat war demzufolge eine eigenständige Lebenseinheit (vgl. Klose 2013, S. 25). Heimat ist allgemeinbegrifflich der Ort, der Herkunft, der Beziehungen zu Menschen, eine spezielle Sprache (Dialekt), landschaftliche Topographien beinhaltet. Heimat bietet Vertrautes und Geborgenheit. In diesem Sozialraum entwickeln sich gemeinsame Geschichten, Ereignisse und Begebenheiten, Gerüchte oder Wahrheiten. Heimat ist aus der anthropologischen Perspektive kein statischer Ort, sondern sie kann sich auch an zunächst fremden Orten neu entwickeln. Mitzerlisch (2000) entwickelte drei Grundbedürfnisse von Menschen, die den Begriff Heimat konturieren:

1. Das Bedürfnis nach sozialer Einbindung, Zugehörigkeit, Anerkennung ist das psychologische Konzept des »Sense of Community«.
2. Das Bedürfnis nach Gestaltung, Beeinflussung und Handlungsfähigkeit, »Spuren hinterlassen« der »Sense of control«.
3. Das Bedürfnis nach Sinnstiftung Vertrautheit, Erzählungen, die mir die Welt erklären der »Sense of Coherence«.

> »Das Bedürfnis zu wohnen und die Suche nach Heimat sind dem Menschen eigen und verwandt mit dem Bedürfnis nach Anerkennung und Teilhabe. So gehört die Überwindung von Entfremdung, Ausgrenzung und Isolation, und die umfassende Teilhabe am sozialen Leben unmittelbar zur Beheimatung.« (Klose 2013, S. 28)

Der Philosoph Martin Heidegger bringt diese Grenze in Bezug auf das Dasein des Menschen. Das Seiende, also der Mensch, impliziert das Entfernte und das bedeutet, dass in dem Dasein des Menschen immer auch das Entfernende und im weiteren Gedankengang die Abstände zu dem Entfernten enthalten sind. Dabei ist es unerheblich ob diese Abstände mit mathematischen Methoden ge-

2.3 Ort, Heimat, Wohnung – da wo wir leben

messen werden können, sondern wichtig ist das, was in der subjektiven Wahrnehmung das Nächste ist. Das Nächste ist nicht unbedingt das, was einen kleinen Abstand zu der Person hat. Hierzu ein kleines Beispiel aus der Pflegepraxis; die Schwiegertochter, die täglich bei dem pflegebedürftigen Herrn Meier vorbeischaut, ist für ihn nicht unbedingt die Nächste, sondern dies ist vielleicht der eher weiter weg wohnende Freund aus der Schulzeit.

»Weil das Dasein wesenhaft räumlich ist in der Weise der Ent-fernung, hält sich der Umgang immer in einer von ihm je in einem gewissen Spielraum entfernten ›Umwelt‹ daher sehen wir über das abstandmäßig Nächste immer weg« (Heidegger 2016, in Mugerauer S. 57). Die Nähe, die der Begriff Heimat beinhaltet, vermittelt die Tendenzen, die in diesen Zeiten in der Gesellschaft von Bedeutung sind.

Menschen verlassen ihren Herkunftsort, weil der Aufbruch in die Ferne faszinierend erscheint. Der Mensch ist ein Reisender und ein ortsgebundenes Individuum zugleich. Im globalisierten Raum kann er keine Heimat finden, die Lebenswelten werden größer unübersichtlicher und kälter (vgl. Barlmeyer 2013, S. 115). Für Joachim Klose ist das emotionale Beziehungsfeld Heimat eine Voraussetzung für gesellschaftlich verbindliche Normen. Gerade in Zeiten wachsender Globalisierungsprozesse mit den einhergehenden Modernisierungsprozessen, Entwurzelungen und Entfremdung wächst der Wunsch nach Regionalisierung. Unterschiedliche Entwicklungsgeschichten- und Geschwindigkeiten moderner Gesellschaften sowie die Individualisierung der Lebensbereiche lassen den Wunsch nach einer Bezogenheit auf einen Ort verständlich werden[5]. (vgl. Klose 2013, S. 12)

Martin Drenthen bezeichnet diese Tendenzen als »sentimentalen Rückzug aus der globalisierten Welt« hin zu einem neuen Regionalismus (vgl. Drenthen 2016, S. 147). Es geht um die Besonderheiten, die ein Ort zu bieten hat und in der aktuellen Umweltethik werden die Verwurzelungen, die Verbundenheit und Geborgenheit, die der Ort, an dem Menschen leben, diskutiert. Dabei ist der Begriff Ort (place) ein zentraler Begriff der Sozialgeologie, der in 1970er Jahren im Wesentlichen von Yi-Fu Tuan geprägt wurde. Ihm ging es um die Unterscheidung des abstrakten Begriffes Raum (space) zu dem persönlich erfahrenen und erlebten Ort (place). Der Ort umfasst nicht nur geografische Merkmale, sondern er beinhaltet auch die Wertvorstellungen, Gefühle, Lebensweisen und Identitäten der einzelnen Menschen.

»Space is abstract. It content; it is broad, open, an empty. Inviting the imagination to fill it with substance and illusion; it is possibility and beckoning future. Place by contrast is the past and the present stability and achievement« (Tuan 1975, S. 164).

Die Ethik des Ortes ist lange Zeit in der Umweltethik vernachlässigt worden. Man beschäftigte sich eher mit den Konsequenzen der Globalisierung für die Menschen. Es wird davon ausgegangen, dass der »globalisierte« Mensch eher eine abstrakte und objektive Einstellung zum Leben einnehmen soll. Dies bedeutet in der Folge, dass der Mensch ein universales Wesen ist, das eher körperlos und abstrakt nirgendwo in der Welt zuhause ist. Schaut man konkret in die heutige Arbeitswelt so wird deutlich, dass sich dieser Ansatz häufig im Bereich der Arbeitsplatzflexibilität, verbunden mit häufigen Ortswechseln, wiederfindet.

---

[5] Hannah Ahrendt sieht die Massengesellschaft als ein Phänomen, die das Private zerstört, sie beraubt den Menschen »ihres privaten Platzes in der Welt […] sie nimmt ihnen auch die Sicherheit ihrer eigenen vier Wände in denen sie sich einst vor der Welt gerade geborgen fühlten und wo jedenfalls diejenigen, welche die Öffentlichkeit ausgeschlossen hatten, einen Wirklichkeitsersatz an der Wärme des eigenen Herdes innerhalb der Familie finden konnten.« (Ahrendt 2015, S. 425)

Man kann von einer Art Entwurzelung und Trennung von Lebenswelten (privat/beruflich) des Menschen sprechen. Diese Denkweise vernachlässigt das Ortsgefühl (sense of place), das Menschen zu Orten aufbauen. Eine wesentliche Bedeutung, ob jemand sich wohlfühlt oder nicht, hängt davon ab wie sich das Ortsgefühl entwickelt. Der Ort als jeweils spezifische Topografie ist nicht von außen verhandelbar, er lässt sich nur schwer in politischen und gesetzlichen Prozessen abbilden. Dabei gibt es Einflussfaktoren, wie Landschaften, Nachbarschaft, Freundschaften, personengebundene geschichtliche Bezüge und damit verbunden eine tiefe Verwurzelung, die Jim Cheney als »storied residence« bezeichnet (Cheney 1989).

Untermauert wird obiger Ansatz der Bedeutung des Ortes für den Menschen mit der Aussage des Biologen Humberto Maturana: »Lebende Systeme sind Interaktionseinheiten. Sie existieren in einer Umgebung. Von einem biologischen Standpunkt aus können sie nicht unabhängig von jenem Teil der Umgebung verstanden werden, mit dem sie interagieren [...]« (vgl. Maturana 2000, S. 26).

Die Bezogenheit des Menschen auf seine direkte Umwelt ist ebenso lebensnotwendig und zwar nicht nur im Sinne der somatischen Komponente, sondern auch gerade auf sein näheres Umfeld. Es geht hier um die Mensch-Umwelt- und im Folgenden weiter ausgeführt, die Mensch-Wohnung- und Umwelt-Passung.

2.3.1 Sense of Control – die Wohnung[6] (Habitat)

Die Wohnung als Habitat ist eine Kombination aus Biotop, gemeint ist hier die Tier- und Pflanzenwelt, und aus Psychotop als persönlichen Lebensraum mit der entsprechenden Ausgestaltung (vgl. Deinsberger 2007, S. 15). Es bedeutet, dass es sich hier um bestimmte Merkmale handelt, die eine Wohnung von anderen öffentlichen Räumlichkeiten unterscheidet. Eigene Gestaltungsmöglichkeiten, deren Veränderung und Regulation in der Wohnung sowie auch im abgegrenzten Freien, wie z. B. Garten oder Hof, unterliegt der Kontrolle der darin lebenden Menschen. Das Habitat bietet im Wesentlichen eine Schutzfunktion für Menschen ungeachtet von Geschlecht, sozialer oder kultureller Herkunft. (Deinsberger 2007)

Das Zuhause ist ein wichtiger Bestandteil der Kontinuität in der Lebenswelt des Ehepaars Meier. Diese Lebenswelt trennt das Leben draußen von dem Leben drinnen. Die äußere Lebenswelt erscheint in ihrer Komplexität immer schwieriger handhabbar, es muss eine Auswahl getroffen werden, zwischen dem was von draußen mit in die innere Lebenswelt genommen wird. Dabei spielen in diesen Entscheidungsprozessen die eigene Biografie, die Wertvorstellungen, die Notwendigkeit der Anerkennung von Fakten (z. B., dass für die Pflege des Ehepartners Unterstützung von außen benötigt wird) eine bedeutende Rolle.

Der Begriff »supported living« umschreibt zwar zunächst das Konzept der Unterstützung von Menschen mit Behinderung als einen Weg zur Selbstbestimmung, in der Differenzierung zwischen dem Zuhause und den Wohnheimformen jedoch gibt es deutliche Parallelen zu dem Fall Meier. Nach Christian Lindmeier (2001) ist das Zuhause das Zentrum der Lebenswelt von Menschen, egal ob mit oder ohne Einschränkungen. An diesem Ort wird alles organisiert, was innerhalb und außerhalb der Wohnung passieren soll. Menschen sind mit diesem Ort verwurzelt, emotional gebunden und sie haben die Möglichkeit jederzeit wieder an diesen Ort zurückzu-

---

6 Wenn an dieser Stelle der Begriff Wohnung genannt wird so ist hier ein Haus mit einbezogen Anm. der Verfasserin. Eigentumsverhältnisse werden hier nicht näher in den Blick genommen.

kehren. Gerade dieser letzte Aspekt ist für kranke und pflegebedürftige Menschen von enormer Bedeutung, denn wenn das Zuhause vorzeitig gekündigt oder verkauft wird, ist dies neben den Einschränkungen ein weiteres Verlusterleben, in der vulnerablen Lebenswelt der Betroffenen.

»Wohnst Du schon oder lebst Du noch?«, der Slogan des Möbelimperiums Ikea beschreibt die enge Verknüpfung zwischen Wohnen und Leben. Im englischen Sprachgebrauch wird diese Trennung zwischen Wohnen und Leben nicht vollzogen, »to live« bedeutet auch immer gleichzeitig wohnen. Es zeigt auch nach Heidrun Metzler und Christine Richter, dass Menschen eben mit dem Wohnen mehr verbinden als nur ein »Dach über dem Kopf« und der Aspekt der Lebensqualität eine Rolle spielt (Metzler und Richter 2004). Das Zuhause als privater Rückzugsort schafft eine gewisse Art von Freiheit, die je nach persönlichem Bestimmungs- und Autonomiegrad einer Art öffentlich-sozialer Norm unterliegt. In den »eigenen vier Wänden« finden Handlungen und Gedanken, Rollenzwänge, Emotionen ihren Platz. Diese individuellen Vorstellungen von Geborgenheit und Sicherheit können in verschiedenen Formen zum Ausdruck kommen. Die Wahl des Einrichtungsstils, die Anordnung der Möbel, Bilder, bevorzugte Farben gehören zu der Wohnindividualität der Personen[7].

Der Aspekt der Selbstbestimmung spielt beim Wohnen eine gewichtige Rolle. Der Mensch möchte selbst entscheiden, wer in seine Wohnung kommt, welche Kontaktformen er zu anderen Menschen hält oder wann er der Außenwelt Zutritt gewährt und wann nicht. Es handelt sich letztendlich um eine gelungen Balance zwischen Individualismus und Kollektivität. Diese Balance liegt zwischen unterschiedlichen Lebenszyklen, wie z. B. alleine leben, Partnerschaft, Familie, Auszug der Kinder, Ruhestand etc. Diese Wandlungsprozesse innerhalb des Lebens werden in der Wohnung und in der vertrauten Örtlichkeit gelebt. Selbstverständlich ist ein solch beschriebener Lebenszyklus nicht störungsfrei, er unterliegt Brüchen, wie Trennungen, Tod oder Wegzug. Aber selbst dann unterliegen eine Wohnung und der ausgewählte vielleicht (neue) Wohnort bestimmten Schutzmerkmalen, die nahezu universell sind. Deinsberger (2007) nennt hierzu folgende Merkmale:

- Meteorologischer Schutz (Kälte, Hitze Feuchtigkeit)
- Schutz vor schädigenden Organismen
- Schutz vor fremdem Zugriff anderer Personen
- Schutz vor olfaktorischen, sensorischen, optischen Beeinträchtigungen
- Bewahrung der Privat- und Intimsphäre

2.3.2 Was bedeuten diese Ausführungen für unseren Fall Meier?

Die Generation der Meiers ist geprägt von frühen Verlusten von Menschen, Wohnraum und radikalen Veränderungen der Örtlichkeiten entweder durch Flucht oder kriegsbedingte Zerstörungen. Oftmals gestaltete sich die Wohnungssuche nach dem Krieg als schwierig, der Städte- und Wohnungsbau befanden

---

7 An dieser Stelle möchte ich auf die drei Prämissen des symbolischen Interaktionismus aufmerksam machen. Die erste Prämisse sagt, dass Menschen auf der Grundlage der Bedeutung, die die Dinge für sie besitzen, handeln (im Fall Meier sind dies Möbel, Deko Gegenstände etc.). Die zweite Prämisse besagt, dass sich die Bedeutung aus der Interaktion, die man mit seinen Mitmenschen eingeht, entwickelt. Die dritte Prämisse sagt, dass die Bedeutung in einem interpretativen Prozess von Menschen abgeändert wird (vgl. Blumer 2013, S. 64). So können Gegenstände in einer Wohnung, die früher als bedeutsam erachtet wurden, weil daran bestimmte Erinnerungen geknüpft waren, im Laufe der Zeit ihre Bedeutung verstärken oder verlieren.

sich noch im Aufbau. Umso mehr gewinnt in den Jahren des Aufbaus der Ort, an dem die Meiers leben sowie die Wohnung oder das Haus und deren Ausgestaltung, an enormer Bedeutung. Der von Cheney genannte Begriff der »Storied Residence« als ein Ort der jeweils persönlichen Geschichte der Meiers untermauert das Schutzmerkmal der Privatheit und betrachtet einen Zugriff von fremden Personen kritisch (Cheney 1989). Privatheit, als Rückzug aus dem globalen Geschehen bekommt so eine neue Gewichtung.

Hannah Arendt schreibt in ihrem Aufsatz »zum Raum des Öffentlichen und dem Bereich des Privaten«, dass Privates der Gegenentwurf zum öffentlichen Raum ist. Wer nur in einem privaten Raum lebt, der wird um wesentliche menschliche Dinge beraubt. Gegenständliche Beziehungen, die sich nur in der Interaktion mit anderen Menschen ergeben, eine Einstellung zu den Dingen, die einen umgeben, zu entwickeln werden in totaler Privatheit schwierig (vgl. Ahrendt 1960, S. 420). Der Privatmensch lebt in der Abwesenheit von Anderen, er wird somit nicht gesehen und gehört, was er tut oder lässt ist ohne Folgen oder Bedeutung.

In Bezug auf das Ehepaar Meier geschieht hier eine Art Assimilation, in den für die Öffentlichkeit unsichtbaren Raum, die auch die Arbeit der professionellen Pflege im ambulanten Arbeitsbereich betrifft. Nahezu unsichtbar vom gesellschaftlichen Geschehen werden 2,6 Millionen pflegebedürftige Menschen in Deutschland zuhause pflegerisch versorgt, dies sind 76 % aller Pflegebedürftigen in Deutschland (Pflegestatistik 2017).

Seit Einführung der Pflegeversicherung haben die äußeren Einflussfaktoren, wie die Vorstellungen von Politik und Gesellschaft, in welcher Art und Weise Pflege im privaten Raum zu sein hat, stark zugenommen. Einige Wirkgefüge dieser abstrakten und verkürzten gesetzlichen Regelungen werden in den folgenden Kapiteln weiter ausgeführt.

Betrachtet man die vier Metaparadigmen[8] (Person, Umwelt, Gesundheit, Pflege) der klassischen Pflegetheorien, auf die ich immer wieder eingehen werde, so findet hier das Metaparadigma der Umweltkomponente ihren Platz. Demnach ist es gerade für professionelles Pflegepersonal im ambulanten Pflegebereich nicht unbedeutend, in welcher Umgebung die Menschen versorgt werden. Die Umgebung beeinflusst die Patienten und deren pflegende Angehörige. Die Form der Interaktionen mit Freunden, Nachbarn, Familienangehörige sind wichtige Bestandteile ebenso wie die ökonomischen, geografischen, kulturellen Gegebenheiten. Diese Faktoren beeinflussen neben personenbedingten Einflussfaktoren den Status der Gesundheit/Krankheit einer Person (Johnston 2017).

Das moralische und ethische Handeln der Pflege ist nach Elizabeth Peter nicht nur von der Beziehung zum Patienten geprägt, sondern auch von dem Standort und dem Milieu, indem die Pflege stattfindet. Dieser Standort kann dabei für die Pflege fördernd oder behindernd sein. Diese Aspekte erfahren professionell Pflegende jeden Tag in der ambulanten Pflege. Wenn das Ehepaar Meier ökonomische Probleme hat oder nicht in der Lage ist, sich umfassend über ihre Möglichkeiten in ihrer Rolle als Leistungsempfänger zu informieren, dann nimmt die Beratung neben den pflegerischen Aufgaben einen großen (unbezahlten) Raum ein (Peter 2002).

Ein weiterer Einflussfaktor der die Bedeutung des Raumes hervorhebt, ist das aus der

---

8 Ein Metaparadigma umfasst einen groben gemeinsamen Nenner von Begriffen und Schlüsselkonzepten. Die heutige Diskussion in den Sozialwissenschaften geht dahin, dass es kein Metaparadigma geben kann. Das Leben, die Gesundheit, die Lebenswelt des einzelnen Menschen ist zu komplex, um es in Metaparadigmen zu beschreiben. In diesem Beitrag verwende ich diese Begriffe trotzdem, um gerade die Wirkgefüge solcher Begriffe, auf das Leben des Ehepaars Meier anschaulich darzustellen.

Umweltethik bekannte Phänomen des »Crowdings«[9], d. h. Beengungsstress (Schulz-Gambard 2002). Schlechte und beengte Wohnverhältnisse, die nicht angepasst werden können, die z. B. die notwendige Mobilisation aus dem Bett verhindern. Wenn die Wohnung der Meiers sehr klein ist, sind Rückzugsräume für die pflegenden Angehörigen, aber auch für den Pflegebedürftigen selbst, nahezu ausgeschlossen. Neben dem Stress, den die pflegerische Versorgung mit sich bringt, ist für beide vielleicht die Nachtruhe ständig gestört, weil es keine Möglichkeit gibt, ein Pflegebett für den Pflegebedürftigen woanders aufzustellen. Überhaupt ist es für professionell Pflegende immer wieder schwierig, das Ehepaar Meier zu einer Veränderung des Wohnumfeldes zu bewegen. Das »berühmte« Pflegebett im Wohnzimmer ist ein klassisches Beispiel dafür.

Die Passung zwischen Mensch und Umwelt ist ohne das »In-Beziehung-Treten« und dem Wechsel zwischen der Innen- und Außenorientierung nicht möglich.

»Deshalb ist das Ziel pflegerischer Interventionen, die Umgebung und/oder den Lebensprozess von Menschen zu fördern, erhalten, regulieren oder zu verändern, um einem oder beiden Veränderungen in Gang zu bringen.« (Fawcett 1999, S. 197). Gerade in der ambulanten Pflege ist das kulturelle und je milieuspezifische Weltbild, z. B. im Fall des Ehepaars Meier, für die Ausgestaltung des Care-Arrangements von Bedeutung. Das Verhältnis zwischen der Welt und dem Zuhause von Menschen soll im nächsten Kapitel betrachtet werden.

2.3.3 Conditio humana – die Beziehung des Menschen zur Welt

Um verstehen zu können, warum die Pflege zuhause einer speziellen Handlungslogik unterliegt, werden im Folgenden das Menschsein und der Mensch in der Welt betrachtet. Dabei geht es um die Grenze zwischen dem privaten Raum und der Welt, kurzum dem »drinnen und draußen«. Entwicklungsgeschichtlich strebt der Mensch aus Angst vor Lebensbedrohungen seit je her nach Schutz und Sicherheit (Mitzerlisch 2013). Gleichzeitig war es jedoch für die Nahrungsaufnahme wichtig, in die Welt zu gehen. Später ergab sich aus diesem Bestreben der Wille, die Welt zu erkunden und zu erforschen. Diese Bestrebungen sind bis heute immer noch vorhanden. Eine ausschließliche Auseinandersetzung mit sich selbst ohne Einbezug der Um-Welt, führt zum Tod durch Verhungern oder Verdursten. Der Mensch ist bis heute darauf angewiesen, mit der Welt in Beziehung zu treten, sei es aus Gründen der Nahrungssuche, der Erwerbstätigkeit, des Willens zur Kontaktaufnahme zu anderen Menschen oder Tieren, Pflanzen, Gegenständen. Patricia Benner und Judith Wrubel (1997) bezeichnen in ihrem Werk, ausgehend von den Gedanken Heideggers, dass für den Menschen »das In-der-Welt-sein« existenziell ist.

Weitere Überlegungen zu diesen Aspekten bietet die philosophische Anthropologie. Sie fragt unter anderem nach dem Verhältnis von Natur zu Kultur und versucht Erklärungen für die Position des Menschen in der Welt

---

9 »Crowding« ist bei einem Umzug ins Pflegeheim neben anderen Stressformen nicht zu unterschätzen. Es geht hierbei nicht nur um die Akzeptanz einer zunächst fremden Umgebung und fremden Menschen, sondern auch um institutionelle Rahmenbedingungen, die Stress erzeugen. Der Schutz vor fremdem Zugriff anderer Personen ist durch den Ablauf im Pflegeheim nur bedingt gewährleistet. Das gleiche gilt für erzwungene soziale Kontakte, die das Ehepaar in ihrer Wohnung vielleicht verweigert hätte. Weitere Merkmale für Stress durch zu enge Räumlichkeiten können stark verringerte Interaktionsdistanzen, erhöhte akustische, visuelle oder olfaktorische Stimulanzien sowie verknappte Ressourcen sein. (Schulz-Gambard 2002)

(Conditia humana) zu finden[10]. Hier stehen sich zwei unterschiedliche Weltbilder[11] gegenüber, mit denen der Mensch konfrontiert ist; zum einen das mechanistische naturwissenschaftliche geprägte und zum anderen das lebensphilosophisch orientierte Weltbild. Diese Betrachtung ist keineswegs banal, denn sie hat bis heute Auswirkungen auf das heutige Gesundheitssystem, in dem die Pflege einen breiten Raum einnimmt. Die Beziehung, die der Mensch zur Welt hat, speist sich nicht alleine nur aus den obengenannten Weltbildern, sondern wird kulturell, individuell beeinflusst und ständig neu von Menschen ausgehandelt. Weltbilder können konträr, sich gegenseitig ergänzend, individuell oder gruppenspezifisch sein.

So haben über die Jahrhunderte verschiedene Philosophen, verbunden mit der Frage »Was ist der Mensch?«, die Weltbilder der jeweiligen Zeit geprägt. Exemplarisch für diesen Beitrag werden die Ausführungen der Philosophen Decartes und Heidegger vorgestellt. Selbstverständlich gibt es noch eine ganze Reihe weiterer Philosophen, die sich in den unterschiedlichen Zeitepochen der Geschichte der beiden hier genannten Themen beschäftigt haben und somit auch verschiedener Kritik ausgesetzt waren.

René Decartes lebte als Philosoph, Physiker und Mathematiker in einer Zeit des Fortschritts und Aufstrebens der Naturwissenschaften, hier vor allem die der Mechanik. Dennoch fragte auch er nach dem Sinn des Seins des Menschens und teilte ihn res cogitans und res extensa also in die Spaltung von Körper und Geist ein. Die körperliche Substanz war für ihn eine völlig homogene Masse, die in ihrem Wesen ausschließlich in Breite, Höhe und Länge ausdehnbar ist (vgl. Anzenbacher 2010, S. 55). Diese Ausdehnung ist gekoppelt an die Möglichkeit der Bewegung und war für Decartes als Physiker von besonderem Interesse.

Der denkende Mensch ist für ihn eine ausschließlich denkende Substanz, die res cogitans. Das denkende Individuum ist getrennt vom körperlichen Dasein. Sein berühmter Satz »Ich denke also bin ich« ist Ausdruck dieser Trennung. Materielle Dinge sind strikt vom rein körperlichen Dasein getrennt und können als solches kein Merkmal der Körperlichkeit (res extensa) sein (vgl. Schmidlinger et al. 1999, S. 73).

Der Geist ist für Decartes die eigentliche Seins-Materie:

> »Außer dem Geist erkenne ich nämlich noch nichts an mir. […] Ich weiß jetzt, dass die Körper nicht eigentlich von den Sinnen oder von der Einbildungskraft, sondern von dem Verstand allein wahrgenommen werden, und zwar nicht, weil wir sie berühren und sehen, sondern lediglich, weil wir sie denken; und so erkenne ich, dass ich nichts leichter oder evidenter wahrnehmen kann als meinen Geist.« (Decartes 1986, S. 96)

---

10 Es handelt sich um einen neueren Ansatz der Anthropologie aus dem frühen 20. Jahrhundert, der dem Menschen wieder eine Sonderstellung in Abgrenzung zur Tier und Pflanzenwelt einräumt. Durch die stark wissenschaftlich geprägten Versuche der Vereinheitlichung und Systematisierung Anfang des 20. Jhd. wurde nach einer rationalen Begründung für die Sonderstellung des Menschen gesucht. Dies führte zu einer eigenen Wissenschaftsdisziplin innerhalb der Philosophie. Hartung (2015) führt dies auf die »Tendenz der Wissenschaften zur Ausdifferenzierung«, um soziale Wirklichkeiten zu verstehen und zu reflektieren zurück.
11 In diesem Beitrag wird eine einfache Unterteilung von Weltbildern vorgenommen, der Begriff umfasst weit mehr. Beispielsweise geht das christliche Weltbild davon aus, dass der Mensch über allen anderen Lebewesen als »Krone der Schöpfung« steht oder das humanistische Weltbild, das davon ausgeht, dass der Mensch ein soziales Wesen ist, in dem ungeahnte Potenziale stecken. Ein weiteres Weltbild ist das Mensch/Maschine-Modell, das funktionalistisch geprägt ist und im Zeitalter der Industrialisierung entstand. »Der Mensch als Industriepalast« von Kahn illustriert diese Denkweise sehr anschaulich (von Debschitz & von Debschitz 2009).

Dieser so erschaffene Dualismus in Form der Trennung von Körper und Geist findet sich heute noch in vielen Bereichen, z.B. in der Medizin, als klassisch-dualistische Perspektive wieder (vgl. Uzarewicz & Uzarewicz 2005, S. 25). So gibt es somatische Schwerpunkte in Krankenhäusern, wie internistische, chirurgische Fachgebiete und den Bereich der Psychiatrie mit der Ausrichtung auf psychische Erkrankungen. Diese strenge Teilung wird durch die stetige Entwicklung der Psychosomatik als ein (neueres) Fachgebiet der Medizin aufgehoben. Das biopsychosoziale Krankheitsmodell ist eine Ergänzung zu dem lange Jahre bestehenden biomedizinisch-naturwissenschaftlich ausgerichteten Modell. Es wurde erkannt, dass es eine Körper-Seele-Einheit (body mind unity) gibt, die sich bei vielen Erkrankungen nicht unerheblich gegenseitig beeinflussen (Egger 2017).

An dieser Stelle seien zwei bedeutende Vertreter der Psychosomatik kurz genannt. In den 1970iger Jahren gründete der Biologe und Mediziner Thure von Uexküll an der Ulmer Universitätsklinik gemeinsam mit der Pflegewissenschaftlerin Antje Grauhan aus Heidelberg und der Oberin des Ulmer Reformkrankenhauses Ilse Schulz in einem interdisziplinären Modellversuch eine der ersten internistisch-psychosomatischen Krankenstationen in Deutschland.

Zu Beginn des Beitrags wurden die Gedanken von Antonovsky (1923–1994) bereits genannt und ich komme an dieser Stelle nochmals darauf zurück. In den 1980iger Jahren entwickelte er das Modell der Salutogenese (salus = Gesundheit, genese = Wohlbefinden) und stellte damit die Verbindung zwischen körperlicher und seelischer Gesundheit und deren Entstehung her. Die Entstehung von Gesundheit, ist als Prozess und nicht als naturgegeben zu verstehen. Sie unterliegt damit nicht (nur) einem mechanistischen Reparaturschema, sondern beinhaltet weitaus mehr Einflüsse, wie Schutz- und Risikofaktoren, Coping-Strategien und Resilienz der erkrankten Personen (Tameling 2018).

2.4 Bedeutung einer dualistischen Denkweise in der Pflege für das Ehepaar Meier

Wenn man diese strenge dualistische Denkweise weiter verfolgt, so findet man diese in vielen Bereichen des Gesundheitswesens auch heute noch wieder. Für den ambulanten Arbeitsbereich wird sie z.B. anhand der Unterteilung der Pflege in Grund- und Behandlungspflege und damit in der täglichen Versorgung des Ehepaars Meier deutlich.

Die Entstehung dieser beiden Begriffe geht auf die in den 1950iger Jahren im angelsächsischen Raum veröffentlichte Studie zur Arbeit von Krankenschwestern zurück. Das deutsche Krankenhausinstitut (DKI) ließ diese Studie von der Ärztin Margarete Steinbrück und dem Krankenhausökonom und Theologen Siegfried Eichhorn übersetzen. Bei dieser Übersetzung passierten Fehler, die einen wesentlichen Einfluss auf die Finanzierungs-Qualifizierungsstruktur der Pflege hatten. So wurden im englischen Original die aufwendigen Patienten und zeitintensiven Tätigkeiten als »basic nursing« und die dazu angewendeten Pflegetechniken als »technical nursing« bezeichnet. Diese Begriffe wurden dann 1:1 ins Deutsche übersetzt in Grund- und Behandlungspflege. In Eichhorns Werk zur Krankenhausbetriebslehre nahmen diese Begriffe Einzug in den deutschen Sprachgebrauch, ohne die bis dahin bereits existierenden Pflegetheorien (z. B. Henderson 1966 oder Peplau 1952) mit einzubeziehen (vgl. Friesacher 2008, S. 192 f.).

Das Metaparadigma Professionelle Pflege beschreibt deren Aufgaben. Professionell Pflegende sind verantwortlich für die Ermöglichung von optimalen Outcomes für die Gesundheit der Patienten, eine respektvolle Beziehung in einer sicheren, fürsorgenden Umgebung. Die Kombination von pflegerischem Wissen zusammen mit technischen, kommunikativen, rechtlichen Fähigkeiten sowie die Zusammenarbeit mit anderen Professionen bildet die Grundlage der pflegerischen Arbeit. Der Wert der professionellen Pflege liegt in dem Angebot eines hohen Versorgungsgrades zugunsten des Wohlbefindens des Patienten.

Dieser hohe Anspruch an die professionelle Pflege wird mit der simplifizierenden und statischen Einteilung in Grund- und Behandlungspflege nicht gerecht. Dennoch setzen sich die beiden Begriffe in der Sozialgesetzgebung der Kranken- und Pflegeversicherung durch. Die Leistungen der Behandlungspflege werden heute aus der Krankenversicherung bezahlt und die der Grundpflege aus der Pflegeversicherung.

Für das Ehepaar Meier bedeutet dies, mit der Logik[12] von zwei Versicherungsarten zurechtzukommen. In der Praxis werden die Leistungen in der Behandlungspflege je nach Rahmenvertrag mit der Krankenkasse entweder von einer einjährig oder dreijährig ausgebildeten Pflegeperson durchgeführt. Die Leistungen aus der Pflegeversicherung können von unausgebildeten angeleitetem oder ausgebildeten Personal durchgeführt werden. Nach Interviewaussagen von examinierten Pflegekräften kann es durchaus in der Praxis üblich sein, das eine Haushaltshilfe Spritzen gibt, solange es nicht abgerechnet wird (vgl. Adam-Paffrath 2014, S. 126). Wichtig für das Ehepaar Meier ist eine Versorgungskontinuität, die im Zusammenhang mit der Abrechnungsfähigkeit der Leistungen nicht immer gegeben ist. Für den Aufbau einer vertrauensvollen Beziehung und die Durchführung von Vermittlungs- und Gewährleistungstätigkeiten (z. B. Absprachen mit Hausärzten, Apotheken, Sanitätshäusern), die in einem komplexen Care-Arrangement notwendig ist, erweist sich dieses System als kontraproduktiv (Kumbruck et al. 2010, Büscher & Horn 2010).

So kann es sein, dass morgens eine Pflegeperson zum Spritzen von Insulin (Behandlungspflege SGB V) kommt, mittags eine hauswirtschaftliche Arbeitskraft (hauswirtschaftliche Pflegehilfe (SGB XI) und abends

---

12 Aus dieser Logik erwachsen verschiedene Pflichten (Meldepflicht, Krankheiten Unfälle etc.) denen der Versicherte nachzukommen hat. Während es sich bei den privaten Versicherungsarten um homogene, zahlende Versichertengruppen handelt, so unterscheidet sich die Versichertengruppe der sozial versicherten Personen. Es geht um den Ausgleich der unterschiedlichen Risiken der in staatlichen Versicherungen zwanghaft beigeführt wird. Es gibt ein unfreiwilliges Versicherungskollektiv. Diese Ungleichheit wird mit einer scheinbaren Solidarität erzwungen. Eine Freiwilligkeit ist demnach in diesem System ausgeschlossen. Die Versicherungstarife der Sozialversicherungen sind an das Einkommen der Beschäftigten geknüpft und sollen somit die soziale Gerechtigkeit unterstützen. Es gibt jedoch Mechanismen, die dies verhindern: »Vor dem Hintergrund neoliberaler, auf Eigenverantwortung, Effektivität und Effizienz gründender Rationalität kommt es nun zu einer Konfrontation zwischen sozialer Gerechtigkeit einerseits und versicherungsmathematischer Gerechtigkeit andererseits, die sich immer deutlicher zu Gunsten der versicherungsmathematischen entscheidet […] Der als Um- oder Abbau bezeichnete Rückzug des Sozialstaates kann dementsprechend als Durchsetzung der versicherungsmathematischen gegen die soziale Gerechtigkeit verstanden werden.« (vgl. Schmidt-Semisch 2000, S. 171) Das Schicksal von Pflegebedürftigen und ihren Angehörigen verschiebt sich aus dem Privatbereich und trifft auf öffentlich, gesetzlich geregelte Logiken von Behörden, Leistungsträgern und Leistungserbringern.

für die Vorbereitungen zur Nacht eine andere Pflegeperson (Grundpflege SGB XI). Für den Pflegedienst bedeutet diese aufgezwungene Logik einen erhöhten und unbezahlten Planungsaufwand, da die Versorgung des Ehepaars Meier sich nicht nach deren Bedarfen orientiert, sondern in die Abrechnungslogik passen muss. Karen Christensen beschreibt das Dilemma zwischen dem, was gebraucht wird und dem, was im Licht der strukturellen Bedingungen noch möglich ist. Es geht um eine Qualität, die nur scheinbar vorhanden und bei näherem Hinsehen eine Leerformel ist (Christensen & Levinson 2003).

»30 % der Leistungskomplexe passen für das was gebraucht wird. Bei den anderen 70 % denke ich passt es eher nicht. Da müsste viel mehr drum herum laufen, um den Menschen dahin zu bringen, dass er wieder selbstständiger wird letztendlich« (vgl. Adam-Paffrath 2014, S. 126). Diese Interviewaussage einer professionellen Pflegeperson (P7), die seit vielen Jahren im ambulanten Pflegebereich tätig ist, beschreibt die Situation deutlich. Das heute übliche »Geschäftsmodell ist Quadratur des Kreises« (P5), es berücksichtigt nicht die individuellen Bedarfe der Meiers (vgl. Adam-Paffrath 2014, S. 124).

Die hier beschriebene Logik der Unterscheidung von Grund- und Behandlungspflege in der heutigen Sozialgesetzgebung birgt für die professionell Pflegenden in der Praxis berufspolitische Fallen. Die scheinbar »einfachen« und als Grundpflege definierten Tätigkeiten, wie Körperpflege oder Essen anreichen, sowie die scheinbar komplexeren Tätigkeiten der Behandlungspflege, beinhaltet die automatische Unterteilung von Qualifikationen in der Pflege ohne Fallbezogenheit auf den Patienten. In der Folge werden behandlungspflegerische Leistungen monetär besser abgerechnet als grundpflegerische Pflegearbeiten. Die Durchführung einer einfachen Grundpflege kann je nach Krankheitsbild eine herausfordernde und komplexe Tätigkeit sein, insbesondere dann, wenn im häuslichen Umfeld große Defizite in der Haushaltsführung, der Hygiene oder im Verhalten von Pflegebedürftigen (Stichwort: Pflege annehmen) und dessen Angehörigen existieren.

Claudia von Werlhoff kritisiert in diesem Zusammenhang den Begriff »häusliche Pflegehilfe«, der die Kombination aus Grundpflege und hauswirtschaftlicher Versorgung beinhaltet, als »Hausfrauisierung der Pflege«. Sie impliziert automatisch die Probleme, die heute in der ambulanten Pflege bekannt sind: schlechte Bezahlung, Exklusion aus der Ökonomie, die nur produktive Arbeit bezahlt sowie wenig gesellschaftliche Anerkennung, da es sich um einen reproduktiven Arbeitsbereich ohne Wertschöpfung handelt. (Liaschenko 2001, Bennholdt-Thomsen et al. 1992)

Wenn im Verlauf der Versorgung das Care Arrangement komplexer wird, werden die Lücken in dem System überdeutlich. Das folgende Beispiel soll dies aufzeigen: Was wäre, wenn Herr Meier an einer fortgeschrittenen Demenz leidet und dringend einen Zahnarzt aufsuchen müsste? Diese Situation stellt das Ehepaar Meier sowie den beauftragten Pflegedienst vor enorme Herausforderungen, insbesondere dann, wenn keine weiteren Angehörigen oder Nachbarn in greifbarer Nähe sind. Wer übernimmt den Transport zum Zahnarzt? Wer begleitet das Ehepaar zum Zahnarzt? Wer beruhigt Herrn Meier, wenn er Angst vor dem Zahnarzt hat und herausfordernde Verhaltensweisen zeigt? Wenn diese Aufgaben der Pflegedienst übernehmen soll, dann sind diese Leistungen nach dem starren Leistungskomplexsystem nicht abrechenbar (vgl. Adam-Paffrath 2014, S. 125).

An dieser Stelle ist noch ein weiterer Systemfehler in der Abrechnungslogik zu nennen. Die Koppelung der Leistungen an Zeiten, die einzeln mit den Pflegekassen verhandelt werden und kurz nach der Einführung der Pflegeversicherung als Leistungskomplexsystem eingeführt wurden. Diese tayloristische Zerteilung von ursprünglich ineinander gehenden, sinnstiftenden Arbeitseinheiten in zeitgesteuerte Leistungskomplexe, führt zu der oft beschriebenen Pflege im Akkord. Sie beraubt das Pflegepersonal ihrer beruflichen Autonomie und Entscheidungsfähigkeit und degradiert sie damit zu Erfüllungsgehilfen des Systems. Diese Verschiebung weg vom Patienten, hier dem Ehepaar Meier, führt zum Verlust von Berufsidentität. Für das Ehepaar Meier bedeutet die Pflege nach Zeit je nach Tagesform Stress, der weit von einer fürsorglichen Praxis entfernt ist.

Nach der Auseinandersetzung mit der dualistischen Perspektive, ausgehend von der Philosophie bis hin zu den Auswirkungen für das Ehepaar Meier, möchte ich im folgenden Abschnitt einen Gegenentwurf zum Dualismus vorstellen.

2.4.1 Die Einheit von Körper, Geist und Seele in der Pflege

Um sich ein Bild von der Einheit von Körper, Geist und Seele zu machen schaue ich nochmals auf die klassischen Pflegetheorien. Die bereits zu Beginn des Beitrages kurz genannten Metaparadigmen (Person, Umwelt, Gesundheit, Pflege) liegen allen Pflegetheorien zugrunde (Meleis 1999, Schaeffer et al. 1997). Gerade in der ambulanten Pflege geht es um interaktive und personenzentrierte Aushandlungsprozesse mit dem Pflegebedürftigen und seinen Angehörigen in seinem Zuhause.

Das Metaparadigma »Person« beschreibt den Pflegebedürftigen, aber auch die Familienmitglieder oder Freunde werden hinzugenommen. Die Pflegenden sollen die gesundheitlichen, spirituellen und sozialen Bedarfe berücksichtigen. Das Outcome »Gesundheit« setzt voraus, dass die beteiligten Personen fähig sind zu interagieren und ihre Bedarfe für die Gesundheit selbst und würdevoll zu managen. Eine positive personelle Patient/Personenbeziehung ist dazu notwendig (Johnson 2017). Diese Übersetzung ist etwas kurz gegriffen, denn sie berücksichtigt nicht die Belange von kognitiv eingeschränkten Personen. Trotzdem impliziert das Metaparadigma Person einen Entwicklungsprozess des Patienten, der im günstigsten Fall mit Hilfe von Pflege von der Abhängigkeit in die Unabhängigkeit führt. Dabei hat die professionelle Pflege nicht nur die Aufgabe, rein körperbezogene Aufgaben zu verrichten. Der Anspruch geht weit über reine somatische Bedarfe hinaus, wie in diesem Beitrag noch näher ausgeführt wird. Die personenbezogenen Beziehungen in der Pflege finden ihren spezifischen Ausdruck in den Pflegetheorien und in der täglichen Praxis im Pflegeprozess.

Die Beachtung der Körper-Seele-Geist-Einheit (später wurde daraus der Begriff der Ganzheitlichkeit) wurde historisch bereits von Florence Nightingale als Begründerin der modernen Krankenpflege erwähnt[13].

> »Krankenpflege ist keine Ferienarbeit. Sie ist eine Kunst und fordert, wenn sie Kunst werden soll, eine ebenso große Hingabe, eine ebenso große Vorbereitung, wie das Werk eines Malers oder Bildhauers. Denn was bedeutet die Arbeit an toter Leinwand oder kaltem Marmor im Vergleich zu der am lebendigen Körper, dem Tempel für den Geist Gottes?« (zit. n. Knoll 2015).

Die Theorieentwicklung in der Pflege in den USA greift die Einheit von Körper, Geist und Seele seit den 1940iger Jahren aus verschiedenen Perspektiven immer wieder auf. Henderson formulierte ihre 14 Grundbedürfnisse als Grundregeln der Pflege (Henderson 1963). Sie sind an die Bedürfnislage des Patienten gekoppelt, die je nach Krankheitsbild und sozialem Status, unterschiedlich sein können. Diese Gedanken wurden in den folgenden

---

[13] Der Mensch als ganzheitliches Individuum untrennbar bestehend aus Körper, Geist und Seele – dieser Gedanke ist nicht neu, sondern in der Philosophie und Theologie tief verankert. »Das Ganze ist mehr als die Summe seiner Teile« wurde bereits von Aristoteles geprägt (Anzenbacher 2010).

Jahren von anderen Pflegetheoretikerinnen aufgegriffen und weiterentwickelt. So entstand neben den Bedürfnismodellen von Roper, Juchli, Krohwinkel z. B. das Interaktionsmodell von Peplau oder das Selbstpflegemodell von Orem, um einige Beispiele zu nennen (Orem 2009, Peplau 1952).

Die Pflegetheoretikerinnen schufen mit ihrem ganzheitlichen Modell eine breite Diskussionsplattform zur Ausgestaltung der ganzheitlichen Pflege in der Praxis. Die ganzheitliche Sichtweise war der Gegenentwurf zu der rein naturwissenschaftlichen Orientierung der Medizin.

Im Bereich der ambulanten Pflege hat die Ganzheitlichkeit jedoch noch andere Bedeutungen. Es geht um den Erhalt und die Sicherung des Status in der häuslichen Situation, um Vertrauen und Schutz und dies beinhaltet mehr als die reine körperliche Versorgung im Falle einer Pflegebedürftigkeit. Die Pflegetheoretikerin Friedemann entwickelt aus ihrer Erfahrung in der Gemeindekrankenpflege 1989 das systemische Modell der Familien- und umweltbezogenen Pflege. Die schrittweise Entwicklung weg von der pathogenetischen hin zur salutogenetischen Sichtweise war für Friedemann eine Notwendigkeit. Der Mensch definiert sich aus ihrer Sicht über die Beziehung zwischen der Umwelt, anderen Menschen oder auch Gegenständen.

»Nach der Theorie des systemischen Gleichgewichts« entsteht Kongruenz, wenn die vom Individuum gesetzten Ziele im richtigen Ausmaß erreicht wurden. Das Diagramm ist dynamisch, d. h. Ziele und Prozessdimensionen sind keine festgelegten Größen, sondern sind abhängig von den einzelnen Individuen. Je nach Lebenslage wird das eine oder andere Ziel mehr oder weniger bedeutungsvoll. Die Aktivitäten innerhalb der Prozessdimensionen können sich verschieben (vgl. Friedemann 2003, S. 20–25).

In dem Modell wird die Nähe zu den salutogenetischen Ansätzen Antonovskys sichtbar. Es geht um die Balance zwischen Kontrolle und Regulation, Wachstum und Spiritualität sowie die Stabilität. Friedemann entwickelte anhand von Fallbeispielen die Integration des Modells in den Pflegeprozess.

Das Metaparadigma Gesundheit beschreibt das intellektuelle, emotionale, physische soziale und spirituelle Wohlbefinden innerhalb einer Lebensspanne. Diese Faktoren schützen die Gesundheit und Pflege hat die Aufgabe, Einschränkungen solange zu kompensieren bis der Patient selbst wieder in der Lage ist, sich auf sein Wohlbefinden zu konzentrieren.

Heute wird der Begriff der Ganzheitlichkeit eher kritisch gesehen, die Diskussionen gehen dahin, ob es unter den heutigen Rahmenbedingungen in der Praxis möglich ist, angemessen auf die pflegerischen Anforderungen in der Patientenversorgung in allen Sektoren der Gesundheitseinrichtungen eingehen zu können (Stemmer 2003, Bischoff 1993).

Welche Verantwortlichkeiten der Begriff Ganzheitlichkeit beinhaltet, hängt auch mit der eingangs beschriebenen Conditio humana zusammen. Die Aspekte der Sorge, die im Dasein des Menschen zugrunde liegen werden anhand der Ausführungen von Heidegger und im weiteren der Care-Ethiken ausgeführt. Im Anschluss daran werden die Gedankengänge mit dem Blickwinkel auf das Ehepaar Meier näher analysiert.

2.5 Sorge und Fürsorge aus philosophisch-ethischer Perspektive

»Sein und Sorge« waren die Themen, mit denen sich der Existenzialist Martin Heidegger beschäftigte. Die philosophische Richtung des Existenzialismus entwickelte sich Mitte des 19. Jhd. aus der phänomenologischen Bewegung heraus. Als eine Ich-Philosophie dreht sich in dieser Philosophierichtung alles um die Existenz des Seins. Wie erlebe ich mich in der Welt, wie gestalte ich meine Freiheit, wie ist das Sein zum Tode (Heidegger), wie sind die Erfahrungen um die Brüchigkeit des Lebens in Grenzsituationen (z. B. Karl Jaspers; vgl. Anzenbacher 2003, S. 139). Heidegger betrachtet Existenz in Verbindung mit der Welt, sie ist immer vorhanden in Form als besorgendes und fürsorgendes Wesen in der Welt. Die Sorge (cura) als anthropologischer Grundbegriff entstand nach Heidegger aus der Angst, die aus dem Werden des Seins entsteht (vgl. Heidegger 1993, S. 183). Sorge ist ein Bestandteil des Daseins und es geht um die Sorge, um sich selbst sowie um den Anderen.

Der Grundcharakter des In-der-Welt-Seins der Menschen ist die Sorge. Diese Möglichkeit der Wesensausformung drückt sich in verschiedenen alltagsweltlichen Aktivitäten aus. Nach Heidegger sind dies die Fürsorge, das »Sein für jemanden«, wie z. B. für andere Menschen oder Tiere und »Sein bei etwas«, das sich auf das Besorgen von Gegenständen, Nahrung, Kleidung etc. bezieht (Heidegger 1993, S. 184).

Ausgehend von den Gedanken Heideggers konzipierten die Autoren Charlotte und Michael Uzarewicz eine Übersicht der Zusammenhänge um die Sorge. Die Angst ist der Motor des Seins und steht damit über allem. Demzufolge ist die Sorge eine Daseinsform, die in Besorgen und Fürsorge unterschieden wird. Das Besorgen umfasst alltagsweltliche Gegenstände und Konsumgüter, wie Kleidung, Nahrung das »Sein bei etwas«. Die Fürsorge beinhaltet die sozialen Beziehungen zu mir selbst als Mensch und zu anderen. Das Sein als Mensch ist geprägt als mit oder für jemanden. Diese Art von Fürsorge äußert sich als einspringende, vorausspringende (z. B. zur Gefahrenabwehr) Fürsorge sowie als Sorge abnehmende (abhängig) und Sorge zurückgebende Fürsorge (unabhängig). Als defizitärer Gegenpol steht das Gegeneinander, ohne einander zu sein oder aneinander vorbeizugehen (vgl. Uzarewicz & Uzarewicz 2005, S. 39).

In dieser Ausdifferenzierung von Fürsorge werden die Abhängigkeit und Unabhängigkeit des Menschen in der Welt deutlich. Denkt man die Ausführungen Heideggers um die differenzierte Sichtweise auf die Sorge weiter, so könnte ein weiterer Fokus die Sorge um das Sein des vulnerablen Menschen sein.

Wie bereits erwähnt, ist der Mensch ohne die Welt nicht überlebensfähig, und es entsteht die Frage, wie sich das Sein bei Menschen, die aufgrund von Krankheit einen Teil ihrer Unabhängigkeit verlieren, gestaltet? Welche Rolle kann professionelle Pflege hier in Bezug auf die Versorgung des Ehepaars Meier übernehmen? Was bedeutet fürsorgliches Pflegehandeln in diesem Zusammenhang für die professionelle Pflege?

2.5.1 Bedeutung von Fürsorge für das Ehepaar Meier am Beispiel der Care-Ethiken

Im Folgenden wird der Begriff der Fürsorge in Bezug auf die Care-Ethiken näher betrachtet. Dabei werden in einem ersten Schritt in Kurzform ausgewählte Philosophinnen und Pflegeethikerinnen vorgestellt und in einem weiteren Schritt die Konsequenzen aus den Konzepten und Gedanken für das Ehepaar Meier gezogen.

Die Autoren Uzarewicz/Uzarewicz (2005) setzen sich in ihren Ausführungen mit dem modernen deutschen Sprachgebrauch des Wortes Pflege auseinander. So bilden sich um das Wort Pflege die Begriffe Sorge, Obhut, Betreuung, Pflicht. Die Autoren übersetzen diese Begrifflichkeiten »mit dem Einsatz für jemand Anderen«. »In der reflexiven Wendung ›sich für […] einsetzen‹ bleibt die Richtung offen; zum einen kann der Rückbezug auf sich selbst gemeint sein im Sinne für sich selbst einsetzen […] für jemanden oder etwas sorgen, sich für jemand anderen einsetzen.« (vgl. Uzarewicz & Uzarewicz 2005, S. 37).

Seit den frühen 1980iger Jahren hat sich in den USA eine breite Diskussion um die Care-Ethiken aus der feministischen Forschung heraus in der Pflegewissenschaft entwickelt, welche in Deutschland erst ansatzweise in der Pflege bekannt sind. In diesem Beitrag werden ausgewählte Dimensionen der Care-Ethiken dargestellt.

Worum geht es? In allen Care-Ethiken geht es um die Beziehung von Menschen zueinander und die fürsorgliche Haltung gegenüber Menschen. Patienten werden dabei als Individuen betrachtet und nicht in anonyme Gruppen klassifiziert. Dabei geht es in dieser Forschungsperspektive nicht ausschließlich um den Wettbewerbsgedanken zwischen Mann/Frau, sondern vorwiegend um die Sichtbarmachung von Ungerechtigkeiten, Ungleichheiten sowie die Ausgestaltung von der Fürsorge schwacher und vulnerabler Menschen.

Nach Nel Noddings[14] ist die individuelle Erfahrung, die jeder Mensch mit Pflege, z. B. in der Beziehung zwischen Mutter und Kind gemacht hat, prägend. Sie bezeichnet die Beziehung in einer Care-Interaktion als nicht rational. Die Natur von Pflege lässt sich nicht verallgemeinern und in Institutionen pressen (Noddings 1984, 1992). Dieser Ansatz ist nicht kritikfrei, so wird z. B. in der Kinderkrankenpflege die Mutter-Kind-Beziehung einseitig idealisiert, ohne die Rolle der professionellen Pflege in pflegerischen Arbeitsbereichen mit zu betrachten. Die Verschmelzung der Sorge um den Patienten mit der Sorge um sich selbst führt nach Hilde Nelson zum Selbst-Verlust der professionell Pflegenden (Nelson 1992).

Andere Sichtweisen auf den Begriff Care als Fürsorge entwickelte die Politikwissenschaftlerin Joan Tronto zusammen mit Berenice Fisher. Sie entwickelten zunächst vier Phasen, dann in 2013, die fünfte Phase zu der Bedeutung des Begriffes Care als Dimensionen für die Pflege:

1. *Caring about*: bedeutet »sich kümmern um« oder Anteilnahme und Aufmerksamkeit für den Pflegebedürftigen und dessen Angehörige. Caring about umfasst demnach die Anteilnahme und die Fähigkeit zu erkennen, wenn jemand Hilfe benötigt und in welcher Form genauso wie sich in die Lage des Anderen hineinzuversetzen (Empathie).
2. *Taking care of*: Übernahme von Verantwortung und Unterstützung. Es ist auch die Erkennung von den eigenen Grenzen notwendig, wenn es um die Aufmerksamkeit für Andere geht. Professionelle Pflege muss beurteilen können, welche Art der Unterstützung oder ob jemand die Expertise anderer Professionen benötigt.
3. *Care giving*: Pflege, die direkt auf den Bedarf eingeht und die Versorgung mit der notwendigen Kompetenz durchführt.

---

14 Nel Noddings ist Philosophin und Erziehungswissenschaftlerin, sie entwickelte das Caring-Curriculum für Schulen, in dem es um die Beschreibung und Lehre über die Sorge in verschiedenen Dimensionen geht: Die Dimensionen sind das Ich, Freunde und nahe Gruppen (Klassenkameraden) weitere Bekannte, Pflanzen, Tiere Menschen, die Welt und ihre Darstellung (Noddings 1992.).

Dabei sollte der Wissenstand immer aktuell sein.
4. *Care receiving*: die Pflege sollte vom Patienten und dessen Angerhörigen angenommen werden. Dabei ist es wichtig die Reaktion des Patienten auf die Pflege zu beachten und die Resonanz auf die Pflegemaßnahmen zu beurteilen.
5. *Caring with*: die Pflege mit Solidarität und Vertrauen unter den heutigen Rahmenbedingungen in der ambulanten Pflege, als ein wichtiger Faktor für die Betroffenen – hier das Ehepaar Meier. Fürsorge ist nach Tronto/Fisher immer die Suche und das Engagement nach den bestmöglichen Handlungen für die Betroffenen.

Tronto/Fisher sehen gerade in dem Bereich von *taking care of* die Bereitschaft und das Engagement der Pflegenden, deren Belange und Interessen auch in politische Debatten hinein zu tragen. Tronto blickt kritisch auf das Verhältnis zwischen Pflege und Demokratie, die beiden Systeme scheinen sich zu widersprechen. Demokratie strebt die Gleichberechtigung aller Bürger an, während in der Pflege die Asymmetrie in der Beziehung abhängig/unabhängig in der täglichen Praxis deutlich wird (Tronto 2000, 2014).

Elisabeth Conradi (2001) analysierte die Care-Ethiken und fasste die Erkenntnisse in neun Thesen:

1. Care bezeichnet menschliche Interaktionen.
2. Im Verlauf der Care-Interaktion entstehen Beziehungen.
3. Care ist gesellschaftliche Praxis und umfasst Bezogenheit und sorgende Aktivitäten.
4. Care umfasst das Zuwenden und die Annahme von Zuwendung.
5. Bei Care-Interaktionen gibt es eine Dynamik der Macht und sie sind oft asymmetrisch.
6. Achtung beruht nicht auf Autonomie, die an Care-Interaktionen Beteiligten sind unterschiedlich autonom.
7. Care-Verhältnisse sind in der Regel nicht reziprok. So ist das Schenken von Achtsamkeit nicht an Reziprozität gebunden.
8. Care-Interaktionen können auch nonverbal sein und sich etwa in körperlichen Berührungen ausdrücken.
9. Fühlen, Denken und Handeln sind in Care-Interaktionen ineinander verwoben.

Care hat für Conradi verschiedene Dimensionen, so kann der Begriff Tätigkeiten umfassen, die dann eine aktive und handelnde Seite zutage fördert, wie z. B. in These 3 und 9 beschrieben. Der interaktive Aspekt von Care ist für die beteiligten Patienten, pflegende Angehörige, Freunde, Nachbarn oder andere Professionen ein wichtiges Arbeitselement. (s. Thesen 1, 2, 5, 8) In den Interaktionen zwischen den Beteiligten der Pflege können Machtverhältnisse unterschiedlicher Art entstehen. Dies kann zur Folge haben, dass pflegende Angehörige und professionell Pflegende nicht genügend Anerkennung und Wertschätzung von Pflegebedürftigen oder der Gesellschaft bekommen. Das kann vielleicht daran liegen, dass der Pflegebedürftige nicht in der Lage ist sich adäquat auszudrücken oder kulturell bedingte Gründe vorliegen. Pflegende müssen damit rechnen, dass die angebotene Pflege zwar angenommen wird, jedoch nicht zwingend eine Antwort in Form von Anerkennung oder Wertschätzung erfolgt. Dieser Aspekt sollte mehr in das Bewusstsein der Akteure rücken, weil eine Überbewertung und Idealisierung von Anerkennung und Wertschätzung in Pflegebeziehungen zum Verlust der Berufsidentität führen kann.

2.5.2 Care-Ethiken für das Ehepaar Meier

An das Wort Fürsorge/Care sind hohe Erwartungshaltungen gebunden. Es geht um die Übernahme von Verantwortung füreinander, das Sein für und mit jemandem. Wer welchen

Anteil von Verantwortung in einem häuslichen Care-Arrangement übernimmt, muss zwischen dem Ehepaar Meier und deren Möglichkeiten sowie der professionellen Pflege ausgehandelt werden. Diese Aushandlungsprozesse sind nicht immer konfliktfrei, sie werden von vielen Faktoren beeinflusst. Josefine Heusinger und Monika Klünder beschreiben in ihrer Arbeit verschiedene Einflussfaktoren, die auf die Aushandlungsprozesse einwirken. Dies sind z. B. die Pflegeverpflichtung, Pflegeerwartung oder Zukunftsvorstellungen, Soziale Netzwerke, Beziehungsgeschichte, materielle Situation (vgl. Heusinger & Klünder 2005, S. 81). Je nach Intensität der Einflussfaktoren gestaltet sich das Care-Arrangement entweder als gelungen oder nicht gelungen. Es unterliegt Veränderungen, wenn sich der Zustand des Pflegebedürftigen verbessert/verschlechtert oder materielle Ressourcen erschöpft sind. Materielle Ressourcen sind gerade dann von Bedeutung, wenn es darum geht, für sich zusätzliche Leistungen zu finanzieren, die weder von der Pflegeversicherung noch von der Krankenversicherung getragen werden. So kann es sein, dass Frau Meier im Pflegealltag freie Zeit für sich benötigt, als Ressource zur Entwicklung der eigenen Resilienz. Zusätzliche Dienstleistungen, die zur Instandhaltung des Zuhauses notwendig sind, müssen aus den eigenen Ressourcen bezahlt werden.

Wäre Frau Meier noch erwerbstätig, müssten für den pflegebedürftigen Herrn Meier Lösungen für die arbeitsbedingte Abwesenheit gefunden werden, damit der Arbeitsplatz[15] erhalten werden kann. Unter Umständen müsste Frau Meier ihre Arbeitszeit reduzieren, um die Pflege zuhause bewältigen zu können. Die Nachteile dieser Reduzierung auf die spätere Rente von Frau Meier müssen selbst ausgeglichen werden[16].

Um Fürsorge in der heutigen Gesellschaft leben zu können, reicht es nicht mehr aus, nur auf die Fürsorgebereitschaft und moralischen Verpflichtungen der infrage kommenden pflegenden Angehörigen oder Nachbarschaftshilfen zu hoffen. Die Bereitschaft jemanden zu pflegen, hängt angesichts der zunehmenden Erwerbstätigkeit von Frauen sowie der Komplexität der Pflege selbst sowie unter anderem auch von der Frage der Bewältigungsfähigkeit einer solchen Aufgabe ab. Die Zusammenhänge zwischen den Erwartungen an die Pflegeversicherung, soziale Beziehungen und der Milieuzugehörigkeit werden unter anderem auch von der Ausnutzungsfähigkeit beeinflusst. (vgl. Heusinger & Klünder 2005, S. 103) Herr oder Frau Meier sind in der (neuen) Rolle als pflegende/r Angehörige/r auf ihre Krisenbewältigungsmechanismen angewiesen.

Die Situation der Pflegebedürftigkeit im häuslichen Umfeld erfordert unter anderem Kompetenzen im Umgang mit gesetzlichen Regelwerken und der damit verbundenen Bürokratie, die Fähigkeit und Kenntnisse darüber, wie und welche der vielfältigen Beratungsmöglichkeiten in Anspruch genommen werden sollten. Das Wissen um die Verluste, die durch die Erkrankung entstehen können, die neuen Risiken, die vielleicht einen Umzug erforderlich machen, müssen ebenfalls mitberücksichtigt werden. Hier leisten professionell Pflegende im ambulanten Arbeitsbereich unsichtbare und damit unbe-

---

15 Es gibt seit dem Jahr 2008 das Pflegezeitgesetz (PflegeZG). »Ziel des Gesetzes ist, Beschäftigten die Möglichkeit zu eröffnen, pflegebedürftige nahe Angehörige in häuslicher Umgebung zu pflegen und damit die Vereinbarkeit von Beruf und familiärer Pflege zu verbessern« (Bundesministerium für Justiz 2008). Allerdings gilt dieses Gesetz nur für Mitarbeitern von Betrieben, die mehr als 15 Angestellte haben und dieser Urlaub ist unbezahlt.

16 In der Entstehungsgeschichte der Pflegeversicherung gab es lange politische Debatten um die Absicherung der Rente für pflegende Angehörige. Zwar wurden hierfür Regelungen gefunden, die aber nicht mit einer Regelerwerbsrente zu vergleichen sind. (Adam-Paffrath 2008)

zahlte Beratungsarbeit, sie kompensieren mangelndes Wissen der pflegenden Angehörigen mit ihrer eigenen Pflegekompetenz weitestgehend ohne die Finanzierung aus dem existierenden System. Wenn diese Finanzierungsgrundlage nicht vorhanden ist, so werden in vielen Fällen unbezahlte Überstunden von professionell Pflegenden geleistet. »Ich hänge die Zeit privat dran« so ein Interviewteilnehmer (P12), der in dem vorgegebenen Zeitkontingent die komplexe Pflege eines Patienten nicht bewältigen konnte (vgl. Adam-Paffrath 2014, S. 134).

In dem Moment, wo das Ehepaar Meier Leistungen aus der Pflegeversicherung bezieht, müssen diese bereit sein sich gegenüber dem öffentlich-rechtlichen Raum zu rechtfertigen. Die Prüf- und Kontrollinstanz der Medizinischen Dienste der Krankenkassen (MDK) ist berechtigt den Zustand des Pflegebedürftigen sowie die Bedingungen der Pflege in dem Haushalt zu überprüfen. Diese Prüfsituation löst bei den Pflegebedürftigen und deren Angehörigen Ängste aus, gerade dann, wenn es um die Höherstufung in einen anderen Pflegegrad geht.

Die Prüfkonstrukte des MDK's wurden von Ruth Ketzer und Manfred Borutta analysiert. Die Autoren kamen in ihrer Diskursanalyse zu dem Schluss, dass es machtbezogene Strömungen auf die Art und Weise der Ausgestaltung der Prüfungen gab. Weder die Fachöffentlichkeit noch die breite Öffentlichkeit wurden über die Entwicklungen der Prüfungen für die Leistungen der Betroffenen ausreichend informiert »Vor dem Hintergrund, das nicht alles was sich sagen ließe auch gesagt wird, offenbart sich, dass der öffentliche Diskurs das erste MDK-Prüfkonstrukt, ausschloss, und das zweite und dritte Prüfkonstrukt im öffentlichen Diskurs, lediglich angekündigt wurde. Die Pflegewissenschaften und die Vertreter der Anbieterverbände wurden an der Erstellung der Prüfkonstrukte nicht beteiligt. Es sollte sich um eine MDK-interne Handlungsanleitung handeln« (Borutta & Ketzer 2009) Diese Ergebnisse sind nahezu deckungsgleich mit der Entstehungsgeschichte der Pflegeversicherung, in der es nur äußerst wenige Chancen für Pflege-Fachöffentlichkeit wie Berufsverbände gab, sich in den politischen Gremien zu äußern (Adam-Paffrath 2008).

2.6 Kritische Diskussion/Abschließende Gedanken

Dieser Beitrag soll dazu dienen, den komplexen Arbeitsbereich der ambulanten Pflege aus verschiedenen ausgewählten wissenschaftlichen Perspektiven darzustellen. Dabei kann dieser Beitrag Anstoß für weitere Diskussionen sein und in diesem Band finden sich weitere Blickwinkel, die das Bild des ambulanten Pflegebereiches komplettieren. Ich möchte zunächst auf einige der im Text verwendeten Begriffe und Personen kritisch eingehen.

Die Begriffe *Ganzheitlichkeit, Fürsorge, Sicherheit* sind nicht ideologiefrei, sie können von einer selbstständigkeitsfördernden Pflege in eine paternalistische Pflege transformieren. Dies führt zu einer Falsch- oder Überversorgung des Patienten. Eine an Fürsorge orientierte Pflege mit den damit verbundenen Anforderungen an alle Mitglieder eines Care-Arrangements im häuslichen Bereich, benötigt Gestaltungsspielraum, um Entscheidungen in der Pflege des Ehepaar Meiers treffen zu können. Dieser Gestaltungsspielraum ist in den vorherrschenden gesetzlichen und finanziellen Regelwerken im Sinne des Reduktionismus nur eingeschränkt leistbar. Sie unterliegen einem ständigen Aushandlungsprozess zwischen dem, was die Rahmenbedingungen vorgeben und dem, was die Betroffenen möchten. Diese Ergebnisse müssen von allen Beteiligten akzeptiert, kompensiert und letztendlich auch ausgehalten werden. Das hier beschriebene Spannungsfeld von körperlicher, sozialer und psychischer Vulnerabilität einerseits und von den von außen vorgegebene Möglichkeiten und Restriktionen, erschwert die Durchführung von Pflege zuhause. Im ambulanten Arbeitsbereich ist die Finanzierung der Pflege gerade zu Beginn des Care-Arrangements oft solange nicht gesichert, bis die Einstufung in entsprechende Pflegegrade erfolgt (Meagher 2006, Simms 2004).

Stattdessen wurde mit Einführung der Pflegeversicherung eine ökonomisierte Versicherungslogik entwickelt, die genau das Ziel der Sicherheit von pflegebedürftigen Patienten durch professionelle Pflege nicht erreicht. Vielmehr werden durch Disziplinierungstechnologien wie Qualitäts- und Riskmanagement, Dokumentation und MDK-Prüfungen, die eigentlichen Notwendigkeiten einer sicheren Umgebung für vulnerable Patienten in den unterschiedlichen Care-Arrangements verkompliziert.

In ihrer Wertigkeit hat diese Form von Sicherheit für den Patienten eher eine Kontrollfunktion, als denn eine sichere, geborgene und würdevolle Pflegesituation. Gerade die Versicherungsbranche lebt von der Angst der Menschen um ihre persönliche Sicherheit und in Deutschland reicht das Versichern gegen bestimmte Risiken bis in die Sozialpolitik hinein. Die Verrechtlichung des Sozialen rückt jedoch Tabuthemen, wie das Bild der Pflegebedürftigkeit, in die Öffentlichkeit und erhebt sie damit zu einer gesellschaftlich zu bewältigenden Aufgabe. Der Gedanke der Solidarität wird nicht nur zwanghaft in eine zu bezahlende, ökonomisierte und wenig zu beeinflussende Versicherungslogik gepresst, sondern impliziert nach der ersten Reform der Pflegeversicherung weiteres solidarisches Handeln in Form von Ehrenamt und Nachbarschaftshilfe. Dabei werden die eigentlichen Bedürfnisse der Betroffenen und die Logiken der Leistungserbringer, insbesondere des professionellen Pflegepersonals in ambulanten Pflegediensten, ausgeblendet.

Die Assimilation des Pflegepersonals in die Haushalte hinein führt ebenfalls zu Überforderung und Unsichtbarkeit der Pflege (Kumbruck Rumpf Senghaas-Knobloch 2010, Simms 2004). Eine an den hohen Zielen der Care-Ethiken ausgerichtete Pflege, bietet zwar die Chance die Bedeutung Pflegearbeit entsprechend in der Öffentlichkeit zu argumentieren, wenn die Pflegenden dazu in der Lage sind und ihnen der politische Rahmen dafür geboten wird.

Mit Blick auf die Intentionen der genannten Pflegetheoretikerinnen, deren Menschenbild von einem aktiven, selbstbestimmten Individuum geprägt ist, ist die Aufgabe der Pflege an eine unterstützende, aktivierende und kompensatorische, bis hin zur weitestgehenden Herstellung der Selbstständigkeit von Patienten gebunden. Um den Pflegeethos zu stärken und weiter zu entwickeln, muss immer wieder die Frage nach dem Berufsauftrag der Pflege gestellt werden. Die Entwicklung von Berufsidentität und Berufsstolz ist einer der Bildungsaufträge der Zukunft. Ein Pflegeethos, der sich an diesen elementaren Grundideen orientiert, benötigt genügende Fähigkeiten der Selbstreflektion und Resilienz.

Die von Decartes radikale Trennung zwischen Körper und Geist wurde in den folgenden Jahrhunderten von verschiedenen Philosophen kritisiert (Kant, Hegel, Leibniz, Nietzsche Heidegger). Seine Vorstellungen in seinen Schriften über den Menschen führten zu einem reduzierten rein physiologischen Modell des Menschen als Maschine (Perler 1998). Mit den Folgen dieser Denkweise und dem damit verbundenen Entwurf eines dualistischen Weltbildes wurden nicht nur für die ambulante Pflege reduktionistische und vereinfachende Arbeitssysteme entwickelt, die für die Lebenswelten der Betroffenen unpassend sind.

Anhand des dualistischen Denkstils in der Grund- und Behandlungspflege wurden die Konsequenzen für die Versorgung des Ehepaars Meier im ambulanten Arbeitsbereich dargestellt. Dabei wurde deutlich, dass der ambulante Arbeitsbereich neben einer defizitären Finanzierung des Arbeitsbereiches selbst trotz der Pflegeversicherung an strukturellen Defiziten leidet, die eine adäquate Versorgung des Ehepaars behindert. Dieser Mangel geht auf Kosten der pflegenden Angehörigen des Pflegebedürftigen sowie der professionell Pflegenden. »Am Ende der Reihe stehen« bedeutet für die professionellen Akteure in der ambulanten Pflege, am Ende der Finanzierungskette des Gesundheitssystems zu stehen. Das Prinzip der Pflegeversicherung »ambulant vor stationär« wird zu einer Leerformel (Adam-Paffrath 2014). Die ursprünglich aus der Industrie stammenden scheinbar sinnvollen Qualitäts-Prüfungs- und Kontrollmechanismen im Produktionsbereich werden in Regularien für die tägliche Arbeit und Versorgung von vulnerablen Menschen transformiert, deren Lebenswelt keinen linearen Prozessen unterliegt. Die Beschneidung des Gestaltungsspielraumes und damit die Entscheidungs- und Handlungskompetenz der professionell Pflegenden führen zur Demütigung (Adam-Paffrath 2014).

Der Begriff der Heimat ist in Deutschland aus der Zeit des Nationalsozialismus ideologisch aufgeladen. Die Gedanken über den gesellschaftlichen Trend hin zur Regionalisierung, das Hervorheben des regional spezifischen »des Unseren und dem Eigenen«, lässt für nationalistisches Gedankengut Raum (Drenthen 2017). Nicht ganz unumstritten in diesem Zusammenhang ist auch Martin Heidegger (Klose 2013, Mitzerlisch 2013). Seit Kriegsende gab und gibt es Streit um seine Person und die Zugehörigkeit zur Nationalsozialistischen Partei Deutschlands (NSDAP). Mit der Übernahme des Rektorats der Universität Freiburg 1933 wurde die Befürwortung der politischen Richtung des Nationalsozialismus bei Heidegger deutlich. Obwohl er ein herausragender Philosoph des 20. Jahrhunderts war, bleibt seine Zugehörigkeit zur NSDAP umstritten (Hachmeister 2014).

Last but not least soll auch der Arbeitsbereich der ambulanten Pflege einer Kritik unterzogen werden. Der Wunsch vieler Menschen bei einer Pflegebedürftigkeit zuhause gepflegt zu werden, darf nicht darüber hinwegtäuschen, dass eine solche Pflege wesentlich mit dem Engagement der Familie verbunden ist. Den romantisierenden Bildern und Vorstellungen der intakten engagierten Pflege in der Familie, stehen die vielen Singlehaushalte gegenüber. Auch das Thema Gewalt in der häuslichen Pflege, z. B. durch Vernachlässigung oft verbunden mit der völligen Überlastung der pflegenden Angehörigen, steht zur Diskussion. Hier ist eine der wesentlichen Aufgaben der Pflege beratend auf die Verbesserung der Versorgung einzuwirken. Hierzu zählt auch die Erkenntnis, dass sich unter Umständen die ambulanten Möglichkeiten erschöpft haben und eine Aufnahme in einer stationären Einrichtung notwendig wird.

Die hinreichend dargestellten Problematiken der ambulanten Pflege sollen nicht deren gesellschaftliche Bedeutung negieren. Im Gegenteil, es werden in der Zukunft noch ganz andere flexiblere Modelle notwendig sein, um dem Bedarf gerecht zu werden. Die im angloamerikanischen und skandinavischen Raum seit Jahren etablierten *Family* und *Community Health Nurses* könnten neue Chancen der Betreuung und Versorgung im Quartier, in strukturschwachen ländlichen Räumen oder in sozialen Brennpunkten sein. Ihre Aufgaben liegen nicht nur in der pflegerischen Versorgung, sondern auch in der Einschätzung des Pflegebedarfs, der notwendigen Interventionen und Beratung sowie der Initiierung von präventiven Projekten und die Erfassung gesundheitsbezogener Daten.

Das Aufgabenfeld der zugehenden Beratung für Menschen, bei denen eine Pflegebedürftigkeit droht oder vorliegt, ist in Deutschland unterentwickelt. Hier ist insbesondere die Trägerneutralität hervorzuheben, die im Sinne der Betroffenen und nicht im Interesse von Kostenträgern, Pflegediensten, Sanitätshäusern oder Versicherungen berät.

Der ambulante Arbeitsbereich ist kein Stiefkind oder billiger Ersatz von stationären Einrichtungen, sondern eine wichtige Säule des Gesundheitswesens, die in der Zukunft mehr an Bedeutung gewinnt.

Literatur

Adam-Paffrath R (2008) Die Diskurse der ambulanten Pflege zum Zeitpunkt der Einführung der Pflegeversicherung (https://kidoks.bsz-bw.de/files/61/Masterarbeit_Adam_Paffrath.pdf, Zugriff am: 30.07.2019)

Adam-Paffrath R (2016) Würde und Demütigung aus der Perspektive professioneller Pflege. Eine qualitative Untersuchung zur Ethik im ambulanten Pflegebereich. Frankfurt am Main: Mabuse

Ahrendt H (1960) Der Raum des Öffentlichen und der Bereich des Privaten. In: Dünne J, Günzel S, Doetsch H, Lüdeke R (2015) Raumtheorie. Grundlagentexte aus Philosophie und Kulturwissenschaften. 8. Aufl. Frankfurt am Main: Suhrkamp (Suhrkamp Taschenbuch Wissenschaft, 1800)

Alber J (1990) Ausmaß und Ursachen des Pflegenotstandes in der Bundesrepublik Deutschland. In: Max Planck Institut für Gesellschaftsforschung. Köln, Jg. 90/3, S. 1–39

Anzenbacher A (2010) Einführung in die Philosophie. 7. Aufl. der Neuausg. (14. Gesamtaufl.). Freiburg im Breisgau [u. a.]: Herder

Aronson J, Neysmith, S (2016) You're not just in there to do the work. In: Gender & Society 10 (1), S. 59–77. DOI: 10.1177/089124396010001005

Austin W (2007) The ethics of everyday practice: healthcare environments as moral communities. In: ANS. Advances in nursing science 30 (1), S. 81–88

Benner P, Wrubel J (1997) Pflege, Stress und Bewältigung. Gelebte Erfahrung von Gesundheit und Krankheit. Bern, Göttingen, Toronto, Seattle: Huber (Hans Huber Programmbereich Pflege)

Bennholdt-Thomsen V, von Werlhof Mies M (1992) Frauen, die letzte Kolonie. Zur Hausfrauisierung der Arbeit. 3. Aufl., unveränd. Neuaufl. Zürich: Rotpunktverlag

Bischoff C (1993) Ganzheitlichkeit in der Pflege. Anmerkungen zu einem strapazierten Begriff. Vortrag auf der 2. Fachtagung des Deutschen Vereins zur Förderung von Pflegewissenschaft und -forschung. Halle, 03.12.1993

Blumer H (2013) Symbolischer Interaktionismus: Aufsätze zu einer Wissenschaft der Interpretation, Berlin, Suhrkamp Verlag

Borutta M, Ketzer R (2009) Die Prüfkonstrukte des Medizinischen Dienstes in der ambulanten und stationären Pflege. Eine genealogische Analyse der MDK-Prüfrichtlinien. Marburg, Germany: Tectum

Bundesministerium für Justiz (2008) Pflegearbeitszeitgesetz. PflegeZG (Online verfügbar unter Bundesministerium für Justiz Gesetze im Internet, https://www.gesetze-im-internet.de/pflegezg/PflegeZG.pdf, Zugriff am: 01.05.2019)

Büscher A, Horn A (2010) Bestandsaufnahme zur Situation in der ambulanten Pflege. Ergebnisse einer Expertenbefragung. Universität Bielefeld, Bielefeld. Institut für Pflegewissenschaft (IPW) (https://www.uni-bielefeld.de/gesundhw/ag6/downloads/ipw-145.pdf, Zugriff am: 30.08.2019)

Brunen M, Herold E (2001) Ambulante Pflege. Die Pflege Gesunder und Kranker in der Gemeinde-Grundlagen ganzheitlicher integrativer Pflege, Schlütersche Verlagsgesellschaft

Cheney J (1989) Postmodern Environmental Ethics. In: Environmental Ethics 11 (2), S. 117–134. DOI: 10.5840/enviroethics198911231

Christensen K (2003) Encyclopedia of community. From the village to the virtual world. Thousand Oaks, Calif. [u. a.]: Sage Publ (A Sage reference publication)

Collopy B, Dubler N, Zuckerman C, Crigger BJ, Campbell CS (1990) Special Supplement. The Ethics of Home Care: Autonomy and Accommodation. In: The Hastings Center Report 20 (2), S. 1–16. DOI: 10.2307/3562626

Conradi E (op. 2001) Take care! Grundlagen einer Ethik der Achtsamkeit. Frankfurt/Main [etc.]: Campus Verlag

Conze E (2009) Die Suche nach Sicherheit: Eine Geschichte der Bundesrepublik Deutschland von 1949 bis in die Gegenwart, München Siedler Verlag, Random House

Dahl HM, Eriksen TR (Eds.) (2005) Dilemmas of care in the Nordic welfare state: continuity and change: Gower Publishing, Ltd.

Debschitz U von, Debschitz T von (2009) Fritz Kahn. Man machine = Maschine Mensch. Wien, New York: Springer

Decartes R (1986) Meditationen über die Erste Philosophie/Meditationes de Prima Philosophia Frankfurt am Main, Reclam Verlag

Descartes R, Schmidt G (imp. 2002) Meditationes de prima philosophia. Meditationen über die Erste Philosophie. Stuttgart: Philipp Reclam Verlag

Dibelius O (2006) Pflege von Menschen höherer Lebensalter. Stuttgart Kohlhammer Verlag

Drenthen M (2016) Ethics of Place und Heimatschutz. In: Ott K, Dierks J, Voget-Kleschin L (Hrsg.) (2016) Handbuch der Umweltethik // Handbuch Umweltethik.Hermagoras/Mohorjeva Springer Science and Business Media

Egger JW (2017) Theorie und Praxis der biopsychosozialen Medizin. Körper-Seele-Einheit und sprechende Medizin. Wien: Facultas Verlag

Elster R (2013) Der Agnes-Karll-Verband und sein Einfluss auf die Entwicklung der Krankenpflege in Deutschland. Ein Beitrag zur Geschichte der Pflegeberufe und eines Berufsverbandes. 2. Aufl. Frankfurt a. M.: Mabuse-Verlag

Fawcett J (1999) Spezifische Theorien der Pflege im Überblick. Bern, Göttingen, Toronto, Seattle: Huber (Hans Huber Programmbereich Pflege)

Finke J, Schulte W (1992) Schlafstörungen. Ursachen und Behandlung, Thieme Georg Verlag

Frey D, Irle M (Hrsg.) (2002) Theorien der Sozialpsychologie. Band 1 Kognitive Theorien. 3 Bände. Bern: Huber

Friedemann ML (2003) Familien- und umweltbezogene Pflege, 2., überarb. und erw. Aufl. Bern: Huber (Verlag Hans Huber, Programmbereich Pflege)

Friesacher H (2008) Theorie und Praxis pflegerischen Handelns. Begründung und Entwurf einer kritischen Theorie der Pflegewissenschaft. Göttingen: V & R Unipress (Pflegewissenschaft und Pflegebildung, 2)

Giesbrecht MD, Crooks VA, Stajduhar KI (2014) Examining the language-place-healthcare intersection in the context of Canadian homecare nursing. In: Nursing inquiry 21 (1), S. 79–90. DOI: 10.1111/nin.12010

Hachmeister L (2014) Heideggers Testament. Der Philosoph, der SPIEGEL und die SS. Berlin: Propyläen Verlag

Hartung G (2015) Mensch und Zeit. (Studien zur Interdisziplinären Anthropologie) Wiesbaden, Germany: Springer Fachmedien

Henderson V (1963) Grundregeln der Krankenpflege,. Schwesternschaft, Frankfurt, Basel (Schweiz: International Council of Nursing(ICN) Deutscher Berufsverband für Krankenpflege (DBFK)Verlage

Heusinger, J.; Klünder, M. (2005): »Ich lass' mir nicht die Butter vom Brot nehmen!«. Aushandlungsprozesse in häuslichen Pflegearrangements. Frankfurt am Main: Mabuse-Verlag

Johnston RJ (2017) Benner & Wrubel's Nursing Theory (https://careertrend.com/about-6315001-benner-wrubel-s-nursing-theory.html, Zugriff am: 30.07.2019)

Kirkevold M (op. 1997) Pflegetheorien. Unter Mitarbeit von Christa Pleyer. München, Wien, Baltimore: Urban & Schwarzenberg

Klose J (Hrsg.) (2014) Heimatschichten. Anthropologische Grundlegung eines Weltverhältnisses. Wiesbaden: Springer VS (Springer VS research)

Knoll F (2015) Mensch bleiben: Zum Stellenwert der Spiritualität in der Pflege. Stuttgart: Kohlhammer

Kramer H, Eckart Ch, Riemann I, Walser K (1988) Grenzen der Frauenlohnarbeit, Campus Verlag, Frankfurt am Main New York

Kreutzer S (2005) Vom »Liebesdienst« zum modernen Frauenberuf. Die Reform der Krankenpflege nach 1945. Frankfurt am Main, New York: Campus

Kumbruck Ch, Rumpf M, Senghaas-Knobloch E (2011) Unsichtbare Pflegearbeit. Fürsorgliche Praxis auf der Suche nach Anerkennung. 1. Aufl. Münster, Westf: LIT Verlag

Liaschenko (2001) Nursing Work, Housekeeping Issues, and the Moral Geography of Home Care, S. 123–137. In: Thomasma DC et al. (Hrsg.) (2001): Aging: Caring for Our Elders. Dordrecht: Springer Netherlands (International Library of Ethics, Law, and the New Medicine)

Lindmeier Ch (2001) Ein Weg zur Selbstbestimmung, Suported Living (http://www.forsea.de/ForseA_Dateien/projekte/Marsch-aus-den-Institutionen-Reisst-die-Mauern-nieder/Lindmeier.pdf, Zugriff am: 30.04.2019)

Maturana HR (2010) Biologie der Realität. 1. Aufl. [Nachdr.] Frankfurt am Main: Suhrkamp (Suhrkamp-Taschenbuch Wissenschaft, 1502)

Meagher G (2006) What Can We Expect from Paid Carers? In: Politics & Society 34 (1), S. 33–54. DOI: 10.1177/0032329205284755

Metzler H, Rauscher C (2004) (Hrsg.) Wohnen inklusiv: Wohn- und Unterstützungsangebote für Menschen mit Behinderungen in Zukunft. Projektbericht. Diakonisches Werk Baden Württemberg Abt. Behindertenhilfe

Meyer JA (1996) Der Weg zur Pflegeversicherung. Position, Akteure, Politikprozesse. Frankfurt am Main: Mabuse-Verlag

Mitzscherlich B (2000) »Heimat ist etwas, was ich mache«. Eine psychologische Untersuchung zum individuellen Prozess von Beheimatung. 2. Aufl. Herbolzheim: Centaurus-Verlag

Mogel H (2016) Geborgenheit: Quelle der Stärke. Wie ein Lebensgefühl uns Kraft gibt. 1. Aufl. 2016. Berlin, Heidelberg, Springer Verlag

Mugerauer, R (2016) Klartext »Sein und Zeit«: Heideggers Hauptwerk dechiffriert. Marburg: Tectum Verlag

Nelson HL (1992) Against Caring. Georgetown University, Journal of Clinical Ethics 3(1):8–15

Noddings N (1986) Caring: A Feminine Approach to Ethics and Moral Education. Berkeley: University of California Press

Noddings N (1992) The Challenge to Care in Schools: An Alternative Approach to Education. New York: Teachers College Press

Orem (2009) In: Pabst G (2009) Die Selbstpflegedefizit-Theorie nach Dorothea Orem, Norderstedt, GRIN Verlag

Peplau HE (1995) In: Mischo-Kelling M, Kelling G (1995) Interpersonale Beziehungen in der Pflege. Ein konzeptueller Bezugsrahmen für eine psychodynamische Pflege. Basel: RECOM

Perler D (2006) René Descartes. Orig.-ausg., 2., erw. Aufl. München: Beck (Beck'sche Reihe, 542: Denker)

Peter E (2002) The history of nursing in the home: revealing the significance of place in the expression of moral agency. In: Nursing Inquiry, 9, S. 65–72. Online verfügbar unter doi:10.1046/j.1440-1800.2002

Roper N, Logan WW, Tierney AJ (2016) Das Roper-Logan-Tierney-Modell. Basierend auf den Lebensaktivitäten (LA). 1., 3., korr. u. erg. Aufl. Bern: Hogrefe, vorm. Verlag Hans Huber

Rothgang H (1997) Ziele und Wirkungen der Pflegeversicherung. Eine ökonomische Analyse. Frankfurt: Campus (Schriften des Zentrums für Sozialpolitik, 7)

Schmidt-Semisch (2000) Selber schuld! Skizzen versicherungsmathematischer Gerechtigkeit. In: Bröckling U, Krasmann S, Lemke T (2015) Gouvernementalität der Gegenwart. Studien zur Ökonomisierung des Sozialen. 7. Auflage. Frankfurt am Main: Suhrkamp

Schmidlinger W, Röd W (Hrsg.) (1984) Geschichte der Philosophie. München: C.H. Beck

Simms M (2003) Opening the black box of rationing care in later life: the case of ›community care‹ in Britain. In: Journal of aging and health 15 (4), S. 713–737. DOI: 10.1177/0898264303256529

Stacey Cl L (2005) Finding dignity in dirty work: the constraints and rewards of low-wage home care labour. In: Sociology of health & illness 27 (6), S. 831–854. DOI: 10.1111/j.1467-9566.2005.00476.x

Statistisches Bundesamt (Hrsg.) (2017) Pflegestatistik destatis 2015 (https://www.destatis.de/DE/Publikationen/Thematisch/Gesundheit/Pflege/PflegeDeutschlandergebnisse5224001159004.pdf?__blob=publicationFile, Zugriff am: 30.07.2019)

Stemmer R (1999) Ganzheitlichkeit in der Pflege unerreicht, da unerreichbar? Pflege und Gesellschaft, 4.Jg. Heft 4, Duisburg, Deutsche Gesellschaft für Pflegewissenschaften (http://dg-pflegewissenschaft.de/wp-content/uploads/2017/06/PG-4-1999-Stemmer.pdf, Zugriff am: 02.07.2019)

Steppe H (2013) Krankenpflege im Nationalsozialismus. 10., aktualisierte und erw. Aufl. Frankfurt am Main: Mabuse-Verl

Tameling (2018) Das Modell der Salutogenese von Aaron Antonovsky,: Independently published

Tronto J (2000) Demokratie als fürsorgliche Praxis. In: Gather C, Hark S, Kuster F, Oloff A, Othmer R, Riegraf B, Thomas T, Femistische Studien. De Gruyter

Tronto J (2014) In: Razavi S, Staab S (Hrsg.) Democratic care politics in an age of limits. Worlds apart. New York, London: Routledge (Routledge/UNRISD research in gender and development) (https://ethicsofcare.org/joan-tronto/, Zugriff am: 30.08.2019)

Uzarewicz C, Uzarewicz M (2005) Das Weite suchen. Stuttgart: Lucius & Lucius

3 Ambulante Pflege zwischen Fürsorge und sozioökonomischer Bedrängnis

Karola Selge

Dass der ambulante Bereich eine wichtige Säule des Gesundheitswesens darstellt – um im von Renate Adam-Paffrath verwendeten Bild zu bleiben – und nicht als statisches Gebilde verstanden werden darf, sondern als eine, bei der sich die Moleküle unaufhaltsam umeinander her bewegen, wird im folgenden Beitrag verdeutlicht durch die Darstellung alltäglicher Phänomene in der ambulanten Pflege. Diese werden bestimmt von den Erwartungen der hilfe- und pflegebedürftigen Menschen, den administrativen und wirtschaftlichen Beschränkungen durch Pflegeversicherung und Krankenkassen und dem Berufsverständnis der Pflegekräfte, in das traditionelle Rollenerwartungen ebenso eingehen wie Aspekte der gegenwärtigen Pflegeethik. Der Patient, der unablässig und unleugbar seiner Vulnerabilität ausgesetzt ist, hofft, dass ihm Fürsorge und Anteilnahme zuteilwerden, wie sie seit Jahrhunderten im kollektiven Bewusstsein mit der Vorstellung von der pflegenden Frau verbunden sind. Dass er in seiner Eigenschaft als Mitglied der Pflegeversicherung dann doch wie ein Kunde auftritt, schafft eine Kluft zwischen diesen Seiten des Vertrages, die nur schwer überbrückbar sind, weil Bedürfnisse, die das menschliche Miteinander seit jeher charakterisieren, mit den sozioökonomischen Entwicklungen kollidieren, bei denen sich Menschen als Käufer und Verkäufer gegenüberstehen. Es sind die gleichen wirtschaftlichen Bedingungen, die auch den ambulanten Pflegedienst dazu drängen, sich als Verkäufer einer Ware zu gerieren, die (vorgeblich) alle Bedürfnisse des Kunden bzw. des hilfebedürftigen Patienten befriedigt, will er nicht seine eigene Existenz und die Sicherheit der Arbeitsplätze in seinem Institut gefährden. Das freie Agieren zwischen dem Kunden und dem Anbieter, aber eben auch zwischen dem hilfe- und pflegebedürftigen Menschen und der Pflegefachkraft bzw. dem ambulanten Pflegedienst wird begrenzt durch die Vorgaben der Pflegeversicherung, nach denen die Bedürfnisse in kleine und kleinste Bausteine aufgeteilt werden. Dementsprechend muss auch die »Arbeit am Körper« in ebenso kleinen und kleinsten Schritten getätigt werden, da über den Vertragsabschluss hinausgehende Handreichungen meist nicht abrechenbar sind und somit gar nicht oder nur unzureichend vergütet werden. Diese Begrenzungen nötigen den Pflegedienst, sein fachspezifisches Können wie in einem Puzzlespiel zu zerlegen und sich zudem vom Faktor Zeit zur Eile antreiben zu lassen. Unter solchen Vertragsbedingungen besteht die Gefahr, dass der zu Pflegende wie auch die Pflegende den Blick dafür verlieren, dass Pflege auch heißt, dem Leben durch Geben und Annehmen einen Sinn zu verleihen und in diesem Prozess seine Würde zu wahren. Die Pflegende, die sich dem zu Pflegenden zuwenden möchte, weil sie hierin die genuine Aufgabe ihres Berufes sieht, gerät in ein Dilemma; denn wenn sie ihren Arbeitsplatz behalten will, muss sie sich dem engen Zeitrahmen anpassen und den zu Pflegenden im Hinblick auf Zuwendung, Achtsamkeit und Vertrauensbildung vernachlässigen. Diese Vernachlässigung widerspricht aber nicht nur ihren eigenen Ansprüchen, den Bedürfnissen des zu Pflegenden und den latent vorhandenen oder dezidiert benannten gesellschaftlichen Erwartungen, sondern auch den an der Pflegeethik orientierten Verheißungen, die zu Pflegenden hätten ein Recht auf den Schutz ihrer Menschenwürde. Das bisher Gesagte lässt sich noch einmal zuspitzen, wenn man die Lebensumstände Frau Meiers betrachtet, die hier als Single in Erscheinung tritt. Deutlich lässt sich bei dieser Betrachtung her-

ausstellen, dass Pflege zu einem blutleeren Gebilde mutiert, wenn sie um die Aufmerksamkeit für den Anderen und um die Bereitschaft, Verantwortung zu übernehmen, minimiert wird. Der folgende Beitrag geht den alltäglich zu gewinnenden Einsichten in der Pflege nach, indem sie die Entwicklung der Pflege von ihren vermeintlichen Ursprüngen bis zur Professionalisierung umreißt und das Aufgabenfeld skizziert, wie es sich gegenwärtig darstellt, um im Anschluss hieran das oben benannte Dilemma, der Fürsorgepflicht nachzukommen und gleichzeitig der sozioökonomischen Bedrängnis zu entgehen, ausführlicher darzustellen und am Beispiel aus der Praxis zu einem vorläufigen Resümee zu finden.

Stichworte: Geschichte der Pflege, Pflegeethik, Pflege als Ware, Berufsverständnis der Pflegekräfte

3.1 Einleitung

Der für diesen Beitrag gewählte Titel suggeriert, man könne das Thema in zwei Hauptgliederungspunkten bearbeiten, Fürsorge einerseits und sozioökonomische Bedrängnis andererseits. Bei näherer Betrachtung wird jedoch offenkundig, dass Pflege seit Beginn der Menschheitsgeschichte (fast) immer mit den ökonomischen Gegebenheiten verbunden ist. Kann es sich eine Stammesgesellschaft leisten, seine Alten und Kranken zu versorgen, ohne dass der Untergang des gesamten Stammes befürchtet werden muss? Spenden die Wohlhabenden in ausreichendem Maße Almosen, um die Bedürftigen versorgen zu können? Verfügt ein Gemeinwesen über die finanziellen Mittel, um Pflegebedürftigen und Pflegenden gleichermaßen ein »gutes Leben« zu gewährleisten?

Die Fragen ziehen sich durch die Geschichte der Pflege und werden oftmals nicht mit dem Hinweis auf Finanzierungsmöglichkeiten beantwortet, sondern mit der Aufforderung, die eigenen Interessen gering zu achten und den Bedürftigen mit Empathie und Zuwendung zu begegnen, auf sie zu achten und ihnen zu dienen. Dass hierin allein der Ausweg nicht gesehen werden kann, ist spätestens dann erkennbar, wenn sich wegen des zu geringen Verdienstes ein Mangel an professionellen Pflegekräften einstellt.

Die Kluft, die sich zwischen den Forderungen nach einer guten Pflege und der sozioökonomischen Absicherung auftut, wird gegenwärtig noch dadurch vergrößert, dass der Pflegebedürftige einerseits als Kunde den Pflegemarkt betritt, andererseits aber auch selbst zum Objekt gewinnbringender Geschäfte wird, so dass er nicht seiner Bedürftigkeit entsprechend Hilfe findet, sondern unter dem Aspekt gepflegt wird, welche Maßnahmen sich rechnen (auch rechnen müssen) und welche nicht. Gleichzeitig existieren aber weiterhin die Wünsche nach Fürsorge und Zuwendung, wie auch danach, sich dem anderen fürsorglich zuzuwenden, und sind keineswegs obsolet. Zu diesen fest verankerten Vorstellungen tritt in jüngster Zeit noch eine eigens entwickelte Pflegeethik, und die ambulante Pflege ist noch vom Nimbus der Gerechtigkeit umkleidet. Die hohen Erwartungen, die sich hieraus auf die ambulante Pflege richten, bestimmen nicht nur die Haltung der Pflegebedürftigen, sondern werden auch von der Gesellschaft gestellt und sind Teil des Berufsbildes, das die professionell Pflegenden selbst verinnerlicht haben und nach außen bekunden.

Um sich der aufgezeigten Diskrepanz zu nähern, wird in einem historischen Rückblick die Entwicklung der Pflege von der Fürsorge/

Sorge (und Liebe) in den frühen Stammesgesellschaften über die (christlich) verordnete Nächstenliebe bis zur Professionalisierung aufgezeigt, die ihren Ausgang im 19. Jahrhundert nahm und in der Gegenwartsgesellschaft fortgeführt wird. Eine Darstellung der historischen Entwicklung zeigt auch, wie Facetten dieses Werdegangs (Fürsorge, Dienen, Nächstenliebe) immer wiederkehrend als Forderung aufleuchten, zugleich in Frage gestellt und dann doch als Richtschnur für das Berufsverständnis akzeptiert werden. Es folgt ein Katalog der beruflichen Anforderungen in der ambulanten Pflege, der keineswegs vollständig ist, aber die Kenntnis vermitteln soll, dass in der Begegnung mit einem Pflegebedürftigen der Blick der Pflegekraft weit sein muss, zumal sie in vielen Situationen auf sich selbst gestellt und in lebensbedrohlichen Situationen verantwortlich handeln muss.

Die Beruhigung angesichts von fachlicher Qualifikation und beruflicher Kompetenz reduziert sich in dem Maße, in dem nach dem Anwendungsspielraum der professionellen Pflegekräfte gefragt wird, dessen Weite oder Enge sowohl von der Dynamik intersubjektiver Begegnungen während des Pflegesettings bestimmt werden – in denen immer auch die kollektiven Erfahrungen, die gesellschaftlichen Werte und die marktökonomischen Gesetze wirksam sind – als auch von den Begrenzungen durch administrative Vorgaben, die nicht selten ebenfalls an den Marktgesetzen ausgerichtet sind. Sich zwischen dieser Dynamik und der Stagnation einzurichten und trotzdem Qualität in der Pflege zu bieten, stellt eine Herausforderung für ambulante Pflegedienste dar, die noch einmal dezidiert im Kapitel »Der ambulante Pflegedienst als Wirtschaftsunternehmen und als Ort der intersubjektiven Begegnung« dargestellt werden soll.

Den Schluss bildet das Praxisbeispiel von der alleinlebenden Frau Meier, deren Leben bereits zu Ende wäre, hätten die an diesem Schicksal beteiligten Personen sich nicht gelegentlich über erhebliche Hürden hinweggesetzt und unter dem Aspekt menschlicher Verantwortung für den Nächsten gehandelt. Zugleich aber zeigt es – dezidiert auf den Titel dieser Arbeit bezogen – auch, wie ein Pflegedienst, der seinem Auftrag zur Fürsorge – sowohl als rechtliche und ethische Pflicht als auch aus Mitgefühl für die Not des Nächsten – nachkommt, in sozioökonomische Bedrängnis geraten kann. Es bietet sich deshalb auch an, mit der Deutung dieses Beispiels aus der Praxis zugleich ein Resümee zu ziehen.

3.2 Die Entwicklung zur (ambulanten) Pflege: ein historischer Rückblick

Für die in der Gegenwart praktizierten gerontologischen Pflege bildet die Professionalisierung der Altenpflege im 20. Jahrhundert die Grundlage. Dieser Professionalisierung war durch die Jahrhunderte zunächst die Einsicht vorausgegangen, dass alte und längerfristig hilfsbedürftige Personen nicht sich selbst überlassen bleiben dürften, was zunächst einmal zur Institutionalisierung einer Pflege führte, deren Anwendungen noch undifferenziert Kranken und Alten gleichermaßen zugutekamen und die nach dem Verständnis des christlichen Abendlandes vom Gebot der Nächstenliebe bestimmt wurden. Als genuine Basis aber – um noch einen weiteren Schritt in der Menschheitsgeschichte zurückzugehen –, auf der die Fürsorge für alte und pflegebedürftige Menschen wuchs, kann Zuneigung und Liebe genannt werden.

Die paläopathologische Wissenschaft beweist mit ihren Forschungen, dass die medizinische Behandlung von Krankheiten die Menschheitsgeschichte von Anfang an begleitet. Brüche der Extremitäten wurden bereits im Neolithikum ebenso behandelt wie Trepanationstechniken angewandt in der Absicht, »tiefgreifende, die harte Hirnhaut durchdringenden Verletzungen am Schädel« (Czarnetzki 1996, S. 3) zu heilen. Die guten Heilungsergebnisse, die heute noch an den Skeletten zu erkennen sind, wären ohne anschließende Pflege der Operierten nicht zustande gekommen.

Die Bereitschaft und sogar das Bedürfnis, seinen Nächsten zu pflegen – Klaus Dörner spricht sogar von helfensbedürftig (Dörner 2012, S. 6) –, erweist sich als charakteristischer Entwicklungsschritt im Prozess der Menschwerdung und hat gegenwärtig seinen vorläufigen Höhepunkt erreicht; denn »ein bis zwei Drittel der Bevölkerung [neigen dazu] einen Teil ihrer so schönen freien Zeit als ›soziale Zeit‹ für fremde Andere zu verausgaben« (ebd.).

Doch die Pflege eines erkrankten Menschen, dessen Körperkraft und Geschicklichkeit für die Gemeinschaft der frühen Menschen wertvoll war, verweist noch nicht auf eine Pflege des alten Menschen. Unter der Überschrift »Die Gegebenheiten der Ethnologie« schildert Simone de Beauvoir in ihrer Untersuchung mit dem Titel »Das Alter« mehrere Beispiele für die Vertreibung der Alten aus den vorgeschichtlichen Stammesgesellschaften, wenn die Notwendigkeit, sie aufgrund ihrer Gebrechlichkeit und der damit einhergehenden Arbeitsunfähigkeit mitzuversorgen, die Existenz des Stammes zu gefährden schien. Dieser uns heute inhuman erscheinenden Handlungsweise setzt de Beauvoir jedoch andere Beispiele von einer ebenso frühen Stufe der Menschheitsgeschichte entgegen, so in ihrer Darstellung der Yaghan, die – heute ausgestorben – als Wassernomaden an der Küste Feuerlands lebten.

Trotz eines harten Lebenskampfes waren sie frei von egoistischer Härte, heißt es bei de Beauvoir. Sie vergötterten ihre Kinder und auch die Großeltern liebten ihre Enkel, heißt es weiter. Die eingehende Charakterisierung dieses Zusammenlebens der Generationen wird hier zitiert, da mit ihr schon an dieser Stelle verdeutlicht werden kann, dass die gegenwärtig angestrebten Reformen der institutionellen Rahmenbedingungen, die Umsetzung politischer Vorgaben in den Pflegealltag und auch Gesetzesnovellierungen für sich genommen wenig zu einem Miteinander von Pflegenden und zu Pflegenden beitragen, gerade auch dann, wenn der Anspruch erhoben wird, dass die Pflegebedürftigen sich trotz nachlassender Kräfte oder eingeschränkter Gesundheit in die gesellschaftlichen Belange einbringen wollen. Die vielerorts ersehnten und diskutierten Innovationen, die Relevanz für die Pflegepraxis haben sollen, bedürfen als Ergänzung eines gesellschaftlichen Bewusstseinswandels, nicht nur wenn es um die Frage geht, wie Alterungsprozess und Hilfsbedürftigkeit überhaupt zu verstehen seien, sondern auch unter der nicht abweisbaren Prämisse, dass sich im Umgang mit Pflegebedürftigen das menschliche Miteinander in der Gegenwartsgesellschaft grundlegend spiegelt.

In dieser Hinsicht könnten wir heute von den Yaghans viel lernen, über die Simone de Beauvoir schreibt:

»Jungen und Mädchen werden sehr gut behandelt, sie lieben ihre Eltern und legen Wert darauf, im Lager mit ihnen in derselben Hütte zu leben. Diese Liebe bleibt den Eltern bis ins hohe Alter erhalten, alle alten Leute genießen Achtung. Die Nahrung wird in der ganzen Gemeinschaft aufgeteilt: die Alten werden als erste versorgt; man gibt ihnen den besten Platz in der Hütte. Niemals läßt man sie allein, stets kümmert sich eines ihrer Kinder um sie. Nie werden sie verspottet. Man hört auf ihren Rat. Wenn sie gescheit und ehrenwert sind, haben sie großen moralischen Einfluß. Es gibt alte Witwen, die Familienoberhäupter sind und deren Anweisungen genau befolgt werden. Die Erfahrung der alten Leute kommt der Gemeinschaft zugute: sie wissen, wie man sich Nahrung beschafft und die häuslichen Aufgaben erledigt. Sie überliefern das ungeschriebene Gesetz und verschaffen sich Achtung.« (Beauvoir 1989)

Mit der Auflösung der archaischen Stammesverbände infolge gewaltsamer Auseinandersetzungen, deren Ziel es war, Städte mit einer politischen Zentralgewalt zu schaffen[17], und mit der Neuorganisation des Zusammenlebens mittels schriftlich fixierter Gesetze[18] regierte von nun ab im Staat ein Priesterkönig und im kleinsten sozialen Verband, der Familie, ein pater familias, dessen Macht ebenso unantastbar war wie die des staatlichen Oberhaupts, so dass seinem Gebot auch die pflegebedürftigen Angehörigen seines Haushalts unterstanden. Das konnte sowohl Fürsorge und Pflege als auch Vernachlässigung bedeuten, bei der der Tod der Betroffenen billigend in Kauf genommen oder gar beabsichtigt wurde.[19] Wer diesen vermeintlich sicheren Platz aus welchen Gründen auch immer verlor, war, wenn er eine Überlebenschance haben wollte, auf die Mildtätigkeit seiner Mitmenschen und deren Almosen angewiesen.

Die Kluft, die sich damit zwischen den Bedürftigen und den Besitzenden auftat, muss ein solch großes gesellschaftliches Problem gewesen sein, dass es in den religiösen Texten mitbedacht wurde, um regulierend in den Alltag einzugreifen. So wurde vorzugsweise darauf hingewiesen, dass es gottgefällig sei, den Armen Almosen zukommen zu lassen, und dem Spender wurde eine (jenseitige) Belohnung in Aussicht gestellt, wie im 18. Vers der 57. Sure des Korans: »Siehe, diejenigen, welche Almosen geben, Männer und Frauen, und die Allah ein schönes Darlehen leihen, verdoppeln wird Er es ihnen, und ihnen wird edler Lohn.«[20] Auch im Kapitel 34 des Talmud heißt es unter: »Es ist ein Gebot, den Armen Jisraels Almosen zu geben […] Und der Thron Jisraels ist auf nichts anderes gegründet und die Lehre der Wahrheit ruht auf nichts anderem als auf Mildtätigkeit […] Und Jisrael wird nur um der Mildtätigkeit willen erlöst […] Wer barmherzig ist, findet (im Himmel) Erbarmen, so sagt die heilige Schrift.«[21]

Ein Almosen zu geben bedeutete aber lediglich, einem anderen Menschen ein gutes Wort, ein warmes Essen oder einen Geldbetrag zu gönnen; Pflege in dem Sinne, dass Wunden zu versorgen seien, man das Leben des anderen mit seinen Gebrechen zu erleichtern oder ihm einen ruhigen Ort zum Sterben anzubieten habe, ließ sich den Texten als Weisung nicht entnehmen. Das gilt gleichermaßen für die Texte, die Grundlage christlicher Überzeugung sind. Das Gebot der Nächstenliebe, das der jüdischen Überzeugung von einem gottgefälligen Leben entspricht und von den Christen übernommen wurde, bildet für sich genommen noch keine Basis für die Pflege des kranken und bedürftigen Nächsten. Es sind die Beispiele aus den Erzählungen der Apostel, wie Jesus sich den an ihren Geschwüren und Gebrechen Leidenden zugewandt habe, die seit dem Mittelalter (von der Antike bis zur Renaissance) dazu führten, dass sich Pflegeorden gründeten wie der Malteser- oder der Johanniterorden oder auch die Barmherzigen Schwestern. In den ab dem

---

17 Henry E. Sigerist verweist darauf, dass beim Aufbau dieser Städte Arbeiter von ihrer eigentlichen Tätigkeit freigestellt wurden, um erkrankte Kameraden zu pflegen. »In jeder größeren Arbeitergruppe müssen einige Leute gewesen sein, die etwas von Erster Hilfe und Krankenpflege verstanden.« [Sigerist, Henry E. (1963): Anfänge der Medizin. Von der primitiven und archaischen Medizin bis zum Goldenen Zeitalter in Griechenland, Zürich, Europa: 299]
18 Vgl. Der große Ploetz. Die Daten-Enzyklopädie der Weltgeschichte. Daten, Fakten, Zusammenhänge, begr.v. Dr. Carl Ploetz, 32. neubearb. Aufl., (2001), Freiburg, Komet: 31
19 Vgl. dazu ebd., S. 211; Manthe, Ulrich (2016[5]): Geschichte des römischen Rechts, München, C. H. Beck: 28 f.
20 Der Koran. Vollständige Ausgabe. Aus dem Arabischen übers. v. Max Henning, Hamburg, Nikol: 505
21 Kitzur Schulchan Aruch – Kap. 34 – Vorschriften für die Mildtätigkeit, www.talmud.de/tlmd/kitzur-schulchan-aruch-kapitel-34, abgerufen am 11.06.2019

5. Jahrhundert gegründeten christlichen Klöstern »wurde das medizinische Wissen der Antike weiterentwickelt« (Altenpflege in Lernfeldern 2018, S. 831), und sie wurden auch zu Behandlungsstätten der Armen. Eine spezielle Altersfürsorge hingegen wurde nicht als notwendig erachtet, doch konnten Menschen sich mit Geld das Recht erkaufen, ihren Lebensabend im Kloster zu verbringen.

Das historisch gesehen wohl früheste Beispiel für eine ambulante Pflege boten ab dem frühen 17. Jahrhundert die Vinzentinerinnen, »die die Armen in der Gemeinde besuchten und versorgten und in den Häusern der Kranken und Alten tätig waren. Der Grundstein der offenen Altenhilfe und Hauskrankenpflege wurde [damit] gelegt« (Altenpflege in Lernfeldern 2018, S. 839).

Den ethischen Wert der Nächstenliebe, der Caritas, dem nach christlich-abendländischer Sichtweise der Grundwert der Antike, die Gerechtigkeit, hinzugefügt wurde, versteht Justus Streller in seinem *Philosophischen Wörterbuch* als »Eintreten für den anderen mit der eigenen Person so wie für sich selbst […], und zwar ohne Rücksicht auf Anrecht, Verdienst oder Würdigkeit des anderen«. Nächstenliebe ist ihm weiterhin »ein die fremde Person als etwas Wertvolles intendierendes Fühlen und Streben« (Streller 1955, S. 406). Trotz der Betonung des Fühlens kann jedoch konstatiert werden, dass die Handlungen unter der Prämisse der Nächstenliebe dem Menschen nicht das Gefühl der Liebe oder der Sympathie abfordern. Nicht die spontane, im Innersten zu spürende Regung der Zuneigung, die, obwohl sie oftmals im Vorbewussten verbleibt, trotzdem den Raum zwischen Ich und Du unmittelbar anfüllt, bildet die Basis der Nächstenliebe, sondern die mittels reflektierender Bearbeitung vollzogene Einsicht, dass ich im Nächsten Gott begegne und ihn deshalb der christlichen Weisung gemäß zu lieben habe, weil Gott ihn liebt. Da diese Liebe sich aber unabhängig davon zu entfalten hat, welche Regungen und Empfindungen der Andere in mir auslöst, bleiben die eigenen Gefühle außerhalb des Geschehens und dürfen auch nicht die nachfolgenden Handlungen bestimmen (vgl. Benedikt XVI 2008, S. 26). So ist die »innere Beteiligung, das In-etwas-Involviert-Sein« (Hastedt 2009, S. 20), wie Heiner Hastedt Gefühle definiert, hier nicht gefragt.

Auf Grundlage einer solchen Definition, die Nächstenliebe als einen Akt der rationalen Einsicht und des guten Willens übermittelt, konnte in den folgenden Jahrhunderten die Pflege der Kranken zu einer professionellen ausgeweitet werden, da der pflegende Mensch mit seinen eigenen Empfindungen ganz in den Hintergrund zu treten hatte und nur noch die korrekten Anwendungen am zu pflegenden Anderen von Bedeutung waren. Zwar blieben die katholischen Orden auch weiterhin in der Krankenpflege tätig, doch ihre Bedeutung verringerte sich zunehmend; denn mit der Entwicklung der pathologischen Anatomie und der Verbindung mit den Forschungsergebnissen der Naturwissenschaften kam es in der Medizin zu einer epochalen Veränderung. Das medizinische Wissen erweiterte sich ab dem 18. Jahrhundert in einem Umfang, dass die Ärzte, anders als zuvor, nun die führende Rolle in der Krankenversorgung übernahmen, wodurch es auch zu einem erhöhten Bedarf an qualifizierten, das heißt lernwilligen Pflegekräften kam, primär an solchen, die sich den ärztlichen Anweisungen unterordneten.

Als Antwort darauf gründeten Friederike und Theodor Fliedner 1836 die *Bildungsanstalt für evangelische Pflegerinnen*, aus der sich die erste Diakonissenanstalt (Diakonisse = Dienerin) entwickelte. Die Ausbildung und Organisation der Diakonissen waren so ausgerichtet, dass sie dem Anforderungsprofil Ordnung, Sauberkeit, Fleiß und Bereitschaft zur Unterordnung entsprachen.

»Beim Amt der Diakonisse handelt es sich um einen dreifachen Dienstauftrag: die in eheloser Gemeinschaft zusammenlebenden Frauen waren ›Dienerinnen des Herrn Jesus‹, Dienerinnen der Hilfsbedürftigen aller Art um Jesu willen«

und »Dienerinnen untereinander«. [...] Die äußere Disziplinierung des Gemeinschaftslebens [...] stellten den Diakonissen ein Demutsideal vor Augen, das den Frauen Selbstverleugnung und -aufopferung für die Schutzbedürftigen empfahl.« (Gause 2006, S. 186)

Wie die Vinzentinerinnen waren auch die Diakonissen neben der Tätigkeit in den Hospitälern in der ambulanten Pflege beschäftigt, wenn sie von ihrem Mutterhaus entsandt wurden, um Kranken und Alten als Gemeindeschwester Hausbesuche abzustatten. Um vor Verdächtigungen und Belästigungen gleichermaßen geschützt zu sein, erhielten sie eine Tracht, »aus der Zucht spricht« (vgl. ebd., S. 186) und die Distanz schuf, die sie aber auch als Angehörige einer christlichen Gemeinschaft kennzeichneten.

Die vom Ehepaar Fliedner gegründete *Bildungsanstalt für evangelische Pflegerinnen* beeinflusste Florence Nightingale nachhaltig, die als Pionierin der modernen Krankenpflege gilt und in der erwähnten Anstalt die Krankenpflege erlernte. Im Jahre 1860 richtete sie selbst »die erste nichtkonfessionelle Krankenpflegeschule in London ein, die unabhängig von einem Krankenhaus und dem Prinzip der ›Mutterhäuser‹ war« (Altenpflege in Lernfeldern, S. 834). Nicht zuletzt die durch die Industrialisierung und ihre Arbeitsbedingungen verursachten Krankheiten machten eine professionelle Krankenpflege dringend notwendig. Mehr aber noch hatte sich ein Jahr zuvor die Schlacht von Solferino als Motor nicht nur für eine verbesserte Krankenpflegeausbildung erwiesen, sondern auch für die Notwendigkeit, Frauen davon zu überzeugen, die Kriegsverwundeten fachgerecht zu pflegen, wie Henry Dunant es tat, als er die Rotkreuz-Schwesternschaft ins Leben rief.

Die Gründung einer nichtkonfessionellen Krankenpflegeschule impliziert jedoch keineswegs, dass Nightingale sich auch von der christlichen Vorstellung, die Krankenpflegerin sei eine sich selbstverleugnende und aufopferungsvolle Dienende, gelöst hatte. So schrieb sie 1878 unter der Überschrift »Vom Wesen der Krankenpflege überhaupt«:

»Die Hauptkunst der Wärterin besteht darin, dem Kranken alles von den Lippen abzulesen, ohne daß er nöthig hat, es erst auszusprechen. [...] Ganz ebenso sollte die Krankenwärterin jede Veränderung in den Zügen ihres Kranken, in seiner Haltung, seiner Stimme sofort erkennen und alles dies so genau studieren bis sie sicher weiß, daß kein anderer ihn nur halb so gut versteht wie sie [...].« (Nightingale 1878, zit. nach Kochinke 2018, S. 72)

Bemerkenswert ist im historischen Kontext, dass Nightingale eine Empathie der Pflegenden einfordert, die dem liebevollen Verhalten gegenüber den Alten im Stamm der Yaghans nahekommt, dort aber ganz selbstverständlich vollzogen wurde, nun aber, wie schon bei der Nächstenliebe ausgeführt, als Einsicht in die Notwendigkeit postuliert wird.[22]

Es kann deshalb auch konstatiert werden, dass das christliche Frauenleitbild von der dienenden Pflegerin, die sich zugleich für die Rolle der einfühlsamen Mutter des Kranken erzieht – ergänzt durch die Erwartung, sie möge all diese Leistungen für nur geringen Lohn erbringen – auch dann noch erhalten blieb, als Frauen der bürgerlichen Klasse mit guter Allgemeinbildung, die nicht den kirchlichen Organisationen angehörten, aufgefordert wurden, sich für die Krankenpflege ausbilden zu lassen: So warb Rudolf Virchow, der Begründer der modernen Pathologie 1869 auf einer Frauenkonferenz in Berlin um diese Frauen mit den Worten:

---

22 Dass im Kontext der Pflege bedürftiger Menschen immer wieder nach einer Antwort auf die Frage gesucht wird, in welcher Weise Emotionalität, die über die verordnete Nächstenliebe hinausgeht, ihren Platz finden kann, zeigt z. B. auch das *Care*-Konzept, das Elisabeth Conradi als eine Ethik der Achtsamkeit definiert und unter anderem als »Zusammenspiel von Zuwenden und Annehmen der Zuwendung« charakterisiert. [Conradi, Elisabeth (2001): Take Care. Grundlagen einer Ethik der Achtsamkeit, Frankfurt a. M./New York, Campus: 52]

»Ja, meine Damen, meiner Meinung nach ist allerdings darauf hinzuarbeiten, daß ein Stamm von Personen in dieser Arbeit herangezogen wird, wie er jetzt noch nicht existiert, ein Stamm von Personen, welcher, nicht gerade ohne Lohn – denn das würde ja eine sonderbare Zumuthung sein – aber ohne entsprechenden Lohn, hauptsächlich mit der Aussicht auf innere Befriedigung […].« (Virchow 1869 zit. nach Panke-Kochinke 2018, S. 64)

Ausgebildet werden sollten, so Virchows Vorstellung, bürgerliche Frauen mit den Attributen billig, willig, verständnisvoll, bildungsfähig. Dass er, obgleich am christlichen Frauenbild festhaltend, mit seiner Forderung nach nicht konfessionsgebundenen Frauen einen Paradigmenwechsel einläutete, hatte er sicherlich nicht beabsichtigt. Denn die Lösung von einem Mutterhaus und die Bereitschaft, als freie, »wilde« Krankenschwester zu arbeiten, schufen einerseits ein neues Selbstbewusstsein als berufstätige Frau und standen andererseits konträr zu der Erwartung, die Arbeit möge für ein Taschengeld erledigt werden; denn ohne die gewährte soziale Sicherheit durch die Mutterhäuser waren die meisten Frauen »darauf angewiesen, an ein genügendes Einkommen, an eine angemessene Versorgung im Alter zu denken« (Storp 1901, S. 103). Mit solchen Überlegungen und den anschließenden Forderungen nach angemessener Entlohnung, nach geregelter Arbeitszeit und Altersabsicherung, nach Verstaatlichung der Ausbildung und tariflich geregelten Anstellungsverhältnissen in den städtischen Krankenhäusern betraten die Krankenpflegerinnen einen neuen öffentlichen Raum, den der politischen Betätigung und der gewerkschaftlichen Aktivitäten und damit den der Moderne. Nun wurde auch der Weg frei in eine professionelle Pflege, deren primäre Kennzeichen eine vereinheitlichte Ausbildung und eine staatliche Prüfung sind und die ausgerichtet ist an den ärztlichen Anordnungen. Die Anfänge ihrer gesetzlichen Regelungen finden sich bereits vor dem Ersten Weltkrieg, die dann in der Weimarer Republik erweitert wurden, um nach Gründung der Bundesrepublik Deutschland in mehreren Novellierungen in ihren gegenwärtig und bisher gültigen Ausformulierungen niedergelegt zu werden.

Im Laufe der historischen Entwicklung, so wurde zuvor dargestellt, haben sich drei Bereiche der Pflege herauskristallisiert: die Krankenpflege im Krankenhaus, die Altenpflege im Heim/im Kloster und die ambulante (Alten-)Pflege.

Die seit dem 19. Jahrhundert verbesserten Heilbehandlungen haben die individuelle Lebenserwartung erhöht, wodurch die Anzahl alter Menschen stieg. Auch die 1957 erfolgte Umstellung des bundesdeutschen Rentensystems trug hierzu bei, war doch durch sie die existentielle Grundlage und damit das Überleben alter Menschen gesichert. Der somit erfolgte Altersstrukturwandel hat die Altenpflege aus einem eher marginalen Bereich in den Mittelpunkt des gesellschaftlichen und politischen Interesses gerückt, zumal in der Gegenwartsgesellschaft Entfamilisierung (Scheidung, Trennung der nachfolgenden Generation) und Singularisierung[23] im Alter und ein Rückgang des familialen Pflegereservoirs zu konstatieren sind. Außerdem erfordern »die kürzere Verweildauer im Krankenhaus[24] […] und der

---

23 Einzubeziehen ist auch das durch Industrialisierung und Liberalisierung veränderte Menschenbild, das vom *isolierten Individuum mit der Mono-Norm der Selbstbestimmung und Leistungsfähigkeit* [Dörner, Klaus (2012²): Helfensbedürftig. Heimfrei ins Dienstleistungsjahrhundert, Neumünster, Paranus: 34] ausgeht und gerade damit die gewünschten Qualitäten zur Umsetzung wirtschaftlicher Ziele aufweist.

24 Die kürzere Verweildauer ist die Folge davon, dass seit 2004 die Krankenhäuser bemüht sind, wirtschaftlich zu arbeiten. Da der Aufenthalt von Patienten nicht mehr wie vordem nach Tagessätzen abgerechnet werden kann, sondern lediglich ein Pauschalbetrag von den Krankenkassen gezahlt wird, liegt es im Interesse der Krankenhäuser, die Patienten so früh wie möglich zu entlassen. [Vgl. Altenpflege in Lernfeldern. 3 in 1 – Pflege, Krankheitslehre, Anatomie und Physiologie (2018³), Stuttgart u. New York., Thieme: 612]

Wunsch der Patienten, so lange wie möglich in der gewohnten Umgebung zu verbleiben [...] eine Ausweitung des ambulanten Pflegedienstnetzes« (Mürbe & Stadler 2016, S. 80).

Die Einführung der Pflegeversicherung 1995 mit ihren Finanzierungsmodalitäten und das Altenpflegegesetz von 2003, das die Ausbildung der Altenpflegekräfte regelt, sind Antworten auf den demographischen und gesellschaftlichen Wandel, nicht zuletzt auch auf den, der bewirkt hat, dass die Arbeit der Krankenhäuser vom marktwirtschaftlichen Kalkül bestimmt ist.

Unmittelbar nach der Einführung der Pflegeversicherung erhöhte sich die Zahl der Pflegedienste von ca. 4.000 auf ca. 11.000, von denen 60 % in privater und 38 % in freigemeinnütziger Trägerschaft betrieben werden (vgl. Büscher/Horn 2010), so dass die ambulanten Pflegedienste mittlerweile einen wesentlichen Teil der pflegerischen Infrastruktur bilden – dies jedoch unter den Bedingungen des freien Marktes. So kam es, »dass vormals vorwiegend kommunal oder unter dem Dach der Wohlfahrtsverbände agierende Sozialstationen und Pflegedienste sich auf einem Pflegemarkt wiederfanden, auf dem sich auch eine zunehmende Zahl privater Pflegedienste bewegte« (ebd.).

Der Bedarf an einer Vielzahl ambulanter Pflegedienste ergab sich aber vornehmlich als Folge davon, »dass der bundesdeutsche Gesetzgeber 1961 zum ersten Mal im Bundessozialhilfegesetz das Prinzip »ambulant vor stationär« zur Gesetzesnorm erhoben hat« (Dörner 2012, S. 31).

3.3 Die Pflegemaßnahmen in der ambulanten Pflege

Den Kern der Pflege bildet der eigentliche Pflegeprozess und damit die Arbeit im präventiven, kurativen, rehabilitativen und palliativen Bereich.

Die Pflegemaßnahmen sind darauf ausgerichtet, dass die Selbstständigkeit und die Gesundheit der Patienten erhalten bleiben, dass eine Verschlechterung des Gesundheitszustandes vermieden oder die Erkrankung sogar hinausgezögert wird. Dabei reicht die körperliche Pflege keineswegs aus. Auch auf die psychische Gesundheit muss geachtet werden. »Drohende soziale Isolation oder Neigungen zu Angstzuständen sind Beispiele für Situationen, die präventives Handeln erforderlich machen.« (Altenpflege in Lernfeldern 2018, S. 611)

Die unmittelbare Sorge um Körper und Seele muss jedoch in der ambulanten Pflege noch einmal erweitert werden. Auch die Wohnung oder das Haus sind in den Details zu überprüfen. Ist das Bad altersgerecht? Ist die Beleuchtung ausreichend, um Unfälle zu verhüten? Sind die entsprechenden Hilfsmittel wie Rollator, Haltegriffe, Nachtstuhl oder Krankenbett vorhanden? Sind öffentliche Verkehrsmittel, Ärzte und Geschäfte von der Wohnung aus gut erreichbar?

Noch weiter wird der Radius gezogen: Fungiert ein ambulanter Pflegedienst im Sinne poststationärer Betreuung, wird er sich über die bisherigen medizinischen und pflegerischen Maßnahmen im Krankenhaus informieren. Auch um eine gute Zusammenarbeit mit dem behandelnden Arzt wird er sich bemühen und mit ihm in Kontakt bleiben. Umgekehrt muss die Pflegekraft »die Informantin für den Arzt sein, denn dank des regelmäßigen Kontakts [mit dem Patienten/ der Patientin] kann sie Änderungen im Gesundheitszustand viel schneller erkennen« (Altenpflege in Lernfeldern, S. 612). Bei dementen Patienten wird die sprachliche Übermittlung der Patientenbelange die Pflegekraft gegenüber dem Arzt übernehmen und mit ihm ein gemeinsames Assessment durchführen. Für die Umsetzung erfolgreicher geriatrischer Rehabilitationsmaßnahmen ist eine interdisziplinäre Zusammenarbeit mit den Fachkräften der Physiotherapie, der Physikalischen Therapie, der Ergotherapie, der Logopädie, der Neuropsychologie und der psychologischen Betreuung nötig. Das heißt auch, dass die Pflegekraft mit diesen Maßnahmen soweit vertraut sein muss, dass sie deren Sinn für die Gesundheit ihrer Patienten erkennen kann. Das gilt auch für die Empfehlungen einer Diätberatung oder die Vorgehensweisen des Sozialdienstes oder das Verlangen des Patienten nach seelsorgerischer Unterstützung. Der ambulante Pflegedienst muss darüber hinaus Kenntnis davon haben, wie ein Hausnotruf zu installieren ist, wo sich Einrichtungen der Nachbarschaftshilfe befinden, von der Möglichkeit, »Essen auf Rädern« zu bestellen; muss wissen, wo sich Senioren treffen, wie ein Platz in einer Tagespflegestätte zu finden ist oder eine Selbsthilfegruppe.

Alte Menschen bei ihrer Lebensgestaltung zu unterstützen, setzt voraus, sich mit der Entwicklung des Menschen zu beschäftigen, vor allem den objektiven Alterungsprozess in ein Verhältnis zum subjektiven Empfinden der Betroffenen zu setzen, die Veränderungen in deren sozialen Zusammenhängen, d. h. die Bedeutung des Ruhestandes und der Suche nach einem neuen Wirkungskreis zu verstehen oder den Heimeintritt vorzubereiten.

Nicht zuletzt ist die Pflegekraft mit dem Sterben alter Menschen und mit palliativen Maßnahmen konfrontiert und in dieser Begegnung auch mit der eigenen Vergänglichkeit und dem eigenen Alter.

Hinzu kommt in einer multikulturellen Gesellschaft, in der Immigranten der ersten oder zweiten Generation altern, dass ein Pflegedienst nur dann hilfreich agieren kann, wenn er kulturell bedingte Verhaltensweisen innerhalb der Familien, ihre Ess- und Bekleidungsgewohnheiten, ihre religiösen Tabus z. B. bei der Körperpflege oder auch nur den durch Gebete bestimmten Tagesablauf versteht und respektiert.

Die pflegerischen Aktivitäten reichen somit von der Unterstützung im alltäglichen Leben bis zur intensivpflegerischen Versorgung, wobei »zur Stabilisierung häuslicher Pflegearrangements […] auch immer die Berücksichtigung der Situation pflegender Angehöriger [gehört]« (Büscher & Horn 2010, S. 12).

Alle diese Maßnahmen sind von Gesetzen flankiert, nicht nur von denen des Sozialgesetzbuches V und XI, sondern auch von rechtlichen Regelungen bei der Medikamentenvergabe oder der Versorgung mit einer Ernährungssonde (vgl. Haas 2014), wie auch bei Fragen der Heimeinweisung und der Bestellung eines gesetzlichen Betreuers, wie nachfolgend im Praxisbeispiel dargestellt. Kontakte, die mit sozialen Ämtern und Gerichten geführt werden, bedürfen einer genauen Rechtskenntnis, weil andernfalls eine Verständigung im Sinne des Patienten nicht möglich ist.

Professionelle Pflege ist demnach gekennzeichnet durch ein spezifisches wissenschaftliches Wissen, durch eine Handlungsstruktur, bei der Regelwissen und Fallverstehen verknüpft werden, durch ein Verständnis davon, dass Gesundheit und pflegerische Versorgung ein gesellschaftlich relevanter Wert sind und durch die Erkenntnis, dass ein berufseigener Wertekanon (Ethos) im Hinblick auf eine »spezifische Haltung mit gemeinsam geteiltem Berufsverständnis und klaren Vorstellungen zum Kern der Pflege (z. B. im Sinne von »Caring«)« (Büker et al. 2018, S. 109) erforderlich ist.

Ebenfalls erforderlich für eine Professionalisierung der Pflege wäre nach Ansicht von Büker u. a. eine gut funktionierende Selbstverwaltung. Das heißt: Die Berufsgruppe der Pflegenden regelt eigene Belange weitgehend selbst (z. B. Qualifizierung, fachliche Richtlinien) und vertritt eigene Interessen mithilfe mächtiger Organe (z. B. starke Berufsverbände, Kammern) (ebd., S. 108). Nur so könnten die Rahmenbedingungen in der ambulanten Pflege wirkungsvoll gestaltet werden, um den alltäglichen Herausforderungen im Umgang mit Pflegebedürftigen zu begegnen, die administrativen Vorgaben mit den menschlichen Bedürfnissen in Einklang zu bringen und den arbeitsrechtlichen Anforderungen zu entsprechen.

Um zu einer solchen Zukunftsvision zu gelangen, müsste m. E. jedoch erst einmal überprüft werden, ob bereits existierende Berufsverbände und Kammern in ähnlich strukturierten Berufsfeldern tatsächlich dazu beitragen, das gewünschte Ziel zu erreichen.

3.4 Der ambulante Pflegedienst als Wirtschaftsunternehmen und als Ort der intersubjektiven Begegnung

Die über Jahrhunderte internalisierte Überzeugung, dass die Pflege Bedürftiger von Fürsorge und Nächstenliebe bestimmt sein müsse, haben sich seit hundertfünfzig Jahren mit Vorstellungen von der Professionalisierung des Pflegeberufs verbunden. Ergänzt durch versicherungsrechtliche Reformen und Verordnungen, wird heute von einer dem demokratischen Verständnis entsprechende Gerechtigkeit gesprochen, da die gesellschaftliche Leistung »Pflege für alle« möglich geworden ist. Eine eigens entwickelte Pflegeethik soll nicht nur Sicherheit im versorgenden Umgang mit den bedürftigen Menschen geben, sondern auch auftretende widersprüchliche Gefühle in der persönlichen Begegnung mit Pflegebedürftigen glätten und ebenso die Ambivalenz, mit der Pflegende ihrem eigenen Berufsbild gegenübertreten.

Die nachfolgenden Ausführungen spüren der Umsetzung von Pflegebereitschaft, den persönlichen und gesellschaftlichen Anforderungen und den Begrenzungen durch Verordnungen und Reformen im Alltag der ambulanten Pflege nach.

Körperpflege unter dem Diktat der Leistungskomplexe

Wenn Klaus Dörner, wie eingangs zitiert, konstatiert, der Mensch sei helfensbedürftig, so erscheint das soeben geschilderte Tätigkeitsfeld der ambulanten Pflege so, als könnten die Pflegenden hier diesem Bedürfnis in vollem Umfang nachgehen und ihre Arbeit mache sie selbst und die zu Pflegenden gleichermaßen glücklich, da Sinnvolles und das Leiden Erleichterndes von dem einen Menschen gegeben und vom anderen angenommen wird. »Pflege«, so schreibt der Philosoph Hajo Eickhoff, »ist eine der schönsten und wertvollsten Tätigkeit des Menschen [...]. Pflege bedeutet Gespräch. Die Antwort auf eine Bedürftigkeit [...]« (Eickhoff 2012, S. 16). In der ambulanten Pflege entstehe, so kann man sich weiter vorstellen, der Raum, in dem Kontakt zum pflegebedürftigen Menschen aufgenommen werden kann, in dem man sich einander zuwendet, Achtsamkeit füreinander entwickelt und sich zur Verbundenheit mit dem anderen bekennt.

Die Realität ist jedoch eine andere, und sie ist mit den Worten Gernot Böhmes von der »durch die Pflegeversicherung vorgegebenen Taktung der Pflegehandlungen« (Böhme 2014, S. 12) gut charakterisiert.

Die Preisliste SGB XI[25] zergliedert den gesamten, so überaus sinnvoll aufeinander

---

[25] SGB XI Sozialgesetzbuch (SGB), Elftes Buch (XI) Soziale Pflegeversicherung

aufbauenden Tätigkeitsbereich der Pflege in einzelne Leistungskomplexe von 1 bis 21, die allerdings noch einmal in sich selbst aufgespalten sind. Da sind die »Kleine Körperpflege«, die »Große Körperpflege« und die »Große erweiterte Körperpflege« zu festgelegten Preisen zu erstehen, eine »spezielle Lagerung bei Bettlägerigkeit« kann gekauft werden oder eine »Hilfestellung beim Aufstehen und Zubettgehen«. Man gewinnt bei der Lektüre den Eindruck, als gäbe es Menschen, die ausscheiden, während es anderen nach Körperpflege und Nahrungsaufnahme verlangt; und der, der beim Verlassen seines Bettes der Unterstützung bedarf, gehöre einer anderen Spezies an als der, der nur in Anwesenheit einer Begleitperson die Wohnung verlassen kann.

In jahrelangen auf Beobachtungen beruhenden Untersuchungen der frühkindlichen Entwicklung von der Symbiose bis zur Individuation kommt Margaret S. Mahler zu der Erkenntnis, dass Körpergefühle, Körperschema[26] und Selbstrepräsentanzen[27] sich etwa zeitgleich entwickeln, intrapsychisch[28] untrennbar miteinander verbunden sind und in dieser Verbundenheit die Basis schaffen für die Bildung einer Kern-Identität und der Selbstgrenzen (vgl. Mahler 1984, S. 274), das heißt, der Mensch kann sich als Einheit verstehen, die sich aus allen inneren Instanzen und aus seinem Körper zusammensetzt. Diese Einheit vermittelt ihm das Gefühl der Kontinuität und die Überzeugung, fest im Leben zu stehen. Mit ihren Untersuchungen bestätigte Mahler auch die These Sigmund Freuds, dass das Ich vor allem ein körperliches sei. (Freud 1982/1923)

Pflege, die in den meisten Fällen Arbeit am Körper eines anderen ist, muss deshalb von der Art sein, dass sie sich als unterstützendes und Vertrauen gebendes Verhalten erweist, »das dem Bewahren der Einheit von Körper, Geist und Seele dient.« (Eickhoff 2012, S. 17)

In einer solchen Pflege liegt Würde – im Setting selbst, in den Handlungen der Pflegenden und in der Art, wie der zu Pflegende diese Handlungen erfährt. Zwei wichtige Attribute der Würde, gerade bezogen auf den Umgang mit vulnerablen Menschen, sind die Lebenssinnstiftung (ich pflege, also gebe ich meinem Leben einen Sinn; ich werde gepflegt und fühle meinen Wert/meine Würde) »und der Rückbindung der Würde im Umgang mit dem Gegenüber« (Adam-Paffrath 2014, S. 41).

Den Körper des zu Pflegenden hingegen in seine einzelnen Gliedmaßen oder seine einzelnen Funktionen zu zerlegen, bedeutet Würdeverlust, bedeutet Demütigung für den Menschen, der erleben muss, wie seine leibkörperliche Integrität[29] verletzt wird. Nach Mahler und Freud wird ihm somit auch das Gefühl der Kontinuität genommen, sein Ich wird aufgespalten und damit jener Teil seines psychischen Apparates, der zwischen den Trieben und dem Über-Ich vermitteln muss, um psychische Erkrankungen abzuwehren.

In der Einschätzung, dass solcherart der Körper/Leib nicht vom Ich getrennt werden darf, treffen sich Psychoanalyse und Philosophie, wenn für Gernot Böhme sich »die Leiblichkeit in ihrer ganzen Fülle als eine Quelle des Selbst erweist« (Böhme 2008, S. 144) und er damit nicht nur das Ich meint, sondern auch die unbewussten und vorbewussten Regungen. Ein pflegebedürftiger Mensch, der sich in seinen Bedürfnissen den Leistungskomplexen der Pflegeversicherung anpasst, »begibt sich des Selbstseins in der leiblichen Existenz« (ebd., S. 239), indem er die Sorge für den eigenen Körper an ferne und unbekannte Bürokraten delegiert oder mangels anderer Möglichkeiten delegieren muss.

---

26 Vorstellung vom eigenen Körper.
27 Das Bild von sich selbst.
28 Innerhalb der Psyche gelegen.

29 Körper verstanden als mein Eigentum, während der Leib mich mit der Natur verbindet, die auch ich bin. [Vgl. Böhme, Gernot (2008): Ethik leiblicher Existenz, Frankfurt am Main, Suhrkamp, S. 150–162.]

So kann ein pflegebedürftiger Mensch aus den 21 Leistungskomplexen für € 14,92 die »Kleine Körperpflege« einkaufen. Durch den Erwerb hat er Anspruch darauf, an- und ausgekleidet zu werden, und auf eine »Teilwaschung inkl. Transfer zur Waschgelegenheit und zurück«.[30] Ebenso gehört die Mund- und Zahnpflege dazu. Möchte er darüber hinaus noch gekämmt und rasiert werden, so kosten ihn diese Handgriffe zusätzlich € 2,87. Sollte ihm an einem anderen Tag nach Duschen oder einem Bad zumute sein, so kann er sich hierüber jedoch nicht umstandslos mit der Pflegekraft verständigen, sondern muss zuvor, da das Gewünschte Teil eines anderen Leistungskomplexes ist, eine Vertragsänderung (vielleicht noch im Schlafanzug, vielleicht schon nackt im Bad stehend) vornehmen und den Leistungskomplex 2 bzw. 3 wählen. Damit ist dem Procedere aber noch nicht Genüge getan, denn die Vertragsänderung bedarf der Dokumentation. Dazu schreibt das Bundesministerium für Gesundheit: »Die Pflegedokumentation ist notwendig für den Pflegeprozess und das interne Qualitätsmanagement in den Einrichtungen und dient zugleich der Sicherung der Qualität der Pflege für die Pflegebedürftigen.« (BMG 2018). Es kann jedoch davon ausgegangen werden, dass der Pflegebedürftige mehr daran interessiert ist, dass das Badewasser einläuft, den gewünschten Wärmegrad erreicht und ihm die Pflegende bei seinen Handlungen zur Seite steht, als dass sie die Vertragsänderung zur Sicherung der Qualität dokumentiert. Auch Gernot Böhme macht für den Rückgang der menschlichen Zuwendung (unter anderem) die Pflicht zur detaillierten Dokumentation in der Pflege verantwortlich (Böhme 2014, S. 8).

Die Pflegekraft aber steckt in einem Dilemma, das sie täglich aufs Neue emotional verarbeiten muss. Wer sich für einen Pflegeberuf entscheidet, sieht sich vor Antritt in sein Berufsleben nicht in der Rolle der Dokumentierenden, sondern im Verrichten all jener Tätigkeiten, die weiter oben beschrieben wurden. Sie selbst würde sich lieber dem pflegebedürftigen Menschen als dem Formular zuwenden, denn »Pflegende möchten mit den Patienten in einen einfühlsamen Kontakt treten, müssen aber von diesem fachlichen und ethischen Arbeitsanspruch ständig abweichen.« (Weidert 2014, S. 99). Ein Grund für dieses Abweichen ist, dass die Pflegende weiß, dass sie sich mit ihrer Dokumentation rechtlich absichern muss, dass sie belegen muss, dass es die Entscheidung des Patienten war zu baden, auch wenn dies eventuell negative Folgen für ihn haben kann. Auch für die Qualitätskontrolle, der von außen und der selbst für notwendig erachteten, scheint die Dokumentation unerlässlich zu sein. Denn wenn auch gesagt werden kann, dass Pflege sich zwischen Vertrag und Beziehung bewege und dies auf eine Begegnung zwischen zwei Personen verweist, ist der Medizinische Dienst der Krankenversicherung (MDK), der im Auftrag der Pflegekassen die Pflegedienste überprüft und nach dessen Bericht die Pflegekassen Mängel in der Pflege benennen, als unsichtbarer Dritter stets anwesend und als reale Prüfinstanz einmal im Jahr. Aber auch die interne Qualitätskontrolle bestimmt unentwegt den Arbeitsablauf. So schreibt Heiner Friesacher nicht ohne Sarkasmus:

> »Wir als Professionelle unterziehen uns einer ständigen Qualitätskontrolle und Audits, stellen uns dem Assessment durch Visitoren, durchlaufen 360-Grad-Feedbacksysteme zur Selbstbewertung und Selbstoptimierung und sind als Unternehmer unseres Selbst als Humanressource auf der ständigen Suche nach Verbesserungen und in permanenter Anspannung, denn Ankommen kann man nie, es geht immer noch etwas besser, schneller, schlanker.« (Friesacher 2012, S. 70)

Es ist bei dem durch die Preisliste mit ihren festgeschriebenen Leistungskomplexen erzwungenen Akt der Zergliederung, nicht nur des Körpers, sondern auch der sinnvoll in sich

---

30 Preisliste SGB XI ab 01.06.2018: Leistungskomplex 1

geschlossenen Arbeitsvorgänge des Weiteren beachtenswert, auf den verwendeten Begriff »Transfer« einzugehen; denn, wie Friesacher schreibt, die Sprache ist verräterisch (ebd.), so auch in den Leistungskomplexen 1 bis 3, die die Körperpflege in einzelnen Versatzstücken anbieten, wenn es heißt: »Teilwaschung inkl. Transfer zur Waschgelegenheit und zurück.«

Der Begriff Transfer meint »Übertragung«, »Überführung« und findet im Zahlungsverkehr Verwendung, in der Beobachtung kognitiver Lernabläufe oder beim Erlernen einer Fremdsprache, also in sachbezogenen Vorgängen. Dort, wo Menschen transferiert werden (Reisende zum Flughafen, Fußballspieler von einem Verein zum anderen), stehen die geschäftlichen Vereinbarungen und ihre Erfüllung im Vordergrund, niemals aber die Menschen als Individuen mit den Bedürfnissen, in denen sich ihr Mensch-Sein ausdrückt. In diesem Sinne offenbart allein schon die Wortwahl der Preisliste SGB XI, dass der zu versorgende Mensch bei der Zergliederung der Pflegemaßnahmen in Leistungskomplexe in keinem Moment mitgedacht wurde oder dass in ihm nichts anderes als ein (Pflege)fall gesehen wird. Kann diese Behauptung nicht widerlegt werden, dann würde das Bundesministerium für Gesundheit entgegen den eigenen Grundsätzen handeln, hat das Ministerium doch 2009 die *Charta der Rechte hilfe- und pflegebedürftiger Menschen* mit verabschiedet. Dort aber heißt es, dass »Staat und Gesellschaft eine besondere Verantwortung für den Schutz der Menschenwürde hilfe- und pflegebedürftiger Menschen« (BMG 2009) tragen.

Einen Menschen nicht zur Waschgelegenheit oder ins Bad zu begleiten, sondern ihn wie eine Sache zu transferieren, verweist auf eine Pflege, die als ein vom Normalen abgesonderter Vorgang verstanden und damit von oben nach unten erteilt wird, die mit der Vorstellung von Würde nicht zu vereinbaren ist. Pflege als etwas zu verstehen, das vom Normalen abweicht, verweist überdies auf eine Haltung, die einen fundamentalen Wesenszug des Menschseins leugnet, nämlich dass der Mensch stets auf andere angewiesen ist »sodass die besondere Situation der Abhängigkeit im Fall von Krankheit, Behinderung, Alter und Demenz nicht etwa als eine Zwischenphase suboptimalen Funktionierens angesehen werden darf, sondern sich in die condition humaine einer lebenslänglichen Angewiesenheit und der Unterstützung durch andere Menschen einordnet.« (Böhme 2014, S. 9)

Der Mensch, der der Pflege (noch nicht oder nicht mehr) bedarf, bestimmt im Allgemeinen Anfang und Ende der täglichen Körperpflege selbst, und zwar in der Weise, wie sie sich für ihn im Moment als richtig darstellen. Auf diese Normalität hat auch ein pflegebedürftiger Mensch ein Anrecht; denn teilt man die Körperpflege in einzelne Leistungsschritte auf, deren Variation überdies in einem bürokratischen Akt dokumentiert werden muss, weist man dem auf Pflege angewiesenen Menschen den Platz des Anderen im Sinne des Abgesonderten, des Ausgegrenzten zu. Pflege aber wird nicht nur von den Vorgaben des Verbandes der Pflegekassen bestimmt, sondern auch von den Gerechtigkeitskonzeptionen, die wiederum Teil der Pflegeethik sind. Dort heißt es aber unmissverständlich, dass »seit Aristoteles im Diskurs der Gerechtigkeit [gilt], dass der Andere als anderes Selbst, also als alter ego angesehen wird« (Dederich & Schnell 2011, S. 14).

Darüber hinaus veranlasst diese Aufsplitterung des Körpers und der Arbeitsvorgänge zu der Frage, welche Beweggründe der Entscheidung für eine solche Vorgehensweise zugrunde liegen; denn zu beobachten ist, dass nicht nur die Kontinuität der Körperpflege, die der Pflegebedürftige ein Leben lang eben als solche erlebt hat, aufgehoben ist, sondern auch, dass die Pflegekraft gezwungen wird, selbst die Einheit von Arbeitsvorgängen zu zerstören, um der bereits erwähnten vorgegebenen Taktung der Pflegehandlungen durch die Vorgaben der Pflegeversicherung nachzukommen. Die Einführung der Pflegeversicherung beziehungsweise die damit verbundene Taktung der Pflegehandlungen wertet Renate Adam-Pfaffrath als ein wesentliches Ereignis, das zum Verlust der Würde führte. »Durch die massiven Veränderungen des Arbeitsbereiches verliert das professionelle Pflegepersonal an beruflicher Autonomie und Gestaltungsspielraum. Dies steht in klarem Widerspruch zu deren Berufsidentität und Berufsstolz und führt zu einer Verletzung der Würde.« (Adam-Paffrath 2014, S. 193).

Die Zerlegung der Arbeit in kurze Ablaufschritte ist aus der Wirtschafts- und Industriegeschichte für das beginnende 20. Jahrhundert bekannt und geht auf Frederick Winslow Taylor zurück. Dieser Prozess setzte sich fort mit der Einführung des Fließbandes durch Henry Ford. Die Ziele sowohl des Taylorismus als auch des Fordismus waren »eine durchgreifende Steigerung der Arbeitsproduktivität« (Hirsch 1986, S. 49) und die sich daraus ergebende Möglichkeit »der Massenproduktion von Konsumgütern« (ebd., S. 48). Im vorgegebenen Takt der Maschine arbeiten zu müssen, heißt aber auch, dass sich das Verhältnis verkehrt, bei dem der Mensch den Gang der Maschine bestimmt und kontrolliert: der Mensch hat sich von nun ab der Maschine zu unterwerfen. Die für die industrielle Fertigung entwickelten Zwangsvorgaben, nach denen eine vorgegebene Anzahl an Handgriffen während einer ebenso vorgegebenen Zeiteinheit vollzogen werden müssen, hat sich in alle Bereiche der Wirtschaft und der staatlichen Verwaltung ausgebreitet, wobei auch hier die Leistungssteigerung der Beschäftigten und die damit bewirkte Einsparung von Lohn-/Gehaltskosten das anvisierte Ziel sind.

Es ist zu vermuten, dass die Taktung durch die Pflegeversicherung auch kein anderes Ziel verfolgt als die Optimierung der Handgriffe: möglichst viele in möglichst kurzer Zeit. Jedenfalls erleben die professionell Pflegenden in der ambulanten Pflege seit Einführung der Pflegeversicherung die Kategorie »Zeit« mit ihren Auswirkungen als bedrängend, und sie fühlen sich von der Uhr gejagt. Die engen Zeitkorridore verhindern ein zugewandtes Gespräch mit dem zu Pflegenden und damit den Aufbau einer vertrauensvollen Beziehung und sie beschränken den Raum, in dem sich die Pflegenden über Arbeitsvorgänge verständigen können. (vgl. Adam-Paffrath 2014)

Die Pflegehandlungen, die notwendig sind, damit der Pflegebedürftige nicht den Eindruck gewinnt, »abgefertigt« zu werden, sondern sich wahrgenommen und aufgehoben fühlt, müssen bei dem mit der Taktung verbundenen Kalkül entweder unterlassen oder unbezahlt erbracht werden.

Das jahrhundertelang weitergetragene Bild von der sich selbstverleugnenden und aufopferungsvoll dienenden Pflegerin scheint bei der Abfassung der Preisliste gegenwärtig gewesen zu sein. Fast ist es, als höre man noch einmal Rudolf Virchow, wie er vor 150 Jahren forderte, Krankenpflegerinnen müssten sich auf ihre Arbeit einlassen, ohne einen entsprechenden Lohn zu fordern und sich mit der inneren Befriedigung begnügen.[31] Auch Klaus Dörner bedient sich, wenn auch mit anderer Intention als das Bundesministerium bei Erstellung der Preisliste, dieses Bildes und fordert, dass Pflege sich zu 50 % aus technischer Leistung und zu 50 % aus Dienen ergeben müsse – und dieses Dienen könne nicht bezahlt werden. (Dörner 2008, S. 45)

Einer solchen klaren 50:50-Berechnung steht aber eine Untersuchung von Thomas Gerlinger entgegen, der sich auf eine DGB-Studie bezieht, nach der 52 % der Altenpfleger ihre Arbeits- und Einkommensbedingungen als belastend erleben. »Insbesondere klagen sie über hohe emotionale und körperliche Anforderungen, eine hohe Arbeitsintensität, geringe Gestaltungsmöglichkeiten bei der Arbeit, geringe Aufstiegsmöglichkeiten, niedrige Einkommen, und ein geringes Maß an beruflicher Sicherheit.« (Gerlinger 2014, S. 22)

---

31 Siehe S. 8 f. d. Arb.

So muss wohl gesagt werden, dass für diese Aufteilung, 50 % pflegetechnische und bezahlte Leistung, 50 % unbezahltes Dienen, erst die Voraussetzungen geschaffen werden müssen. Dabei sind nicht nur die Finanzierungsmodalitäten entscheidend, sondern auch die Dynamik widerstreitender Bilder vom Pflegeberuf, wie sie sich im individuellen, also in den Pflegekräften selbst, und im gesellschaftlichen Rahmen äußern, verlangt Berücksichtigung. Es müssen Rollen, die konträr zueinanderstehen, und unvereinbare Aufgaben erfüllt werden. Die Einführung der Pflegeversicherung sowie die Marktorientierung einerseits und die Entwicklung der Pflegeethik und der Gerechtigkeitskonzeptionen andererseits haben die jahrhundertealten Bilder und Rollen nicht eingeebnet, sondern dazu beigetragen, dass erkennbar wird, wie groß die Kluft zwischen einem Pflegeideal und der alltäglichen Realität ist. Dabei zeigt sich, dass die in der Einleitung aufgestellte Behauptung, dass Pflege seit Beginn der Menschheitsgeschichte (fast) immer mit den ökonomischen Gegebenheiten verbunden ist, mehr denn je ihre Gültigkeit hat.

3.5 Pflege in Zeiten gesteigerten Kostendrucks

Es wurde bereits erwähnt, dass der bundesdeutsche Gesetzgeber 1961 zum ersten Mal im Bundessozialhilfegesetz das Prinzip »ambulant vor stationär« zur Gesetzesnorm erhoben hat, die zu einer Vielzahl an ambulanten Pflegediensten führte. Allerdings schreibt Klaus Dörner, dass trotz dieses Gestaltungsprinzips, das ja als übergeordnet verstanden werden soll, weiterhin der größte Teil der finanziellen Mittel in die stationär-institutionelle Form der Pflege fließt, während »die ambulante und integrationsfördernde Hilfsform in der Regel mit ökonomischen Nachteilen bestraft wird« (Dörner 2008, S. 43).

Eine solche Verteilungspolitik ist unmittelbar spürbar. So heißt es in einer Untersuchung der Universität Bielefeld von 2010:

> »Die wirtschaftliche Situation der Pflegedienste lässt sich durch gesteigerten Kostendruck charakterisieren. Dieser Druck ist durch einen Anstieg der Lohn- und Energiekosten sowie allgemeine Preissteigerungen entstanden. Demgegenüber hat es keine Anhebung der Vergütung für ambulante Pflegeleistungen bzw. Dynamisierung gegeben.« (Büscher & Horn 2010, S. 16)

Arbeitsverdichtungen aufgrund von Zeit- und Ressourcenknappheit sind die Folge und beeinflussen die Qualität, mit der die Aufgaben erledigt werden können. Zusätzlich werden von den Pflegediensten Leistungen erbracht, die im Nachhinein von den Kranken- und Pflegekassen nicht genehmigt werden oder deren Genehmigungsverfahren sich über Gebühr hinziehen. Vergütet wird überhaupt nur nach festgelegten Sätzen, die mit den tatsächlichen Kosten nicht übereinstimmen. Wenn es in diesem Kontext in der »Bestandsaufnahme zur Situation in der ambulanten Pflege heißt, dass die zu erzielenden Preise angesichts der gestellten Anforderungen und vorliegenden Bedarfslagen nicht angemessen und leistungsgerecht« (Büscher & Horn 2010, S. 17) seien, so lässt sich dies aus der täglichen Praxis der ambulanten Einrichtungen mit mehreren Beispielen belegen, von denen hier zur Veranschaulichung einige benannt werden sollen.

- Die Pflegedienste müssen 24 Stunden telefonisch erreichbar sein, doch wird diese Rufbereitschaft in keiner Weise honoriert.
- Für Qualitätssicherungsbesuche durch einen Pflegedienst wurden bis 30. Novem-

ber 2019 nach § 37, Abs. 3 SGB XI 30 Minuten veranschlagt, die mit € 23,– vergütet wurden. In dieser Zeit und für diesen Betrag musste eine examinierte Pflegefachkraft überprüfen, ob die Pflege von Menschen mit Pflegegrad 2 und 3 gesichert ist, die wohl Leistungen aus der Pflegeversicherung beziehen, sich jedoch von Angehörigen im Sinne der Laienpflege versorgen lassen. Eine Wegepauschale war nicht vorgesehen, auch kein Benzingeld oder eine Honorierung für die Rechnungserstellung an die Pflegekasse. Seit 1.12.2019 stieg die Vergütung auf € 75,–, da die bisher niedrige Vergütung zu einer Verweigerung der Pflegedienste führte, solche Anfragen zu bedienen.

- Die Leistungen nach § 132a, Abs. 2 SGB V (Häusliche Krankenpflege) werden, unabhängig davon, ob die Patienten Leistungen der Pflegeversicherung beziehen oder nicht, in der Regel vom Hausarzt verordnet und müssen der Krankenkasse zur Genehmigung eingereicht werden. Selbstverständlich kann im Interesse der Patienten mit der Behandlung nicht gewartet werden, bis die Genehmigung vorliegt. Dem trägt der Gesetzgeber Rechnung, indem er bestimmt hat, dass die Krankenkassen die Leistungen zunächst so lange bezahlen, bis die Verordnung bearbeitet ist und dem Pflegedienst eine Genehmigung oder Ablehnung vorliegt.
- In der Praxis wird dieser Vorgang jedoch anders gehandhabt.
- Werden die vom Arzt verordneten Leistungen nicht oder nur teilweise genehmigt, weigern sich die Krankenkassen, auch die bisher erbrachten Leistungen zu vergüten. Die Bearbeitungszeiten variieren bei den Krankenkassen sehr stark und können sich über einen Zeitraum von vier Wochen hinziehen. Das finanzielle Risiko, Leistungen ohne Vergütung zu erbringen, liegt hier allein beim Pflegedienst.
- Die Rede muss auch von solchen Leistungen sein, die zwar genehmigt, aber so unzureichend vergütet werden, dass der Pflegedienst, wenn er diese Aufgabe übernimmt, von Beginn an ins Minus wirtschaftet.
- Beispielsweise wird die Leistung »Ausziehen von Kompressionsstrümpfen«, die allabendlich erbracht werden muss, mit € 1,94 plus € 6,24 Wegepauschale vergütet. Diesen Beträgen stehen der zeitliche Arbeitsaufwand mit Anfahrt und Parkplatzsuche, Entlohnung des Mitarbeiters sowie Materialverbrauch (Händedesinfektionsmittel, Einmalhandschuhe) gegenüber. Diese Aufstellung zeigt, dass der Pflegedienst nicht einmal kostendeckend arbeiten kann. [Es entstehen hieraus Versorgungsengpässe, da Pflegedienste solche Anfragen meist nicht mehr bedienen.]
- Zur plastischen Darstellung unhaltbarer Zustände aufgrund zu geringer Vergütung mag das folgende Praxisbeispiel dienen: Ein Diabetologe schließt über Ostern seine Praxis und bittet meinen Pflegedienst um einen einmaligen Verbandswechsel bei einem seiner Patienten. Er ist bemüht, eine Beinamputation abzuwenden. Der Verbandswechsel bezieht sich auf das komplette Bein mit drei Lagen aus verschiedenen Materialien (einschließlich der Kompression); es müssen Wundbereiche nach den fachärztlichen Vorgaben mitversorgt werden. Die gesamte Arbeitsdauer beträgt eine Stunde, um den Verband zu erneuern und die Wunden zu behandeln. Die Einwirkzeit verschiedener Substanzen beträgt bis zu 15 Minuten und muss auch zwingend eingehalten werden (Arbeiten lege artis). Die Materialien wie Desinfektionsmittel für die Hände, sterile und unsterile Handschuhe sowie Mundschutz muss der Pflegedienst selbst bereitstellen.
- Neben der eigentlichen Arbeit, die des Verbandanlegens, muss die Verordnung abgeholt, ausgefüllt und dem Patienten zur Unterschrift vorgelegt werden. Die Vorgehensweise für das Anlegen des Verbandes muss mit dem Diabetologen be-

sprochen und eine entsprechende Pflegedokumentation niedergelegt werden. Fasst man den gesamten zeitlichen Aufwand zusammen, kommt man auf eine Arbeitszeit von zwei Stunden. Dabei ist die Anfahrtszeit noch nicht berücksichtigt.
- Die Vergütung für den Verbandswechsel durch die Krankenkasse lag zum Zeitpunkt des Geschehens deutlich unter der heutigen (€ 9,01 seit dem 1.5.2019), und erst nach langen telefonischen Verhandlungen mit der Krankenkasse kam es zu einer Einzelfallentscheidung der Vergütung: € 15,–.
- Die Position 19 des § 132a, Abs. 2 SGB V *Richten von Injektionen zur Selbstapplikation* besagt, dass einem Patienten, der in der Lage ist, das von ihm benötigte Insulin selbst zu spritzen, dessen Sehfähigkeit aber eingeschränkt ist, Hilfe zusteht. In einem solchen Fall stellt der Pflegedienst dann den Insulin-Pen entsprechend der ärztlich verordneten Insulineinheit ein und der Patient führt die Injektion selbst durch. Die Vergütung beträgt € 1,29, aber nur dann, wenn sonst keine Leistungen erbracht werden.
- Angenommen, es wäre noch ein Kompressionsverband verordnet, müsste dieser, als die finanziell besser vergütete Variante, abgerechnet werden. Das Richten der Injektion würde dann aber nicht mehr vergütet, da diese Leistung nur als alleinige abrechenbar ist. Mit dieser Variante der Vergütung erbringt der Pflegedienst Leistungen, für die er Verantwortung trägt, die zusätzlich im Sinne der Pflegeplanung dokumentiert werden müssen, aber keinerlei Vergütung nach sich ziehen.
- Als eine ähnliche Variante dieser Art erweist sich die Gebührenordnung hinsichtlich der Verabreichung von Tropfen/Salben für Augen und Ohren (Position 26). Hier gilt: »Die Behandlung des Auges ist neben der Behandlung des Ohres nicht abrechnungsfähig« und umgekehrt. Erkranken beide Sinnesorgane und bedürfen der Applikation von Ohrentropfen und Augentropfen/Augensalbe wird nur eine Leistung mit € 3,55 vergütet, während zwei Leistungen erbracht wurden.
- Pflegerisch aufwändige Patienten sind von der Gebührenordnung nicht mitbedacht, als müssten alle Menschen in die von der Pflegeversicherung vorgegebene Norm passen.
- Der an Parkinson erkrankte Mensch ist vor allem morgens in all seinen Bewegungen sehr verlangsamt und sprengt schnell den zeitlichen Rahmen seiner gewählten grundpflegerischen Versorgung. Auch stark übergewichtige Menschen bringen Pflegekräfte oftmals an die Grenzen des Machbaren. Dass der zeitliche Rahmen dann überzogen werden muss, darf nicht dem nächsten Patienten zum Nachteil gereichen. Es wird vom Pflegedienst erwartet, dass dieser erhebliche Mehraufwand an Zeit kompensiert wird.

Die sich hieraus ergebenden Probleme zwingen zu einem wirtschaftlichen Handeln, das auf Kosten entweder der Pflegebedürftigen oder der Pflegenden geht. Führt dies im einen Fall zu Qualitätsverlust, so im anderen zu einem Verlust an Ressourcen. Will man erst einmal die menschliche Komponente bei diesem Akt des Lavierens außer Acht lassen, so bleibt betriebswirtschaftlich zu konstatieren, dass beides die Wettbewerbsfähigkeit am Pflegemarkt unterläuft, die überdies noch von unterschiedlichen, nicht zu vereinbarenden Entwicklungen erschwert wird, wie z. B. die Forderung nach stärkerer Gemeinwesenorientierung auf der einen Seite und die zunehmenden Renditeerwartungen auf der anderen.

Als wesentliches Aufgabenfeld der ambulanten Pflege erweist sich somit, die Balance zu halten zwischen der innerbetrieblichen Existenzsicherung und der Sicherstellung der Qualität. Das schließt professionsbezogene Lobbyarbeit mit ein, ebenso Ressourcenbeschaffung und nicht zuletzt die Werbung um professionelle Pflegekräfte. So sind nach Untersuchungen des Bundesministeriums für Gesundheit vom März 2018 wohl derzeit 1,1 Millionen Personen bei Pflegediensten und Pflegeheimen beschäftigt (BMG 2018), doch lässt sich derselben Studie entnehmen, dass diese Zahl für den gegenwärtigen Pflegebedarf nicht ausreicht und für die Zukunft schon gar nicht, so dass Maßnahmen zur Steigerung der Attraktivität der Kranken- und Altenpflege vom Bundesministerium für Gesundheit in Aussicht gestellt werden.

Werben ambulante Dienste um qualifizierte Pflegekräfte, so ist dies ohne die Zusicherung akzeptabler Arbeitsbedingungen nicht möglich. Dasselbe gilt für bereits angestellte Pflegekräfte, will man nicht riskieren, dass sie in andere Beschäftigungsverhältnisse »abwandern«. Wenn aber von Pflegenotstand geredet wird, so bezieht sich der Terminus nicht nur auf den Mangel an qualifiziertem Fachpersonal, sondern, wie zuvor beschrieben, auch darauf, dass sich die Pflegekräfte wegen der hohen Arbeitsbelastung und dem niedrigen Einkommen in Not befinden.

Innerbetriebliche Existenzsicherung, Sicherstellung der Qualität, Werben um qualifizierte Pflegekräfte und die Schaffung akzeptabler Arbeitsbedingungen sind aber nicht die genuinen Aufgaben der ambulanten Dienste, sondern die sozialrechtlich definierten Leistungen der Grund- und Behandlungspflege nach den Sozialgesetzbüchern V und XI und die interventionsbezogene Beratung, Anleitung und Information pflegebedürftiger Menschen und ihrer Angehörigen bilden die Orientierungspunkte der Arbeit.

Dazu heißt es bei Büker u. a., »Pflege, ist eine sogenannte personenbezogene Dienstleistung, das heißt, eine Arbeit, die sich auf einen Menschen ausrichtet« (Büker et al. 2018, S. 82), doch klingt eine solche Aussage nur dann wie selbstverständlich, wenn man sich die Geschichte der Pflege durch die Jahrhunderte vergegenwärtigt, da Pflege als Akt der Nächstenliebe galt und den Pflegerinnen Empathie und Selbstverleugnung zum Wohle der Patienten abverlangt wurde. Pflege galt in früheren Epochen aber auch als Almosen, als Gnade, als Zuwendung im Sinne christlicher Barmherzigkeit. An ihre Stelle ist heute im Vorfeld der Pflege eine geschäftliche Vereinbarung getreten.

3.6 Der Patient als Kunde

Wer sich als pflegebedürftig versteht, kann die gewünschte Hilfe von einem ambulanten Pflegedienst erhalten. In einer Gesellschaft, in der Besitz und Geldmittel unterschiedlich verteilt sind, drückt die Gesellschaft nach verbreiteter Meinung »ihre Solidarität mit Personen mit Pflegebedarf auch durch die Einführung der gesetzlichen Pflegeversicherung« (Planer 2012, S. 205) aus, wobei ein Grundgedanke sozialversicherungsrechtlicher Absicherung war, *den Einzelnen – zumindest materiell – möglichst unabhängig von privater/familialer Unterstützung zu machen* (Blüher & Stosberg 2005, S. 186). Insoweit kann die Einführung der Pflegeversicherung auch als Merkmal der Gerechtigkeit in einer modernen Demokratie verstanden werden, »die auf die Emanzipation benachteiligter Menschen [zielt]« (Friesacher 2012).

Jedoch ist eine fachliche Begutachtung durch den MDK oder Medicproof[32] nötig, wenn die Pflegeversicherung, die Krankenkassen und/oder das Sozialamt die Kosten über-

---

32 MDK = Medizinischer Dienst der Krankenkassen; Medicproof = der medizinische Dienst der privat Versicherten

nehmen sollen. Der subjektive Eindruck eigener Bedürftigkeit und das Einvernehmen mit einem professionell pflegenden Menschen, der im Dienst eines ambulanten Pflegeunternehmens steht, reichen nicht aus, es sei denn, der potentielle Kunde verfüge über ausreichende Geldmittel, die es ihm erlauben, einen individuellen, ganz auf die eigenen Bedürfnisse zugeschnittenen Vertrag mit einem Pflegedienst abzuschließen. Ist dies der Fall, so muss er sich auch nicht mit seinen Bedürfnissen in die Leistungskomplexe der Pflegeversicherung einfügen, sondern kann souverän bestimmen, wessen er bedarf.

Aber auch die Pflegebedürftigen, die auf die Zahlungen der Zuwendungsgeber angewiesen sind, verstehen sich als Käufer, die auf dem Standpunkt des Bedürfnisses stehen, »also auf dem Gebrauchswertstandpunkt: sein Zweck ist der bestimmte Gebrauchswert; sein Mittel, diesen einzutauschen, ist der Tauschwert in Geldform.« (Haug 1971, S. 15).

Ist der Prozess der Einstufung in einen Pflegegrad durchlaufen und die Finanzierung zugesichert, so begeben sich der Patient oder seine Angehörigen mit der Absicht auf den Dienstleistungsmarkt, für den bewilligten Pflegesatz die benötigten Leistungen insgesamt oder teilweise bei einem Pflegedienst einzukaufen, wie zu anderen Zeiten und Gelegenheiten auch Dienstleistungen anderer Art eingekauft werden, und zwar mit den gleichen Ansprüchen, also möglichst viel vom Angebotenen in guter Qualität für möglichst wenig Geld zu bekommen.

Deshalb entscheiden sich Pflegebedürftige oder ihre Angehörigen häufig dafür, nur einen Teil der notwendigen Pflegehandlungen an einen Pflegedienst zu delegieren, und dem anderen innerhalb der Familie selbst zu genügen. Triebkraft dieser Entscheidung ist, einen Teil des von der Pflegeversicherung monatlich gezahlten Betrages im Sinne der Kombinationsleistungen ausgezahlt zu bekommen.

Wie sich eine solche Situation für den Pflegedienst darstellen kann, wird hier am Beispiel eines bettlägerigen Patienten mit Pflegegrad 5 beleuchtet, der morgens vom Pflegedienst grundpflegerisch versorgt wird und wegen der Inkontinenz auch mit einer Pants. Die Familie belässt es bis zum abendlichen Einsatz des Pflegedienstes bei dieser einen Pants. Aus fachlicher Perspektive wäre um die Mittagzeit eine erneute Inkontinenzversorgung anzuraten. Damit wäre der zur Auszahlung kommende finanzielle Betrag durch die Pflegeversicherung aber deutlich geringer. Eine würdige Pflegesituation sieht für den zu Pflegenden als auch für die beruflich Pflegenden anders aus.

Die Vielfalt der pflegerischen Zuwendungsmöglichkeiten, wie sie zuvor im Kapitel *Die Pflegemaßnahmen in der ambulanten Pflege* (▶ Kap. 3.3) umrissen wurden, werden, bevor die Kunden die Realität einholt, im Allgemeinen in vollem Umfang erwartet. Dass es sich hierbei nicht um die Egozentrik bedürftiger Einzelpersonen handelt, legt Klaus R. Schroeter dar, wenn er sich auf den Begriff des sozialen Feldes bezieht, wie der französische Soziologe und Sozialphilosoph Pierre Bourdieu ihn prägte. Danach herrscht im Pflegefeld, von allen Beteiligten unhinterfragt, die Meinung vor, ein erfolgreiches und produktives Altern sei möglich und die Pflege sei biografie- und lebensweltorientiert. In diesem Sinne spricht Schroeter von »an Förderung der Selbstakzentuierung und Eigenständigkeit orientierten Programmatiken der salutogenetisch ausgerichteten Gesundheitsförderung, [von] auf Kompetenzaktivierung ausgerichteten Empowermentstrategien, [von] auf Resilienzförderung, Defizitkompensation und auf Selektion von prioritär empfundenen Lebensbereichen ausgerichteten Interventionen« (Schroeter 2006).

Auch wenn die Kenntnis von den Details der Geschichte der Kranken- und Altenpflege nicht weit verbreitet sein dürfte, so hat das kollektive Gedächtnis doch deren Kernaspekte, Fürsorglichkeit und Nächstenliebe, bewahrt. Damit fügen sich die tradierten Werte der Fürsorge mit der gegenwärtigen Überzeugung ineinander, der Mensch könne sich auch im Zustand der Pflegebedürftigkeit zu seinem eigenen Idealbild erschaffen, ergänzt durch den Glauben an »die großen Segnungen der Medizin, wie der Beherrschbarkeit vieler Krankheiten und der Verlängerung des Lebens« (Dörner 2008, S. 34). Wert und Überzeugungen werden im Moment der ersten Begegnung auf das ausgewählte Unternehmen und die beratende Person projiziert. Gelingt die Projektion und wird vorerst nicht durch die realen Verhältnisse gestört, kommt der Vertrag zustande. Im anderen Fall, wenn sich ein Pflegedienst oder die ihn repräsentierende Person nicht zur Projektion der eigenen Idealvorstellungen von Pflege anbietet, kommt der Vertrag oft nicht zustande.

Steht der Kunde, wie oben geschrieben, auf dem Standpunkt des Bedürfnisses, also auf dem Gebrauchswertstandpunkt der Ware »Pflege«, so ist dem Verkäufer »derselbe Gebrauchswert bloßes Mittel, den Tauschwert seiner Ware zu Geld zu machen« (Haug 1971, S. 15). Noch drastischer, weil persönlich engagiert, verdeutlicht Klaus Dörner denselben Sachverhalt: »Als Profi-Helfer bediene ich mich mit dem Markt solcher Mittel, von denen ich weiß, dass sie für mein Tun verboten sind und Menschen schädigen können, nur um meine Leistung – gegenüber Konkurrenten – quantitativ zu steigern und zu beschleunigen.« (Dörner 2008, S. 7).

Tatsächlich ist ein ambulanter Pflegedienst, um es noch einmal zu sagen, ein selbstständig agierendes wirtschaftliches Unternehmen, das um seine Existenzsicherung bemüht sein, das akzeptable Arbeitsbedingungen für die Mitarbeiter schaffen und die Qualität der erbrachten Leistungen sichern muss und ebenso »die damit in einem engen Zusammenhang stehende Finanzierung der Pflegedienstleistungen« (Büscher & Horn 2010, S. 14). In diesem Sinne muss um den Kunden geworben und verhindert werden, dass er sich einem anderen Pflegedienst in der Absicht zuwendet, hier eventuell mehr Leistungen einzukaufen oder auch Gratisleistungen zu erhalten; dies umso drängender, da auch die Entlohnung für die aufgewendete Arbeitszeit, wie das beratende Erstgespräch sie erfordert, ausbleibt, wenn der Vertrag nicht zustande kommt.

Da aber nicht nur klar definierte Handgriffe am Körper des zu Pflegenden erwartet werden, sondern – mehr vorbewusst als bewusst – auch jene oben beschriebenen Hoffnungen auf Vervollkommnung des eigenen Daseins existieren und ebenso Erwartungen an menschlicher Zuwendung, bleibt die Übermittlung des schönen Scheins nicht aus, zumal, wie Schroeter hervorhebt, auch die professionell Pflegenden sich in diesem Feld der großen Erwartungen, in diesem Fall der großen Erwartungen an sich selbst, bewegen.

Zu den großen Erwartungen der Pflegebedürftigen gehört nicht minder die im 19. Jahrhundert zementierte Vorstellung, Pflege sei eine typische Frauentätigkeit, der die emotionale Zuwendung inhärent sei. »Pflege und Sorge/Fürsorge werden meist mit dem weiblichen Geschlecht in Verbindung gebracht, als ›typisch weibliche‹ Tätigkeiten angesehen« (Kohlen 2010, S. 123), schreibt Helen Kohlen. Auch wenn sie in diesem Kontext auf die Unterscheidung von biologischem Geschlecht und sozialem Geschlecht, Gender[33], verweist, so gilt doch auch, dass die Vorstellungen des 19. Jahrhunderts bis heute nachwirken (vgl. Büker et al. 2018, S. 54) und eben auch den Verlauf eines Beratungssettings mitbestimmen.

---

33 Das soziale Geschlecht wird [...] als eine Konstruktion von Geschlecht (Doing Gender) verstanden. Hierbei geht es zwar vordergründig um die Geschlechterdichotomie, aber auch um den Wert der Geschlechtsrolle sowie die hierarchische Positionierung zueinander. [Kohlen, Helen (2010): Care-Arrangements und Gender in der häuslichen Pfleg. In: Remmers H & Kohlen H (Hrsg.) Bioethics, Care and Gender, Osnabrück, Universitätsverlag, 119–130, S. 123]

Gegen die Zuschreibung, Pflege mit allen ihren Attributen entspreche der weiblichen Natur, gab und gibt es infolge der Frauenbewegung erfolgreiche Proteste, doch fordern gerade diese Erfolge zu komplexen Reflexionen im Pflegealltag heraus. Die rigorose Abwehr der als weiblich apostrophierten Tugenden Zuwendung und Empathie würde zu einer mechanischen Pflege führen, die sowohl die Würde des Pflegebedürftigen verletzt, da er sich nicht mehr in seiner menschlichen Bedürftigkeit anerkannt fühlt, als auch die professionell Pflegenden, deren Tätigkeiten dann lediglich als eine Dienstleistung wie jede andere verstanden werden könnten.[34] Die umstandslose Akzeptanz der Zuschreibungen hingegen verletzt auf andere Weise deren Würde, ging doch mit diesen Zuschreibungen lange Zeit einher, Frauen die Verstandesfähigkeiten abzusprechen. Nicht gesehen zu werden oder in Teilen seiner Persönlichkeit unbeachtet zu bleiben, ist aber ein Kriterium für die erfahrene Verletzung der Würde. (Vgl. Adam-Paffrath, S. 47)

So stehen sich von der ersten Begegnung an der Pflegebedürftige als Kunde und der Pflegedienst, vertreten durch eine examinierte Fachkraft, als Kontrahenten gegenüber. Fordert die eine Seite viel Leistung für wenig Geld, so fühlt sich die andere durch unzumutbare Anforderungen in ihrer Würde verletzt. Auf die Sehnsucht nach weiblicher Fürsorge und Hilfe erfolgt als Reaktion die Abwehr dieser Rollenzuschreibung bei gleichzeitigem Wissen, dass eine Pflege, die nicht nur im Sinne der erlernten Techniken vollzogen werden soll, auf die als weiblich verstandenen Attribute nicht verzichten kann.

In diesem »Kampf«, dessen Vorgänge selten offen benannt werden, sondern interpsychisch und intrapsychisch vonstattengehen und die in einem nicht unerheblichen Maße darüber mitbestimmen, ob ein Vertrag abgeschlossen wird oder nicht, rückt Dörner den Patienten an eine andere Stelle. Tritt nämlich der pflegebedürftige Mensch wie ein Konsument auf, so verweist Dörner eine solche Selbsteinschätzung in den Bereich der Illusionen, ist der Konsument doch in der Regel nicht nur frei, zwischen den Angeboten zu wählen, sondern auch, auf sie zu verzichten. Nach dieser Prämisse ist der Kranke aber kein Kunde, »er ist vielmehr ein in Not befindlicher Mensch, eben Patient, in der Regel voller Angst, in einer Ausnahmesituation, also weniger vertragsfähig als vertrauens- und verantwortungsbedürftig« (Dörner 2008, S. 45). Für den Pflegedienst aber kann ebenfalls gesagt werden, dass die Souveränität, mit der er aus Gründen des marktwirtschaftlichen Wettbewerbs auftreten muss, ihre Grenze in den Vorgaben der Pflegeversicherung findet.

Die so alltäglich anmutende Begegnung mit einem potentiellen und pflegebedürftigen Kunden im ersten Beratungsgespräch erweist sich bei der hier vorgenommenen Betrachtung bereits als die Metaebene des nachfolgenden Pflegesettings. Seine Dynamik entwickelt sich aufgrund der Erwartungen, wie sie die eigene Bedürftigkeit infolge von Angst und Schmerzen hervorrufen, aber auch aufgrund gemeinsamer kollektiver Bilder und unbewusster Rollenzuschreibungen.

Für den Moment der ersten Begegnung und auch darüber hinaus helfen der Pflegekraft zwei Aspekte über die Dissonanzen hinweg. Zum einen die Vergegenwärtigung, dass »die Konstruktion des souverän selbstbestimmten Kunden […] die Tatsache [verdeckt], dass es sich oft um vulnerable, chronisch kranke Menschen handelt« (Adam-Paffrath 2014, S. 81), zum anderen die Besin-

---

34 So äußerte z. B. ein Interviewpartner in einer Qualitativen Analyse, dass Pflege als Dienstleistung verstanden, eine Degradierung des Berufsbildes sei. [Vgl. Haas M, Adam-Paffrath R (2016) Auf der Suche nach dem goldenen Analyseinstrument – Erfahrungen in der Anwendung des Leitfadens Qualitative Analysis Guide of Leuven (QUAGOL) zur qualitativen Datenanalyse. In: QuPuG. Journal für Qualitative Forschung in Pflege- und Gesundheitswissenschaft. Sabine Hahn u. a. (Hrsg.) 02/16, 88–96: 91.]

nung auf die Pflegeethik, deren normative Prinzipien, Michael Coors nach einer von ihm festgelegten Ordnung knapp zusammenfasst und die sich hier zur exemplarischen Veranschaulichung möglicher Begebenheiten in dieser frühen Phase des Pflegearrangements eignen:

> »Niemand darf gegen seinen selbstbestimmten Willen zu einer medizinischen Behandlung oder einer pflegerischen Maßnahme gezwungen werden.« (Coors 2015, S. 13)

Zu diesem Zwang zählen auch Drohungen, Manipulationen und Suggestionen von Seiten der beratenden Pflegeperson. Selbst die fachlich fundierte Überzeugung, bestimmte Maßnahmen wären für den Kunden in spe unerlässlich, wenn sich sein gesundheitlicher Zustand nicht verschlechtern soll, kann nur zu Vorschlägen und Empfehlungen führen.

> »Es geht immer um die Beziehung zu anderen Menschen und damit um die Frage, in welcher Form ich anderen verpflichtet bin.« (ebd.)

Auch wenn noch kein Vertragsabschluss zustande gekommen ist oder auch nur in Aussicht steht, ist die professionelle Pflegekraft aufgefordert, mit ihrem fachlichen Können einzugreifen, wenn der Kunde akut in eine gesundheitliche Krise gerät.

> »Der Respekt vor der Selbstbestimmung [bildet] so etwas wie eine innere Grenze der Fürsorgepflicht.« (ebd., S. 14)

Im selben Maße, wie der Kunde keinem Zwang, keinen Manipulationen und auch keinen Entwürdigungen ausgesetzt werden darf, ist es auch das Recht der Pflegekraft, sich solchen Zumutungen zu widersetzen.

Die Aufforderung zur Nächstenliebe durch die Jahrhunderte verlangte dem Pflegenden keine Gefühle der Liebe ab. Ähnliches gilt auch für die Ethik, die lediglich fordert, aus ihrem Geist heraus zu handeln. Das ist bei der ambulanten Pflege von umso größerer Bedeutung, je vertrauensvoller und intensiver sich die Beziehung zwischen Pflegenden und den älteren Menschen entwickelt, zumal Pflegende gerade bei alleinlebenden Menschen zur persönlichen Bezugsperson werden können. Es ist an der Pflegenden, ein ausgewogenes Verhältnis »zwischen persönlicher Nähe und professioneller Distanz« einzuhalten, gerade auch dann, wenn »Asymmetrien[35] und Diversitäten[36] im Kontext oftmals intimer und körpernaher Begegnung und Interaktion bestehen« (Riedel 2015, S. 58).

Das durch die Pflegeethik zu bestimmende Verhältnis von Distanz und Nähe kann ein ausgewogenes Verhältnis schaffen, in dem Pflegende und zu Pflegende Entscheidungen gemeinsam treffen, diese voreinander verantworten und begründen können, und zwar vor dem Hintergrund der Einsicht, dass alle Menschen verletzbar und deshalb, wenn auch unter Umständen zeitlich versetzt, aufeinander angewiesen sind. Ein Oben-Unten-Verhältnis verbietet sich vor dieser Erkenntnis von selbst. Stattdessen sollen – dies auch in Übereinstimmung mit den Werten der westlichen Kultur und überdies grundgesetzlich verbürgt – die Autonomie- und Persönlichkeitsansprüche als schützenswert respektiert werden. Nach der Kantischen Moralphilosophie, so ist bei Hartmut Remmers zu lesen, »unterscheiden wir zwischen normativen Fragen eines gerechten Zusammenlebens und evaluativen Fragen eines guten Lebens.« (Remmers 2010, S. 50). Auch die *Charta der Rechte hilfe- und pflegebedürftiger Menschen* fokussiert auf diese normativen Fragen, wenn

---

35 Gemeint sind ungleiche Positionen, differente Optionen und Spielräume zu (re)agieren, institutionelle Bedingungen etc. [Riedel A (2015) Ethikberatung in der Altenpflege – Forderungen und Gegenstand. In: Coors M, Simon A, Stiemerling M (Hrsg.): Ethikberatung in Pflege und ambulanter Versorgung. Modelle und theoretische Grundlagen, Lage, Jacobs, 45–67: 56]

36 Hier: Diskrepanzen in der Wahrnehmung und Interpretation des nonverbalen, des affektiven und emotionalen Ausdrucksverhaltens. [Vgl. ebd.]

sie Selbstbestimmung[37] und Fürsorge zusammen benennt[38] und unter diesen Prämissen den hilfe- und pflegebedürftigen Menschen körperliche und seelische Unversehrtheit und die Wahrung der Privat- und Intimsphäre zusichert.

Eine tugendethische Konzeption für Pflegeberufe kann in Momenten der divergierenden Ansprüche zwischen Patient und Pflegekraft oder zwischen Pflegekraft und den erfahrenen Restriktionen der Pflegeversicherung zu einer moralischen Orientierungsquelle werden, um den Menschen vor sich als das zu erkennen, was er in diesem Augenblick ist: ein Patient, der auf Fachwissen und Fürsorge angewiesen ist. Aber Pflegeethik bietet für den Pflegealltag nur beschränkt Unterstützung, wenn sie sich lediglich als Appell an die unmittelbar am Geschehen Beteiligten wendet und diese auffordert, sich den moralischen Lehrsätzen entsprechend zu verhalten. Angesichts einer zeitlichen Taktung und einer Zergliederung des Menschen und der Tätigkeiten, die einen zugewandten Umgang miteinander und den Aufbau einer vertrauensvollen Beziehung erschweren, und angesichts der täglich erfahrenen Demütigung, dass Leistungen der Pflege nur unzureichend vergütet werden, darf Pflegeethik nicht im Salon der Schöngeister verbleiben. Stattdessen muss ihr Einfluss tiefer gehen als dies bei der Abfassung der *Charta der Rechte hilfe- und pflegebedürftiger Menschen* zu konstatieren ist, zu deren Aussagen die Bestimmungen der Pflegeversicherung bisher eindeutig im Widerspruch stehen.[39] Wenn Hartmut Remmers von der Gesellschaft fordert einzusehen, dass Pflegekräfte »einen Anspruch auf eben so pfleglichen Umgang [haben], auf Anerkennung, Achtung und Förderung, wie diejenigen, denen ihre Leistungen zuteil werden« (Remmers 2010, S. 61), dann wird diese Forderung nur umsetzbar sein, wenn Ethik sich auch in die wirtschaftlichen Belange einmischt und auf Umsetzung ihrer Einsichten drängt.

3.7 Praxisbeispiel

Noch einmal soll die *Charta* Berücksichtigung finden, um ihre Zusicherung an pflege- und hilfebedürftige Menschen, dass sie sowohl ein »Recht auf Beachtung ihrer Willens- und Entscheidungsfreiheit sowie auf Fürsprache und Fürsorge« (BMFSFJ 2009, S. 8) haben, mittels eines Beispiels am Pflegealltag zu messen. Dabei wird sich u. a. zeigen, dass es zwischen diesen beiden gleichberechtigt nebeneinanderstehenden Forderungen zu einem nur mühsam aufhebbaren Gegensatz kommen kann, der nicht ausschließlich durch die Befolgung administrativer Vorschriften überwunden werden konnte. Das menschli-

---

37 Monika Bobbert benennt fünf Elemente der Patientenautonomie: Recht auf Zustimmung oder Ablehnung [...] zu Handlungen anderer, die in seine physische oder psychische Integrität eingreifen. [...]; über Belange der eigenen Gesundheit informiert zu werden [...]; das eigene Wohl selbst festzulegen [...]; die Wahl zwischen »möglichen« Alternativen [und] auf eine »möglichst geringe« Einschränkung des Handlungsspielraums durch Institutionen. [Bobbert M (2002) Patientenautonomie und Pflege. Begründung und Anwendung eines moralischen Rechts, Frankfurt a. M., Campus: 134]
38 Bundesministerium für Familie, Senioren, Frauen und Jugend/Bundesministerium für Gesundheit (2009) Charta der Rechte hilfe- und pflegebedürftiger Menschen, Berlin: 8
39 Vgl. S. 17 f. d. Arb.

che Miteinander – hier im Sinne der Kollegialität und der Erweiterung der Professionalität zur »guten Nachbarschaft« –, dessen Wurzeln in der westlichen Kultur in den Gerechtigkeitsvorstellungen der Griechen und in der christlichen Nächstenliebe zu finden sind, aber noch weiter bis in die Anfänge der Menschheitsgeschichte zurückreichen, bildete die Basis, von der aus weitere Schritte möglich wurden.

Die 68-jährige Frau Meier lebt alleine und pflegt keine sozialen Kontakte. Es besteht lediglich eine über lange Jahre gewachsene Bindung an eine Arbeitskollegin und den früheren Chef. Nach ihrer Pensionierung hat Frau Meier in derselben Firma noch an zwei Tagen in der Woche als Übersetzerin gearbeitet.

Auf Drängen ihrer ehemaligen Arbeitskollegin und in ihrer Begleitung sucht Frau Meier die Praxis einer Internistin auf. Zur Zeit der internistischen Untersuchung wiegt Frau Meier noch 37,5 kg und nimmt nur noch wenig oder gar keine Nahrung zu sich. Da eine Hypertonie diagnostiziert wird, die aus internistischer Sicht sofort medikamentös behandelt werden muss, bittet die Internistin am 1. März 2012 um die Mitarbeit meines Pflegedienstes, damit die tägliche Einnahme des verschriebenen Medikaments gewährleistet sei.

Frau Meier wird zudem zu einer Fachärztin für Neurologie und Psychiatrie begleitet. Dort war sie bereits sieben Jahre zuvor wegen eines Apoplexes in Behandlung. Zwar ist dieser ohne äußerlich erkennbare Folgen geblieben, doch ist auch infolge dieser Erkrankung die Einnahme von Medikamenten notwendig, um der Bildung von Stenosen vorzubeugen. Beide Fachärztinnen, sowohl die Internistin als auch die Neurologin/Psychiaterin, sehen akute Lebensgefahr auf Grund der Kachexie. Im Gespräch mit der Psychiaterin wird deutlich, dass Frau Meier trotz ihres selbst herbeigeführten pathologischen Gewichtsverlusts »jetzt noch nicht sterben will«. Die Psychiaterin diagnostiziert ein dementielles Geschehen; eine Depression kann sie nicht ausschließen. Der erste Versuch des Pflegedienstes einen Tag später, Frau Meier in ihrer Wohnung aufzusuchen, scheitert daran, dass sie über die Sprechanlage mitteilt, sie brauche keine Hilfe. Daraufhin soll nach Rücksprache mit allen Beteiligten der rechtliche Weg beschritten werden, und so schaltet die Pflegedienstmitarbeiterin das Gesundheitsamt ein. Notgedrungen öffnet Frau Meier den daraufhin erscheinenden Beamten die Wohnungstür.

Die kleine Wohnung kann ohne Umschweife als verwahrlost bezeichnet werden. Es fallen Berge schmutziger Wäsche ins Auge. Die Post von Jahren liegt überall verstreut, und dazwischen stecken viele Geldscheine. Der gesamte Fußboden ist mit allem übersät, was zum Leben gehört, und die Küche dient als Müllplatz. Dennoch sehen die Beamten keinen Handlungsbedarf. Ein Blick in den Kühlschrank genügt ihnen. Sie sehen die dort gelagerten Lebensmittel, und damit ist nach ihrer Meinung jede Gefahr gebannt. Die Beamten gehen mit der Bemerkung: »Wir haben schon Schlimmeres gesehen.« Dass alle Lebensmittel im Kühlschrank seit Monaten oder Jahren abgelaufen sind, registrieren sie nicht.

Der Pflegedienstmitarbeiterin gelingt es, ein Gespräch mit Frau Meier zu beginnen. Sie findet zu keiner Einsicht in ihre Situation und pariert alle Vorschläge, wobei sie sich sprachlich als sehr kompetent erweist. Allerdings darf sich die Pflegedienstmitarbeiterin setzen und ihr Vorschlag, gemeinsam eine Zigarette zu rauchen, löst vorsichtige Freude aus. Doch betont Frau Meier, dass sie die ganze Aufregung um ihre Person nicht verstehe, lässt aber das Argument gelten, dass sie verantwortungsvolle Ärztinnen habe, die sich begründete Sorgen machen würden. Nach etwa einer Stunde Unterhaltung bedankt sie sich für die ihr entgegengebrachte Freundlichkeit. Vereinbarungen über weitere Hilfen durch den Pflegedienst lehnt sie jedoch ganz entschieden ab. Obgleich auch sie meint, dass ihr im Leben »einige Maschen gefallen« seien, löst ihr niedriges Körpergewicht bei Frau Meier keine Besorgnis aus. Sie scheint ihren Zustand nicht einmal wahrzunehmen.

Daraufhin setzt sich die Pflegemitarbeiterin nach Rücksprache mit allen Beteiligten mit dem Amtsgericht ins Benehmen und erhält nach einem Telefonat mit der zuständigen Richterin die Empfehlung, keinen Eilantrag zur gesetzlichen Betreuung[40] zu stellen. Da das Untergewicht Frau Meiers als lebensbedrohlich eingeschätzt werden muss, ist nach Ansicht der Pflegedienstmitarbeiterin für langwierige bürokratische Abläufe keine Zeit. Deshalb faxt sie trotz der richterlichen Empfehlung einen Eilantrag, der von beiden Fachärztinnen unterstützt wird, indem sie ihrerseits faxen: »Bei Frau Meier besteht aufgrund ihres jetzige Zustandes und der Verweigerung jeglicher medizinischen und sozialen Hilfen eine erhebliche Eigengefährdung bis hin zur gleichgütig aufgenommenen Gefahr des Todes.«

Fünf Tage später sucht der vom Gericht bestellte psychiatrische Gutachter Frau Meier auf, wird jedoch nicht in die Wohnung gelassen. Nach einem Gespräch zwischen »Tür und Angel« sieht der Psychiater wohl die »Grenzwertigkeit«, will sich aber trotzdem gegen eine Gesetzliche Betreuung aussprechen. Er argumentiert mit dem freien Willen[41] Frau Meiers und möchte ihr sowohl eine Zwangseinweisung als auch eine Zwangsernährung ersparen. Des Weiteren erklärt er, dass jede, die es möchte, auf Essen verzichten und als Folge verhungern könne.

Die Pflegedienstmitarbeiterin verweist auf die dementielle Erkrankung Frau Meiers, so dass nicht wie selbstverständlich von einem freien Willen ausgegangen werden könne. Dieser setze psychische Gesundheit voraus. Sie zeigt Alternativen zur Zwangsernährung im Umgang mit Frau Meier auf: eine rechtliche Grundlage herstellen durch vorläufige Gesetzliche Betreuung, Tätigkeit des Pflegedienstes mit vertrauensbildenden Maßnahmen und vorsichtige Hilfestellungen. Vergeblich.

Am selben Tag wird Frau Meier von der Betreuungsstelle der Stadt Frankfurt aufgesucht (Abteilung Jugend- und Sozialamt des Magistrates). Dieses Vorgehen entspricht den gesetzlichen Grundlagen eines Betreuungsverfahrens. In der im Anschluss verfassten Stellungnahme heißt es: »Es bestehen dringende Gründe für die Annahme, dass die Voraussetzungen für die Bestellung eines Betreuers gegeben sind. Es ist nicht auszuschließen, dass mit dem Aufschub der Entscheidung eine Gefahr verbunden ist, so dass es in hiesiger Sicht geboten ist, einen vorläufigen Betreuer zu bestellen.«

Die Mitarbeiterin der Betreuungsstelle bestätigt die »Verwahrlosung, den ausgezehrten körperlichen Zustand, der von anderer Seite bagatellisiert wird, die kognitiven Ausfälle und beträchtliche Lücken der situativen und zeitlichen Orientierung und bei finanziellen Angelegenheiten«.

Das Fazit des Sozialberichtes lautet: »[...] bestehen jedoch erhebliche Zweifel, ob von einem freien Willen der Betroffenen ausgegangen werden kann. Zwar bedarf die Frage einer freien Willensbildung und der drohenden gewichtigen gesundheitlichen Schädigung der weiteren Aufklärung durch einen ärztlichen Sachverständigen. Aufgrund der vorläufigen Einschätzung wäre jedoch u. E. mit einem Aufschub Gefahr verbunden, so dass wir eine vorläufige Betreuerbestellung für unumgänglich halten, um eine drohende gewichtige Schädigung der Kranken abzuwenden.«

---

40 § 1896 (1) BGB: Kann ein Volljähriger aufgrund einer psychischen Krankheit oder einer körperlichen, geistigen oder seelischen Behinderung seine Angelegenheiten ganz oder teilweise nicht besorgen, so bestellt das Betreuungsgericht auf seinen Antrag oder von Amts wegen für ihn einen Betreuer. [www.gesetze-im-internet.de/bgb_1896.html, **Abruf 21.06.2019**]

41 Hierfür müssen drei Bedingungen erfüllt sein: Die Person könnte auch anders handeln (sie ist frei); sie handelt aus verständlichen Gründen (intelligible Form der Willentlichkeit); ist Urheberin ihrer Handlungen. [Vgl. Walter, Henrik (1999): *Neurophilosophie der Willensfreiheit*, Paderborn, mentis: 24.]

Im Anschluss an ein Gespräch zwischen der Firma, bei der Frau Meier beschäftigt war, und der Pflegedienstmitarbeiterin unterstützen der ehemalige Arbeitgeber und die Kolleginnen, mit denen Frau Meier am engsten zusammengearbeitet hat, das Betreuungsverfahren mit einem ausführlichen Schreiben an das Gericht. In diesem wird die Hilfsbedürftigkeit nochmals deutlich dargestellt. Frau Meier sei bislang am Arbeitsplatz an den zwei Tagen ihrer Anwesenheit mit Essen versorgt und angehalten worden, es zu sich zu nehmen. Sie bekomme Hilfe in finanziellen Angelegenheiten. Während der restlichen fünf Tage der Woche rufe sie oft hilflos und resigniert klingend in der Firma an. Dem Chef der Firma habe sie telefonisch mitgeteilt: »Ich brauche Trost und ich brauche Hilfe.« Ihren Kolleginnen gegenüber habe sie gesagt: »Ich mag nicht mehr – ich kann nicht mehr – ich will nicht mehr.«

Obgleich es nach der Stellungnahme des ehemaligen Arbeitgebers zu einer Kontaktaufnahme zwischen der Firma und dem psychiatrischen Gutachter kommt, bleibt dieser doch bei seiner bisherigen Haltung, dass er Frau Meier »nicht für betreuungsbedürftig« halte.

Einen letzten Besuch erhält Frau Meier von dem Verfahrenspfleger, der ihr zur Seite gestellt wird. Auch dieser Termin ist ein gesetzlich festgelegter Schritt des Betreuungsverfahrens. Nach diesem Besuch formuliert die Betreuungsstelle in einem weiteren Schriftsatz: »Nach der Feststellung des Sachverständigen sind keine Unzulänglichkeiten bekannt geworden, die eine Betreuung gegen den Willen der Betroffenen begründen könnten. Die freie Willensbildung sei nicht aufgehoben. Da die Betroffene eine Betreuung eindeutig ablehnt, schließen wir uns dem Verfahrenspfleger an und regen an, das Verfahren einzustellen.«

Ein Monat nachdem Frau Meier mit ihrer Arbeitskollegin die Internistin aufgesucht hatte, wird das Verfahren eingestellt, da die zuständige Richterin sich gegen eine gesetzliche Betreuung entschieden hat. Als Begründung wird angegeben:
Die Ermittlungen, insbesondere

- der Bericht der Betreuungsstelle
- der Bericht des Verfahrenspflegers
- das medizinische Sachverständigengutachten

haben ergeben, dass eine gesetzliche Betreuung gemäß § 1896 Abs. 2 BGB[42] nicht erforderlich ist. Die Betroffene lehnt eine gesetzliche Betreuung ab, § 1896 Abs. 1a BGB.[43]

Mit dieser Begründung ist Frau Meier voll geschäftsfähig, obwohl sie nicht mehr weiß, wo sie ihr Geld abheben kann.

Während des Zeitraums, in dem das Betreuungsverfahren läuft und dann eingestellt wird, versucht die Pflegedienstmitarbeiterin immer wieder, einen Türöffner zur Wohnung und zu der Seele Frau Meiers zu finden. Mehrmals wöchentlich besucht sie diese. Vor der Sprechanlage bezieht sie sich auf Frau Meiers Arbeitskollegin und behauptet, sie hätte Lebensmittel von dieser bei ihr abzugeben.

Frau Meier wird zugänglicher und freut sich über die Besuche der Pflegedienstmitarbeiterin. Inzwischen wiegt sie noch 34 kg. Das mitgebrachte und überdies sehr gute Essen kommentiert sie mit den Worten: »Heute ist es ja wie Weihnachten«. Tatsächlich isst sie meistens auch etwas davon. Bei der Feststel-

---

42 § 1896 (2) BGB: »Ein Betreuer darf nur für Aufgabenkreise bestellt werden, in denen die Betreuung erforderlich ist. Die Betreuung ist nicht erforderlich, soweit die Angelegenheiten des Volljährigen durch einen Bevollmächtigten […] oder durch andere Hilfen, bei denen kein gesetzlicher Vertreter bestellt wird, ebenso gut wie durch einen Betreuer besorgt werden können.« [www.gesetze-im-internet.de/bgb_1896.html, Abruf 21.06.2029]

43 § 1896 (1a) BGB: »Gegen den freien Willen des Volljährigen darf ein Betreuer nicht bestellt werden.« [www.gesetze-im-internet.de/bgb_1896.html, Abruf 21.06.2029]

lung, dass Frau Meier gerne Milch trinkt, führt die Pflegedienstmitarbeiterin Fresubin als milchverwandtes Getränk ein. Obgleich Frau Meier andere Lebensmittel verderben lässt, bedient sie sich rege dieses Getränks. Da die Küche und der Kühlschrank nicht mehr im Gedächtnis verankert sind und dort alle deponierten Lebensmittel unbeachtet bleiben, werden das Bügelbrett und der inzwischen freigeräumte Tisch im Wohn-/Schlafbereich als Essenstheken genutzt. An ihnen nimmt Frau Meier nun auch Bananen, süße und herzhafte Speisen zu sich, allerdings nur in sehr kleinen Portionen.

Während der regelmäßigen Gespräche mit Frau Meier wird deren tiefe Verzweiflung deutlich spürbar, und sie selbst schildert gegenüber der Pflegedienstmitarbeiterin dieses Gefühl. Frau Meier hat keinen Lebensinhalt mehr. Sie vermisst schmerzlich ihr früheres Arbeitsumfeld. Überdies ängstigen sie ihre Rückenschmerzen und ihre schwindende Kraft. Die meiste Zeit liegt sie in der abgedunkelten Wohnung auf dem Bett. Sie hatte nie ein Fernsehgerät. Ihre ausschließlich englische Literatur ist dick eingestaubt und spielt offenbar schon längere Zeit keine Rolle mehr. Gelegentlich geht sie in ein Kaufhaus.

Um die Situation konstruktiv zu meistern, finden weitere Gespräche mit allen Beteiligten statt. Die Pflegedienstmitarbeiterin zieht das Bürgerinstitut in Frankfurt hinzu, das 1899 von dem jüdischen Unternehmer Wilhelm Merton gegründet wurde. Auch der frühere Arbeitgeber Frau Meiers ist ein jüdisches Unternehmen Diese jüdische »Verwandtschaft« steigert Frau Meiers Vertrauen erheblich, so dass ihr die Pflegedienstmitarbeiterin einen beruflichen Gesetzlichen Betreuer des Bürgerinstituts vorstellen kann.

Frau Meier zeigt sich nicht abgeneigt, den Berufsbetreuer mit einer Vollmacht für alle persönlichen und vermögensrechtlichen Angelegenheiten auszustatten.

Die vom Bürgerinstitut formulierte Vollmacht wird von der Rechtsanwältin des ehemaligen Arbeitgebers geprüft, und zur Beglaubigung der Vollmacht wird der befreundete Notar der Firma terminiert. Er stellt bei diesem Termin jedoch fest, dass die kognitiven Defizite Frau Meiers eine Beglaubigung nicht zulassen. Das Ergebnis seines Schnelltests, den er bei kognitiv eingeschränkten Menschen durchzuführen pflegt, lässt ihm keine andere Wahl.

Nun ist Frau Meier wohl im Sinne des Gerichts voll geschäftsfähig, jedoch gleichzeitig durch die Feststellung des Notars keinesfalls in der Lage, ihren Angelegenheiten vorzustehen. Dass sich das Gericht bei seiner Entscheidung auf den Begriff des freien Willens stützt, kann von dem Notar nicht nachvollzogen werden. Würde er derzeit eine Beglaubigung der Vollmacht vornehmen, so würde diese Handlung einen Straftatbestand darstellen. Frau Meier versteht wohl in der jeweiligen aktuellen Situation den Inhalt der Vollmacht, hat jedoch wenige Minuten später Erinnerungslücken. Sie unterzeichnet im dritten Versuch die Vollmacht für das Bürgerinstitut. Dies gelingt nur, weil nach zwei gescheiterten Versuchen ihre Arbeitskollegin anwesend ist. Sie kann Sicherheit vermitteln und ist auch weiterhin die engste Vertraute.

Monate nach dem ersten Arztbesuch beglaubigt ein weiterer Notar die Echtheit der Unterschrift. Ab diesem Zeitpunkt besteht für den Pflegedienst erstmalig rechtliche Sicherheit.

Doch ein Antrag auf Leistungen der Pflegeversicherung scheitert an dem begutachtenden Arzt, der nicht bereit war, eine Pflegestufe zu erteilen, da er Frau Meier in angekleidetem Zustand antraf. Hieraus schloss er, dass sie nicht pflegebedürftig sei. Der abgemagerte Zustand interessierte ihn nicht. Widerspruch einzulegen und ein zweites Gutachten einzufordern, lehnte Frau Meier ab.

Der Vorgang dauerte 3,5 Monate, und der Pflegedienst trug während dieser Zeit das Risiko erbrachter Leistungen ohne Vergütung/ohne Rechtsgrundlage. Die Summe der Arbeitsstunden beträgt € 3.535,20, die Kosten für die eingekauften Waren belaufen sich auf € 1.560,46.

3.8 Resümee

Die in der Einleitung benannte Kluft zwischen den Forderungen nach einer guten Pflege und der sozioökonomischen Absicherung eines ambulanten Pflegedienstes wurde als Folge der durch die Pflegeversicherung vorgegebenen Zergliederung der Pflegehandlungen in Leistungskomplexe und des damit einhergehenden Zeitdrucks, unter den die Pflegenden geraten, dargestellt; ebenso als Folge des gesteigerten Kostendrucks, durch den die Situation der Pflegedienste unter anderem charakterisiert ist, und als Folge einer gesellschaftlichen und ökonomischen Entwicklung, infolge der sich nicht primär Pflegebedürftige und Pflegende begegnen, sondern Käufer und Verkäufer. Trotz zeitlicher und finanzieller Begrenzungen bleibt aber sowohl bei dem zu Pflegenden als auch bei den Pflegenden die Vorstellung erhalten, dass Pflege mit Zuwendung und Achtsamkeit verbunden zu sein habe. Diesen Erwartungen gerecht zu werden und das eigene »Überleben« als Pflegedienst zu sichern, erzwingt die Suche nach Auswegen, die sich derzeit noch in solchen zusätzlichen Qualifikationen finden lassen, die zu einem Alleinstellungsmerkmal führen und damit zu einem Wettbewerbsvorteil. So werden von den Patienten beispielsweise immer häufiger Behandlungswünsche mit naturheilkundlichen Maßnahmen außerhalb der Schulmedizin gewünscht und eine diesbezügliche Beratung sowie Anwendungen auch honoriert. Dazu bedarf es der Erlaubnis zur berufsmäßigen Ausübung der Heilkunde (Heilpraktiker). Hier könnten aber, auch ohne die Berufserlaubnis zum Heilpraktiker, ebenso Inhalte der anthroposophischen Pflege zum Einsatz kommen, wie beispielsweise Beschwerden lindernde Wickel und Umschläge.

In der Praxis zeigt sich zudem häufig der Wunsch an den Pflegedienst nach einer fachlichen und menschlich sehr nahen Betreuung und Beratung während existentieller Krisen und bei schwierigen Entscheidungsprozessen. Hier kann ein Pflegedienst mit ethischen und palliativen Zusatzqualifikationen eine wertvolle Stütze sein und Patienten sind gerne bereit diese Leistungen angemessen zu vergüten. Diese Mehreinnahmen durch finanziell bessergestellte Selbstzahler ermöglichen es auch, anderen Patienten eine Versorgung zukommen zu lassen, bei denen das Diktat der Uhr nicht mehr so sehr im Vordergrund steht und ihren Bedürfnissen entspricht. Eine ökonomische Betriebsführung ist derzeit für einen Pflegedienst meist nur noch möglich, wenn es neben gesetzlich Versicherten auch selbstzahlende sowie zur Pflegeversicherung zuzahlende Patienten in der Versorgung gibt. Der Pflegenotstand verschärft schon jetzt die Situation der privaten Anbieter, da professionell Pflegende hier eine höhere Vergütung im Vergleich zur stationären Arbeit fordern. Es ist davon auszugehen, dass sich die Situation in der ambulanten Versorgung weiterhin verschärft und die jetzigen Vergütungen zukünftig nicht mehr ausreichend sein werden.

Abschließend soll die Krankengeschichte Frau Meiers noch einmal aufgegriffen werden.

Diese Krankengeschichte wurde aus dem Gros der Beispiele nicht nur wegen der bereits in der Einleitung genannten sozioökonomischen Bedrängnis ausgewählt, in die ein Pflegedienst geraten kann, wenn er zunächst einmal nur auf die Hilfsbedürftigkeit eines Menschen sieht und seine Handlungen von den Richtlinien der Pflegeethik bestimmen lässt, statt primär danach zu fragen, wann beziehungsweise ob seine Leistungen überhaupt bezahlt werden, obwohl es evident erscheint, dass sich ein eigenständiges Wirtschaftsunternehmen nicht allzu häufig auf das Risiko einlassen kann, € 5.000,– zu verlieren. Die Entscheidung für dieses Beispiel erwuchs auch daraus, dass mit der Beschreibung all der notwendigen Aktivitäten, die ihn begleiteten, gezeigt werden kann, dass die mit einem Pflegedienst gemeinhin assoziierte Arbeit am Körper weit über diese Bezogenheit hinaus reichen muss.

Ein anderer Grund für die Darstellung dieses Lebensweges ergab sich daraus, dass Frau Meier alleine lebte. Denn gerade dann, wenn Menschen im fortgeschrittenen Alter zu den Singles zählen – und dies entspricht gegenwärtig mehr und mehr der Norm –, können ihnen Institutionalisierung und Bürokratisierung erst sekundär in ihrer Not gerecht werden. So war es auch bei Frau Meier, die nur deshalb vor dem Verhungern gerettet wurde, weil ihr Menschen mit Verantwortungsgefühl und Bindungsfähigkeit begegneten und weil ihr Zuneigung entgegengebracht wurde.

Hält man sich bei diesem Praxisbeispiel an die Chronologie der Ereignisse und setzt sie in ein Verhältnis zu den bisherigen Ausführungen zur ambulanten Pflege, so lässt sich als allererstes sagen, dass die Arbeitskollegin von Frau Meier den seit der Menschheitsgeschichte vertrauten und durch die Jahrhunderte stets wiederholten Akt der Fürsorge fortsetzte, als sie Frau Meier überredete, mit ihr gemeinsam die Internistin aufzusuchen. Auch wenn hierbei freundschaftliche Gefühle als die treibende Kraft angesehen werden können, so lässt sich doch von ihnen auf die Möglichkeiten der Nachbarschaftshilfe und ehrenamtlichen Tätigkeit schließen, wie Klaus Dörner sie als Formen des menschlichen Miteinanders und als Teil des Tätigkeitsfeldes ambulanter Pflege versteht, innerhalb dessen ehrenamtlich Tätige und professionell Pflegende zusammenwirken. So geschah es auch im beschriebenen Beispiel, als erst das Engagement der Arbeitskollegin die Voraussetzung schuf, damit die Internistin und die Fachärztin für Neurologie und Psychiatrie mit ihren Behandlungen beginnen und dem ambulanten Pflegedienst die Medikamentenüberwachung übertragen konnten.

Allerdings hätten in diesem konkreten Fall nach der Anordnung der Medikamentenüberwachung die Pflegemaßnahmen schon wieder zu Ende sein können, da die Patientin sich weigerte, den Pflegedienst in ihre Wohnung zu lassen. Dass dies juristisch und ethisch ihr gutes Recht war, steht außer Frage, da niemand gegen seinen selbstbestimmten Willen zu einer medizinischen Behandlung oder einer pflegerischen Maßnahme gezwungen werden darf doch geriet der Pflegedienst in ein Dilemma: der Wille der Patientin stand konträr zur ärztlichen Anordnung und zum Pflegeauftrag. Vor allem aber wurde offensichtlich, dass Frau Meier keine Einsicht in ihr eigenes Leiden hatte und dass sie sich keineswegs ihrer Aussage entsprechend, dass sie noch nicht sterben wolle, verhielt. Daraus ergab sich, dass die Kluft zwischen der Patientenautonomie[44] und dem Recht auf Fürsorge vom Pflegedienst überbrückt werden musste, auch unter der ethischen Frage, in welcher Form man anderen verpflichtet ist.[45]

Gerade das widersprüchliche Verhalten Frau Meiers macht deutlich, dass die Arbeit der ambulanten Pflege nicht in den abgezirkelten Verrichtungen einer Preislistenkategorie aufgehen kann, auch nicht in den rudimentären Vorstellungen des begutachtenden Arztes, der hinsichtlich der Einstufung nach den Maßgaben der Pflegeversicherung meinte, wenn sich jemand ankleiden könne, bedürfe er keiner Hilfe, sondern im Gegenteil, dass mit ihr der ganze Mensch in seinen Lebensbedingungen wahrgenommen werden muss. Obgleich die Einstellung der professionell Pflegenden weiblichen Geschlechts unter dem Einfluss der Frauenbewegung zu den sogenannten weiblichen Tugenden ambivalent ist, war angesichts Frau Meiers die von Florence Nightingale vor 150 Jahren eingeforderte rückhaltlose Empathie gefragt. Nur so war es möglich, eine Nähe von der Qualität zu ihr aufzubauen, die es ihr ermöglichte, Hilfe anzunehmen. Wäre dieser Zugang zu

---

44 Vgl. Fußn. 92 d. Arb.
45 Vgl. S. 30 d. Arbeit.

ihr nicht gelungen und es der Pflegedienstmitarbeiterin nicht möglich gewesen, sie in ihrer Bedürftigkeit zu erkennen, hätte sich deren Einschätzung nicht wesentlich von denen der nachfolgend einbezogenen Instanzen unterschieden, ignorierten doch sowohl die Judikative (die Richterin) als auch die Exekutive (die Beamten des Gesundheitsamtes) gleichermaßen die akute Lebensgefahr oder teilten – unausgesprochen – die Meinung des psychiatrischen Gutachters, dass jeder das Recht habe, sich zu Tode zu hungern. Bei diesen Entscheidungen stand die Autonomie der Patientin für die behördlichen Organe ganz offensichtlich im Vordergrund, während das Recht auf Fürsorge völlig ohne Belang blieb, oder man definierte Fürsorge als Zwangseinweisung und Zwangsernährung.

Um dieser Meinung eine andere Sichtweise entgegenzuhalten und handlungsfähig zu bleiben, war eine Zusammenarbeit zwischen den Ärztinnen und dem Pflegedienst unabdingbar. Ebenso erwies sich die Umsetzung des angeeigneten Fachwissens als lebensrettend, mit dem die Symptome von Demenz und Depression erkannt werden konnten und dass diese Erkrankungen den freien Willen einschränkten. Es war die langjährige Erfahrung in diesem Beruf, gepaart mit vertrauensbildenden Maßnahmen und vorsichtigen Hilfestellungen, die eine bessere Richtung im Leben der Patientin auf den Weg gebracht haben. Jeder weitere Schritt konnte aber nur in Kenntnis der gesetzlichen Richtlinien vollzogen werden, vor allem der gesetzlichen Grundlagen eines Betreuungsverfahrens. Jedoch führten diese Kenntnisse nur auf Umwegen zum Erfolg, da das Betreuungsverfahren bei Gericht scheiterte. Erst nachdem Frau Meier einem gesetzlichen Vertreter des Bürgerinstituts eine freiwillige Vollmacht erteilt hatte, war ein Teil ihrer Probleme lösbar. Doch um zu dieser Regelung zu gelangen, waren alle vorherigen Schritte nötig gewesen, Unkenntnis hätte hier zur Stagnation und zum Tod von Frau Meier geführt.

So aber konnte Frau Meier noch einige gute Jahre erleben, in denen sie ihre Selbstständigkeit weitgehend bewahrte und trotzdem betreut war, indem ihr jene Aufgaben abgenommen wurden, zu denen sie selbst nicht mehr in der Lage war.

Literatur

Adam-Paffrath R (2014) Würde und Demütigung aus der Perspektive professioneller Pflege. Eine qualitative Untersuchung zur Ethik im ambulanten Pflegebereich, Frankfurt a. M.: Mabuse

Altenpflege in Lernfeldern. 3 in 1 – Pflege, Krankheitslehre, Anatomie und Physiologie (2018), Stuttgart: Thieme

Beauvoir S de (1989) Das Alter, Essay, Reinbek bei Hamburg: Rowohlt

Benedikt XVI., Papst (2008): Enzyklika Deus Caritas Est: von Papst Benedikt XVI. an die Bischöfe, an die Priester und Diakone, an die gottgeweihten Personen und alle Christgläubigen über die christliche Liebe, Verlautbarungen des apostolischen Stuhls, Nr. 171, hrsg. vom Sekretariat der Deutschen Bischofskonferenz, Bonn

Blüher S & Stosberg M (2005) Pflege im Wandel veränderter Versorgungsstrukturen: Pflegeversicherung und ihre gesellschaftlichen Konsequenzen. In: Schroeter K R & Rosenthal T (Hrsg.) Soziologie der Pflege. Grundlagen, Wissensbestände und Perspektiven, Weinheim u. München: Juvena, S. 177–192

Bobbert M (2002) Patientenautonomie und Pflege. Begründung und Anwendung eines moralischen Rechts, Frankfurt a. M.: Campus

Böhme G (2014) Vorwort zu Gernot Böhme (Hrsg.) Pflegenotstand: der humane Rest, Bielefeld: Aisthesis, S. 7–12

Böhme G (2008) Ethik leiblicher Existenz, Frankfurt a. M.: Suhrkamp

Büker C, Lademann J, Müller K (2018) Moderne Pflege heute. Beruf und Profession zeitgemäß verstehen und leben, Stuttgart: Kohlhammer

Büscher A, Horn A (2010) Bestandsaufnahme zur Situation in der ambulanten Pflege. Ergebnisse einer Expertenbefragung, Veröffentlichungsreihe des Instituts für Pflegewissenschaft an der Universität Bielefeld (IPW), Bielefeld, Institut für Pflegewissenschaft an der Universität Bielefeld (www.uni-bielefeld.de/Gesundhw/ag6/downloads/ipw-145.pdf/, Zugriff am: 14.06.2019)

BMFSFJ – Bundesministerium für Familie, Senioren, Frauen und Jugend/Bundesministerium für Gesundheit (2009) Charta der Rechte hilfe- und pflegebedürftiger Menschen, Berlin: 6

BMG – Bundesministerium für Gesundheit (2018) Beschäftigte in der Pflege (Pflegekräfte nach SGB XI) BMG (www.bundesgesundheitsministerium.de/themen/pflege/pdf, Zugriff am: 14.06.2019)

Conradi E (2001) Take Care. Grundlagen einer Ethik der Achtsamkeit, Frankfurt a. M.: Campus

Coors M (2015) Ethik in Pflege und ambulanter Versorgung: Eine Einführung. In: Coors, M, Simon A, Stiemerling M (Hrsg.) Ethikberatung in Pflege und ambulanter Versorgung. Modelle und theoretische Grundlagen, Lage: Jacobs, S. 9–15

Czarnetzki A (Hrsg.) (1996) Stumme Zeugen ihrer Leiden. Paläopathologische Befunde, Tübingen: Attempto

Dederich M, Schnell M W (2011) Anerkennung und Gerechtigkeit im Kontext von Bildungs-, Heil- und Pflegeberufen. In: ders. (Hrsg.) Anerkennung und Gerechtigkeit in Heilpädagogik, Pflegewissenschaft und Medizin. Auf dem Wege zu einer nichtexklusiven Ethik, Bielefeld: transcript, S. 7–21

Dörner K (2008) Helfende Berufe im Markt-Doping. Wie sich Bürger- und Profi-Helfer nur gemeinsam aus der Gesundheitsfalle befreien, Neumünster: Paranus

Dörner K (2012) Helfensbedürftig. Heimfrei ins Dienstleistungsjahrhundert, Neumünster: Paranus

Eickhoff H (2012) Sinn und Kunst der Pflege. In: Teunen J (Hrsg.) Geisenheim: Selbstverlag

Freud S (1982/1923) Das Ich und das Es. In: ders. (Hrsg.): Studienausgabe Bd. III Psychologie des Unbewußten, Frankfurt a. M.: Fischer, S. 273–330

Friesacher H (2012) Kritik und moralisches Engagement – Überlegungen zur Gerechtigkeitskonzeption in der Pflege. In: Brandenburg H, Kohlen H (Hrsg.): Gerechtigkeit und Solidarität im Gesundheitswesen. Eine multidisziplinäre Perspektive, Stuttgart: Kohlhammer, S. 65–77

Gause U (2006) Kirchengeschichte und Genderforschung, Tübingen: Mohr Siebeck

Gerlinger T (2014) Pflegebedarf und Pflegepotenziale in Deutschland. In: Gernot Böhme (Hrsg.): Pflegenotstand: der humane Rest, Bielefeld, Aisthesis, S. 15–29

Haas M (2014) Pflegende in Entscheidungsprozessen zur PEG-Sonde bei Demenz. Eine Analyse von Settings und Rollen, Frankfurt a. M.: Mabuse

Haas M, Adam-Paffrath R (2016) Auf der Suche nach dem goldenen Analyseinstrument – Erfahrungen in der Anwendung des Leitfadens Qualitative Analysis Guide of Leuven (QUAGOL) zur qualitativen Datenanalyse. In: QuPuG. Journal für Qualitative Forschung in Pflege- und Gesundheitswissenschaft, hrsg. v. Sabine Hahn u. a., 02/16, S. 88–96

Hastedt H (2009) Gefühle. Philosophische Bemerkungen, Stuttgart: Reclam

Haug W F (1971) Kritik der Warenästhetik, Frankfurt a. M.: Suhrkamp

Hirsch J, Roth R (1986) Das neue Gesicht des Kapitalismus. Vom Fordismus zum Post-Fordismus, Hamburg: VSA

Kitzur Schulchan Aruch – Kap. 34 – Vorschriften für die Mildtätigkeit (www.talmud.de/tlmd/kitzur-schulchan-aruch-kapitel-34, Zugriff am: 11.06.2019)

Kohlen H (2010) Care-Arrangements und Gender in der häuslichen Pflege. In: Remmers H, Kohlen H (Hrsg.) Bioethics, Care and Gender, Osnabrück: Universitätsverlag, S. 119–130

Koran. Vollständige Ausgabe. Aus dem Arabischen übers. v. Max Henning, Hamburg: Nikol

Mahler M S (1984) Die psychische Geburt des Menschen. Symbiose und Individuation, Frankfurt a. M.: Fischer

Manthe U (2016) Geschichte des römischen Rechts, München: C. H. Beck

Mürbe M, Stadler A (2016) Berufs-, Gesetzes- und Staatsbürgerkunde. Kurzlehrbuch für Pflegeberufe, München: Elsevier

Nightingale F (1878) Rathgeber für Gesundheits- und Krankenpflege, Leipzig; zit. n. Panke-Kochinke, Birgit (2018): Die Geschichte der Krankenpflege (1679–2000). Ein Quellenbuch, Frankfurt a. M.: Mabuse

Planer K (2012) Solidarisches Handeln konkret – Heimeinzug Pflegebedürftiger: wer trifft die Entscheidung? In: Brandenburg H, Kohlen H (Hrsg.): Gerechtigkeit und Solidarität im Gesundheitswesen. Eine multidisziplinäre Perspektive, Stuttgart: Kohlhammer, S. 201–220

Ploetz, der große (2001) Die Daten-Enzyklopädie der Weltgeschichte. Daten, Fakten, Zusammenhänge, begr. v. Dr. Carl Ploetz, 32. neubearb. Aufl., Freiburg: Komet

Remmers H (2010) Moral als Mantel menschlicher Versehrbarkeiten. Bausteine einer Ethik helfender Berufe. In: Remmers H, Kohlen H (Hrsg.) Bioethics, Care und Gender, Osnabrück: Universitätsverlag, S- 43–63

Riedel A (2015) Ethikberatung in der Altenpflege – Forderungen und Gegenstand. In: Coors M, Simon A, Stiemerling M (Hrsg.): Ethikberatung in Pflege und ambulanter Versorgung. Modelle und theoretische Grundlagen, Lage: Jacobs, S. 45–67

Schroeter K R (2006) Das soziale Feld der Pflege. Eine Einführung in Strukturen, Deutungen und Handlungen, Weinheim u. München: Juventa

Sigerist H E (1963) Anfänge der Medizin. Von der primitiven und archaischen Medizin bis zum Goldenen Zeitalter in Griechenland, Zürich: Europa

Sozialgesetzbuch (SGB), Elftes Buch (XI) Preisliste ab 01.06.2018

Sozialgesetzbuch (SGB), Elftes Buch (XI) Soziale Pflegeversicherung

Storp E (1901) Die soziale Stellung der Krankenpflegerin, Dresden, zit. n. Panke-Kochinke B (2018): Die Geschichte der Krankenpflege (1679–2000). Ein Quellenbuch, Frankfurt am Main: Mabuse, S. 102–105

Streller J (1955) Philosophisches Wörterbuch, begr. v. Heinrich Schmidt, Stuttgart: Kröner

Virchow R (2018) Die berufsmäßige Ausbildung zur Krankenpflege auch außerhalb der bestehenden kirchlichen Organisationen. In: Die Berliner Frauen-Vereins-Conferenz am 5. und 6. November 1869, S. 84–93; zit. n. Panke-Kochinke, Birgit (2018): Die Geschichte der Krankenpflege (1679–2000). Ein Quellenbuch, Frankfurt a. M.: Mabuse, S. 64–68

Walter H (1999) Neurophilosophie der Willensfreiheit, Paderborn: mentis

Weidert S (2014) Pflegenotstand oder wie Pflegende die Not am eigenen Leib spüren. In: Gernot B (Hrsg.) Pflegenotstand: der humane Rest, Bielefeld: Aisthesis, S. 99–114

4 »Wer ist denn nun für uns zuständig?« – Systemimmanente Grenzen einer marktförmigen und organisationalen Pflege

Manfred Borutta

»Es gibt kein richtiges Leben im valschen.«
(Robert Gernhardt)

Ausgehend von einer weiteren Variation des Fallbeispiels vom Ehepaar Meier werden im folgenden Beitrag zunächst ein konkreter, von dem Autor begleiteter Fall eines älteren Paares vorgestellt. Mit Hilfe eines partizipativen Forschungsansatzes, bei dem teilnehmende Beobachtung (vgl. Flick 2016) mit temporär intervenierender Unterstützung gekoppelt sind (vgl. von Unger 2014), werden anhand des Falls systemimmanente Grenzen einer zunehmend marktförmigen Pflege analysiert. Dazu wird das Fallgeschehen zunächst chronologisch in drei Sequenzen dargestellt, die mit jeweils einer Diskussionsfrage abschließen. Danach erfolgt ein Rekurs der seit Jahren und Jahrzehnten zunehmend deutlicher werdenden Dysfunktionalität im Gesundheitswesen, die mit den zentralen Begriffen Diskontinuität und Desintegration beschrieben werden. Die mit der Einführung der Pflegeversicherung politisch gewollte Effizienzorientierung determiniert die Möglichkeiten von Integration und Kooperation im Gesundheitswesen: Was sich nicht auszahlt, lohnt sich nicht, und wird in der Folge unterlassen. Am Fallbeispiel wird dann auch die Begrenztheit einer politischen zielgerichteten Irritation auf das Funktionssystem Gesundheit und »seinen« Organisationen deutlich, aber ebenso ein Mangel an multiperspektivischer (Pflege-)Forschung, die neben Verhaltensfaktoren auch verstärkt Verhältnisfaktoren in den Fokus nehmen sollte. Kontextuales Denken scheint dabei erkennbar (noch) keine ausgewiesene Perspektive von Pflegewissenschaft zu sein. Aus einer systemtheoretischen Perspektive werden die Schwierigkeiten einer sektorübergreifenden Versorgung analysiert.

Immer noch in der Fachliteratur viel beschworene konzeptionelle Ansätze wie der des Case Managements erweisen sich in dieser Perspektive schnell als Spannungsfeld von Steuerungsillusion und Legitimationsausfall. Organisationen als soziale Systeme verändern sich nur langsam. Irritationen von außen sind dabei zwar nicht unmöglich, was das jeweilige System mit diesen (rechtlichen, wirtschaftlichen und sonstigen) Irritation macht, obliegt in weiten Teilen allerdings seiner eigenen Selbstbezüglichkeit und damit seiner eigenen organisationalen Systemgeschichte. So generiert die zunehmende Ökonomisierung der ambulanten Pflege, die dem »privat equity« einen legalisierten leistungsrechtlichen Vorrang vor der staatlichen Daseinsvorsorge einräumt (und damit im Übrigen die politisch propagierte Wettbewerbsorientierung gezielt unterläuft), zu einem Mythos der unendlichen Qualitätssteigerung. Die bislang wenigen empirischen Untersuchungen, die darauf hindeuten, dass mit dieser Ausrichtung des Pflegeversicherungsgesetzes in Richtung Privatisierung ambulanter und stationärer Pflegeleistungen Minderqualität generiert aber Renditeerwartungen (von vornehmlich großen Privatanbietern) erfüllt werden, vermögen offensichtlich nicht, diese Entwicklung umzukehren. Ein nicht unerheblicher Teil der Pflegewissenschaft kommt angesichts dieser Entwicklungen erstaunlich systemkonform und unpolitisch daher. Eine Wissenschaft, die sich zunehmend die unmittelbare Verwertbarkeit auf das Banner schreibt, öffnet aber vor allem »kostengünstigen« Lösungen Tür und Tor, ohne dies hinreichend zu reflektieren (vgl. Krampe 2014). Für Frau und Herrn Meier bedeutet dies – neben der unmittelbaren Belastung durch die Pflege (hier: des demenziell veränderten Herrn Meier) – eine weitere Dauerbelastung in der Auseinander-

setzung mit einem fragmentierten System und einem aus der Betroffenenperspektive kaum zu durchschauenden Instanzendschungel an (Un-)Zuständigkeiten, der in die Frage der pflegenden Frau Meier seinen Verdichtungspunkt findet: »Wer ist denn nun für uns zuständig?«

Stichworte: Multiperspektivische Beobachtung, Dysfunktionalitäten im Gesundheitswesen, Wettbewerbsorientierung, Effizienzorientierung, Erosion staatlicher Daseinsvorsorge, Systemkonformität der Pflegewissenschaft

4.1 Fallvignette: Frau und Herr Meier im Instanzendschungel

4.1.1 Methodische Vorgehensweise der Fallbeobachtung und der Fallanalyse

Der im Folgenden geschilderte Fall stellt kein zu Lehrzwecken erfundenes Konstrukt dar. Er schildert die Situation eines gemeinsam alt gewordenen Paares, die vom Autor über einen längeren Zeitraum beobachtet wurde. Ich hatte dabei die seltene Möglichkeit, Frau und Herrn Meier und ihre Nichte während des gesamten Verlaufs, der – im hier relevanten und herausgearbeiteten Zeitfenster – einen Zeitraum von neun Monaten umfasste, zu begleiten. Das gab mir die Möglichkeit, den Fall in seinem Verlauf, sowohl in einer für die Beobachtung wichtigen hinreichenden Nähe am Fallgeschehen als auch mit der nötigen forschenden Distanz im Sinne einer temporär teilnehmenden Beobachtung (vgl. u. a. Flick 2016, S. 287–296; Lüder 2000, S. S. 632–643) zu beobachten und an manchen Stellen intervenierend entsprechende Unterstützung zu gewährleisten bzw. diese zu organisieren. Dieses in der Literatur auch als *going native* beschriebene Vorgehen (Flick 2016, S. 291) erlaubte – nicht zuletzt dadurch, dass der Autor die primären Akteure (Frau und Herr Meier und die Nichte der Frau Meier[46]) seit mehreren Jahren persönlich kennt – die Gewinnung einer Innenperspektive und neuer Einsichten in das untersuchte Feld, die mit anderen Methoden des Feldzugangs (bspw. Formen der Befragung) und einer damit zwangsläufig einhergehenden Distanzierung ,wohl kaum so reichhaltig in Bezug auf die gewonnenen Erkenntnisse hätten vollzogen werden können. Für eine über das Alltagsverständnis hinausgehende Erkenntnisgewinnung im Hinblick auf relevante Zusammenhänge im zu untersuchenden Feld, gehört grundsätzlich die Einnahme einer hinreichenden Distanz des professionellen Fremden. In Anlehnung an Koepping (1987, S. 7–37) gilt für den Forschenden, dass dieser »als soziale Figur genau die Eigenschaften besitzen muß, die Simmel für den Fremden herausgearbeitet hat: Er muß in sich selbst beide Funktionen, die des Engagiertseins und der Distanz dialektisch verschmelzen können«. Teilnahme heißt insofern Verstehen mit den Augen der anderen. Dadurch wird der andere nicht zum Gegenstand, sondern zum dialogischen Partner im Forschungsprozess (vgl. ebd.). Es handelt sich also um einen partizipativen Forschungsansatz, der in der Pflegewissenschaft bislang kaum beschritten wurde, der Sozialen Arbeit und den Sozialwissenschaften umso mehr vertraut ist. Partizipative Forschung stellt kein einzelnes, einheitliches Verfahren dar, sondern einen

---

46 Alle Namen im geschilderten Fall wurden selbstverständlich anonymisiert.

»Forschungsstil, der sich in hohem Maße durch Kontextualität und Flexibilität auszeichnet.« (von Unger 2014, S. 1). Als Oberbegriff steht Partizipative Forschung für all jene Forschungsansätze, »[…] die soziale Wirklichkeit partnerschaftlich erforschen und beeinflussen. Ziel ist es, soziale Wirklichkeit zu verstehen und zu verändern.« (ebd.). Der Begriff der Partizipation »…bezieht sich sowohl auf die Teilhabe von gesellschaftlichen Akteuren an Forschung als auch auf Teilhabe an der Gesellschaft.« (ebd.) Von Unger betont, dass sich Partizipative Ansätze (ähnlich wie systemtheoretische Forschungsansätze) einer einheitlichen Methodologie und einem einheitlichen methodischen Vorgehen versperren (vgl. ebd.). Fine und Torre beschreiben dies im Hinblick auf *Participatory Action Research (PAR)* wie folgt: »Partizipative Aktionsforschung (PAR) wie folgt: »PAR ist ein tief kontextualisierter Prozess für demokratische und auf Gerechtigkeit basierende Arbeit, der sich nicht für eine Checkliste von Praktiken eignet.« (Fine & Torre 2006, S. 456–462; Übersetzung: M.B.).

Zu ergänzen sei noch ein Hinweis auf die Ausführlichkeit der hier vorgenommenen Fallschilderung. Diese ist unabdingbar, um sowohl die Komplexität als auch die Kompliziertheit der Fallvignette in ihrer Gänze erfassen und analysieren zu können. Denn »(d)ie Art des Zugangs zu einem Fall entscheidet über Deutungen der Fallkomponenten und die Art der Deutung entscheidet über die Zielstellung einer Fallarbeit.« (Michel-Schwartze 2016, S. 1). Mit Kompliziertheit ist hier die Quantität der Ereignisse gemeint, die nicht nur aus der Perspektive der Betroffenen ein schwer beherrschbares Maß annimmt. Komplizierte Systeme haben stabile Input-Output-Relationen. Sie sind insofern durchaus und prinzipiell berechenbar (wie technische Maschinen: PC-Systeme, Smartphones, Motoren, Herzschrittmacher, Ikea-Bauanleitungen, etc.) Komplizierte Sachzusammenhänge sind (wie in der vorliegenden Fallschilderung) abbildbar und einigermaßen vorhersehbar (vgl. hierzu exemplarisch zu den MDK-Prüfkonstrukten: Ketzer 2015). *Komplexität* meint hingegen die Gesamtheit der möglichen Systemzustände: Vielfältigkeit, Folgelastigkeit, Vernetzungsmöglichkeiten eines Entscheidungsfeldes (oder eines Fallsystems). Komplex ist eine Situation, wenn es mehr Möglichkeiten gibt, als aktualisiert werden können, also nicht mehr jedes Element jederzeit mit jedem anderen verknüpft werden kann. Der Begriff der Komplexität bezeichnet damit immer auch eine Relation zwischen System und Umwelt. Komplexität ist deshalb im Gegensatz zu Kompliziertheit in ihren Folgen schwer vorhersehbar (vgl. exemplarisch zum Prüfverfahren des MDK in Pflegeeinrichtungen und -diensten: ebd.).

Der vorliegende Fall ist in den darin erkennbar werdenden bürokratischen und gesetzlichen Verfahrensregeln kompliziert, also diesbezüglich abbildbar und auch grundlegend nachvollziehbar. In den dahinterliegenden – eher immanenten Grundstrukturen – ist der Fall jedoch komplexer, als er sich durch die abgebildete Schilderung darstellt. Charakteristisch ist hier ein Entscheidungsfeld, in dem ein familiales Interaktionssystem (das Ehepaar Meier) auf die Anforderung seiner Umwelten reagieren muss. Komplexität bezieht sich auf eine System-Umwelt-Relation, in welcher der Beziehungs-, Möglichkeits- und Erwartungsreichtum der Umwelt dem familialen System zum Problem wird. Denn es gibt mehr Möglichkeiten, als das Interaktionssystem Meier (und die dieses System strukturell bildenden psychischen Systeme der Frau Meier und des Herrn Meier) zu aktualisieren im Stande ist; die es also sprichwörtlich überfordern. Weil es nicht nur eine Operationsmöglichkeit gibt, sind die einzelnen Handlungen des Systems »Ehepaar Meier« wie auch die je möglichen Reaktionen der Umwelt hochgradig kontingent.[47] Denn das

---

47 Kontingenz ist etwas, was weder notwendig ist, noch unmöglich ist; was also so wie es ist (war, sein wird) sein kann, aber immer auch anders möglich wäre.

Ehepaar Meier (und ihre Nichte) könnte prinzipiell so oder anders handeln und seine Umwelt so oder anders reagieren. Die Kompliziertheit und die Komplexität von Pflegebedürftigkeit im Alter werden gesamtgesellschaftlich in ihrer System-Umwelt-Differenz und in den sich daraus ergebenen Kontingenzen häufig unterschätzt. Umso mehr sollten wir im vorliegenden Fall genauer hinsehen. Zur weiteren Analyse (ab ▶ Kap. 4.1.2) wird der Fall in drei Sequenzen unterteilt.

4.1.2 Fallschilderung

Erste Sequenz: »Jetzt muss mal was passieren.«

Frau Meier ist jetzt 83 Jahre alt. Sie lebt mit ihrem Mann (87 Jahre alt) seit 1971 zusammen. Beide haben ihre früheren Ehepartner in jüngeren Jahren durch schwere Krankheiten verloren. Beide haben keine Kinder. Frau und Herr Meier bewohnen eine Wohnung auf der ersten Etage eines Dreifamilienhauses in einer kleinen Gemeinde in der Nähe einer Großstadt. Beide sind finanziell gut abgesichert.

Herr Meier war immer ein hilfsbereiter und sehr kommunikativer Mensch, auf den Frau Meier sich verlassen konnte. Als Handwerker hat er regelmäßig und mit viel Freude Reparaturen und kleinere Umbaumaßnahmen durchgeführt. Vor drei Jahren stellte Frau Meier zum ersten Mal leichte Wesensveränderungen bei ihrem Mann fest. Dieser wurde zunehmend ungeduldiger und ungehaltener, wenn ihm bestimmte Alltagsaufgaben nicht mehr so gelingen wollten, wie er es bis dahin gewohnt war. Nachdem er zunehmend vergesslicher wurde, ist sie mit ihrem Partner zunächst zur Hausärztin gegangen. Diese stellte eine Überweisung zum Neurologen aus.

Nach einer Wartezeit von neun Wochen erhielten die beiden dort einen Termin. Nach ausführlicher Diagnostik stellte der Neurologe die Diagnose »Demenz vom Alzheimer-Typ 1. Grades« fest. Im darauffolgenden Besuch bei der Hausärztin teilte diese den beiden mit, dass dies (Zitat) »… zunächst einmal nichts zu bedeuten habe«. Man solle sich keine großen Sorgen machen, da der Verlauf der Krankheit nicht immer gleich sei und Herr Meier – bis auf die bereits bekannten Symptome – möglicherweise noch über eine lange Zeit keine weiteren Symptome zu befürchten brauche. Bereits vor Jahren haben Frau und Herr Meier notariell beglaubigte Urkunden zur gegenseitigen Bevollmächtigung verfasst, die dann in Kraft treten sollen, wenn einer der beiden entscheidungsunfähig werden würde und der jeweils andere an seiner Stelle entscheiden soll.

Durch eine Freundin erfuhr Frau Meier, dass sie bei der Pflegekasse Pflegegeld für ihren Partner beantragen kann. Gelesen hatte sie darüber schon einiges in der Tageszeitung und in verschiedenen Illustrierten. Frau Meier rief bei der Krankenkasse an und beantragte die Einstufung in einen Pflegegrad für ihren Partner. Nachdem die Gutachterin des MDK den beiden ihren Besuch abgestattet hatte, wurde Herr Meier in Pflegegrad 2 (Erhebliche Beeinträchtigung der Selbständigkeit) eingestuft.

1 ½ Jahre später: Herr Meiers Zustand hat sich gravierend verändert. Er leidet nun auch an einem sog. »restless-legs«-Syndrom (RLS) und ist nachts sehr unruhig. Er wirkt zudem sehr oft desorientiert. Mehrfach hat er seine Brille in den Kühlschrank gelegt, die Socken in die Toilette geworfen und versucht, sich mit der Rasiercreme die Zähne zu putzen. Wenn das Telefon klingelt, nimmt er die Fernbedienung des Fernsehers an das Ohr.

Als Frau Meier ihn vor einigen Wochen – wegen eines Arztbesuches – zwei Stunden alleine zu Hause zurücklassen musste, hat er offenkundig dem vorbeiziehenden Kartoffelhändler einen 20 kg-Sack Kartoffeln abgekauft. In der vergangenen Woche kam Frau Meier vom Einkaufen nach Hause und fand ihren Mann schlafend in seinem Liegesessel. Ihm gegenüber saßen zwei etwas steif gekleidete Herren auf dem Sofa und beteten. Frau Meier hat die Herren mit samt ihrer Broschüren und Gebetbücher hinauskomplimentiert. Herr Meier konnte sich nicht erinnern, jemandem die Tür geöffnet zu haben.

Beim wenige Tage später anstehenden Arztbesuch meinte die Hausärztin: »Frau Meier, jetzt muss aber mal was passieren.« Auf die Frage, was sie denn vorschlagen würde, meinte die Hausärztin: »Sprechen Sie mal mit ihren Angehörigen«. – Frau Meier hat nur noch eine Nichte, ansonsten hat sie keine Angehörigen mehr. Die Nichte lebt in der 35 km entfernten Kreisstadt.

Vor ihrem Urlaub rief die Nichte bereits bei der Pflegeberatung der zuständigen Kreisverwaltung an. Die freundliche Sozialarbeiterin machte mit ihr einen Termin in zwei Wochen aus. Auf die Frage der Nichte, ob die Beraterin nicht zu einem Hausbesuch zu Frau Meier in die zum Kreisgebiet gehörende Gemeinde kommen könnte, verwies diese auf ihre Teilzeitbeschäftigung und eine Vielzahl an Beratungsgesprächen, die es ihr unmöglich machen würden, Hausbesuche abzustatten. Sie müsse mit Frau Meier schon in die Zentrale der Kreisverwaltung kommen.

Nachdem sich der 22-jährige Sohn ihrer Nichte bereit erklärt hatte, für drei Stunden bei Herrn Meier zu bleiben, konnten beide den Termin in der Pflegeberatung 14 Tage später wahrnehmen.

In einem einstündigen Gespräch erläuterte die Beraterin Frau Meier und deren Nichte umfassend das aktuelle Leistungsangebot aus dem SGB XI. Bis dahin hatte Frau Meier außer Pflegegeld keine weiteren Leistungen abgerufen. Folglich verfügt sie nun noch über einen aufsummierten Entlastungsbetrag (§ 45b SGB XI). Zitat der Beraterin: »Für sie ist viel Geld im Topf«. Sie übergab Frau Meier ein DIN-A-4-Blatt mit den aktuellen Leistungen der Pflegeversicherung.

Auf die Frage nach einer tageweisen Entlastung durch Tagespflege verwies die Beraterin auf eine Liste mit allen ambulanten und teilstationären Einrichtungen im Stadtgebiet. Eine konkrete Empfehlung dürfe sie nicht abgeben.

Auf dem Heimweg, sagt Frau Meier zu ihrer Nichte: »Ich brauche kein Geld, ich brauche Hilfe. Wer ist denn nun für uns zuständig?«

Die Nichte wandte sich am darauffolgenden Tag an ein Tagespflegehaus (TPH), die ihr von einer Kollegin empfohlen wurde. Bereits am darauffolgenden Tag erhielten Frau Meier und sie dort einen Termin. Allerdings liegt die Einrichtung in der Innenstadt. Der Mitarbeiter des TPH empfahl Frau Meier – da zurzeit ohnehin kein Platz frei wäre – sich doch an eine konkrete Einrichtung in ihrem Stadtteil zu wenden. Er schrieb ihr den Namen, die Adresse und die Ansprechpartnerin eines TPH auf einen Zettel.

Der freundliche Leiter der Einrichtung empfahl zudem, sich um eine stundenweise Begleitung zu kümmern. Dazu könne sie – unter bestimmten Voraussetzungen – auf Leistungen über € 125,– bei ihrer Kasse zurückgreifen oder auch die sog. Verhinderungspflege in Anspruch nehmen. Leider verfüge die Einrichtung selbst nur in sehr begrenzter Anzahl über derartige Kräfte. Und zurzeit sei keine Kraft mehr frei ...

Wieder zu Hause, wird Frau Meier bewusst, dass es sich bei der empfohlenen Tagespflegeeinrichtung um die Adresse jenes Altenheims handelt, in der ihre Mutter die letzten fünf Jahre ihres Lebens gelebt hatte und in dem sie vor 11 Jahren 99-jährig gestorben ist. Frau Meier hat ihre Mutter dort regelmäßig besucht und kennt noch eine ganze Reihe von Mitarbeiterinnen und Mitarbeitern der Einrichtung. Sie wusste jedoch bislang nicht, dass es in diesem Altenheim nun auch eine Tagespflegeeinrichtung gibt.

Bereits am nächsten Tag geht sie mit ihrer Nichte dort hin. Man bittet sie, mit dem Aufzug auf die 2. Etage zu fahren und dort die zuständige Mitarbeiterin der Tagespflegeeinrichtung, Frau Krüger anzusprechen. Frau Krüger nimmt sich Zeit und stellt Frau Meier einige Fragen zu ihrer derzeitigen Lebenssituation mit ihrem Partner. Dann fragt sie nach bereits beantragten Leistungen der Pflegeversicherung. Sie schlägt vor, dass Herr Meier doch nächste Woche Dienstag mal für einen Tag zu Besuch kommen solle.

Frau Meier ist unsicher, ob ihr Partner damit einverstanden ist. Bislang hat er sich gegen jede Veränderung seines Alltags zur Wehr gesetzt und wurde dabei häufig sehr aufbrausend. Mehrfach hat er sie bereits körperlich bedroht. Frau Meier hat Angst. Frau Krüger empfiehlt Frau Meier, ihrem Partner gegenüber ehrlich zu bleiben und von ihrer Erschöpfung zu sprechen und dabei deutlich zu machen, dass sie doch weiterhin mit ihm zusammenleben möchte.

Am Abend vor dem Besuch der Tagespflegeeinrichtung besucht die Nichte ihre Tante und deren Mann. Auf die Frage, ob er sich vorstellen könne, schon mal einen Tag in der auch ihm vertrauten Einrichtung zu verbringen, damit seine Frau ihre Arztbesuche erledigen könne, meint Herr Meier ohne lange zu zögern: »Wenn es für Tille jut is, dann machen wir das doch mal.« Und zur Nichte gewandt sagt er: »Bist ne Jutte, kenne dich schon lang ...«

Am kommenden Morgen stehen Herr und Frau Meier um 08:45 Uhr angezogen bereit. Beide werden von der Nichte zur Tagespflege gefahren. Nach ca. 20 Minuten verabschieden sie sich dort von Herrn Meier. Die Nichte hinterlässt bei Frau Krüger noch ihre Telefonnummer.

Um 16:00 Uhr holen Frau Meier und ihre Nichte Herrn Meier aus der Tagespflege ab. Er begrüßt seine Partnerin: »Ach Frau Meier, Sie auch hier ...« und lacht. Beide erfahren von Frau Krüger, dass Herr Meier sehr aktiv war und u. a. einen im Rollstuhl sitzenden Gast der Tagespflege mit in den Garten der Einrichtung begleitet habe. Er habe offenkundig Freude an den Gesprächen gehabt und wirkte ausgesprochen hilfsbereit und engagiert.

Das ist in letzter Zeit zu Hause ganz anders gewesen. Dort sitze Herr Meier – so berichtet Frau Meier – in aller Regel in seinem Liegesessel und würde schlafen.

Man vereinbart, dass sich die Einrichtung meldet, sobald ein Platz frei wird. In der Zwischenzeit solle die Nichte schon einmal über das Internet die Antragsformulare auf der Seite der zuständigen Kranken- und Pflegekasse ausdrucken und mit ihrer Tante gemeinsam ausfüllen. Die Nichte sagt zu, die entsprechenden Leistungen der teilstationären Betreuung für zwei Tage die Woche sowie den Entlastungsbetrag und die erforderliche Unterstützung durch einen ambulanten Dienst beim Duschen zweimal wöchentlich gemeinsam mit ihrer Tante bei der Pflegekasse zu beantragen.

> **Diskussion**
>
> Wie wäre dieser Fall bis hierhin wohl verlaufen, wenn Frau Meier keine Nichte an ihrer Seite hätte oder diese 150 km weiter entfernt wohnen würde?

Zweite Sequenz: Ein Haushaltsunfall und seine Folgen

Herr Meier besucht nun ohne weitere Schwierigkeiten dienstags und donnerstags regelmäßig die Tagespflegeeinrichtung in der Gemeinde vor Ort. Ein ambulanter Dienst kommt darüber hinaus dreimal wöchentlich zur Unterstützung beim Duschen zu Herrn Meier.

Mitte Oktober, drei Wochen nach dem ersten Besuch der Tagespflegeeinrichtung, stürzt Frau Meier beim Aufhängen der Wäsche im Garten. Sie erleidet eine Schulter- und eine Radiusfraktur der rechten Hand und muss nun ca. vier Wochen eine Schiene tragen, die ihr die Hausarbeit erschwert. Auf Anraten des Hausarztes stellt die Nichte für ihre Tante einen Antrag auf Haushaltshilfe (nach § 38 SGB V). Es handelt sich dabei um die gleiche Krankenkasse, bei der auch ihr Mann versichert ist. Frau Meier kann die erforderlich gewordene Haushaltshilfe nicht selbst beschaffen und ihre Nichte ist als Lehrerin Vollzeit berufstätig. Im Telefonat mit der zuständigen Vertreterin bei der Krankenkasse erfährt die Nichte, dass man da schon einen Weg finden würde, Frau Meier zu unterstützen. Man werde der Nichte eine Liste mit ortsnahen Ambulanten Diensten zumailen. Diese solle sie wegen einer Hilfskraft für die Haushaltshilfe kontaktieren. Nachdem die Nichte zunächst beim bereits unterstützenden ambulanten Dienst nach einer Haushaltshilfe angefragt hatte und dort eine Absage erhielt, telefonierte sie die ersten acht Dienste auf der von der Kasse zur Verfügung gestellten Liste durch. Keiner dieser Dienste verfügte über entsprechende personelle Ressourcen zur Stellung einer Haushaltshilfe. Die Haushaltshilfe als Aufgabenfeld – so erfuhr die Nichte – sei für ambulante Dienste zudem wirtschaftlich uninteressant, da die Vergütung der Krankenkassen zu gering sei. Haushaltshilfe sei ein Defizitgeschäft. Man empfahl der Nichte und Frau Meier, sich besser eine privat organisierte Haushaltshilfe aus ihrem Verwandtenkreis zu beschaffen. Daraufhin ruft die Nichte erneut die Krankenkasse der Frau Meier an.

Die Krankenkasse könne hier nicht weiter unterstützend tätig werden, erfährt sie nun. Vielmehr müsse Frau Meier die Haushaltshilfe schon selbst beschaffen. Im Übrigen stelle sich der Krankenkasse die Frage, wer denn nun die Betreuungsleistungen für Herrn Meier übernehmen würde, nachdem Frau Meier als Pflegeperson offenkundig ausfallen würde. Man möge doch diesbezüglich anstelle des Antrags auf eine Haushaltshilfe für Frau Meier einen Antrag auf Verhinderungspflege für Herrn Meier bei der Pflegekasse stellen. Bereits zwei Tage später wurde der schriftlich eingereichte Antrag auf Haushaltshilfe von der Krankenkasse an Frau Meier unbearbeitet zurückgesendet. Im Begleitschreiben wurde darauf verwiesen, dass Frau Meier doch besser anstelle dessen einen Antrag auf Verhinderungspflege nach § 39 SGB XI für ihren Mann stellen solle. Ein entsprechender Vordruck hierzu liegt dem Schreiben bei. Nach einigen Diskussionen und weiteren Überlegungen erklärte sich der 22-jährige Sohn der Nichte bereit, stundenweise zwischen seinen Seminaren und Vorlesungen an der Hochschule, der Tante im Haushalt und in der Betreuung von Herrn Meier zur Verfügung zu stehen. Die Nichte teilt der Kranken- und Pflegekasse mit, dass sie nach Rücksprache mit ihrem Rechtsanwalt den Antrag auf Haushaltshilfe allein deshalb hilfsweise aufrechterhalte, weil dieser sich eindeutig auf die erforderliche Unterstützung der Frau Meier bezieht und hierdurch ein längerer Krankenhausaufenthalt der Frau Meier bei gleichzeitig dann erforderlich werdender Kurzzeitpflege des Herrn Meier vermieden werden könnte. Sie bitte daher, über den Antrag auf Verhinderungspflege gem. § 39 SGB XI zu entscheiden und für den Fall der Ablehnung des Antrags auf Verhinderungspflege den Antrag auf Haushaltshilfe gem. § 38 SGB V zu bescheiden.

In der Zwischenzeit sind drei Monate vergangen. Die Nichte und ihre beiden Söhne haben versucht, die häusliche und pflegerische Situation um Frau und Herrn Meier so gut es eben geht zu stabilisieren. Vier Monate nach dem Sturz und dem ersten Kontakt mit der zuständigen Kranken- und Pflegekasse werden Frau Meier für 42 Tage, an denen der Sohn ihrer Nichte sie und ihren Mann unterstützt hat € 20,– pro Tag (und damit insgesamt € 840,–) bewilligt und auf ihr Konto überweisen.

Genau sechs Monate nach dem Sturz der Frau Meier und dem ersten Anruf bei der zuständigen Krankenkasse erhält Frau Meier nun von einer weiteren Abteilung der Krankenkasse (die an einem anderen Ort ansässig ist), ein Schreiben, in dem sie gebeten wird, einen Fragebogen zur Klärung eines Schadensersatzanspruchs gegenüber der Haftpflichtversicherung auszufüllen. Dies diene dazu, zu klären, ob Dritte aufgrund des durch den Unfall der Meier entstandenen Schadens haftbar gemacht werden können. Deshalb erinnere man daran, dass zu klären sei, ob der Schaden, den Frau Meier erlitten habe, durch einen Verkehrsunfall, eine Schlägerei, einen Überfall, durch einen Sportunfall, auf dem Weg zur Arbeitsstätte, im landwirtschaftlichen Bereich, beim Hausbau, während der Wahrnehmung eines Ehrenamtes durch Frau Meier oder in der Schule oder im Kindergarten entstanden oder dieser als »sonstiger Unfall« zu werten sei. Erst dann könne über die Gewährung einer Haushaltshilfe gem. § 38 SGB V entschieden werden.

Die Nichte antwortet der Kasse daraufhin schriftlich, dass dieser Bogen unter Beilage eines ärztlichen Attests, aus dem die genaue Beschreibung des Unfallvorgangs zu entnehmen sei, durch Frau Meier bereits drei Monate zuvor bei der Kasse eingereicht worden ist und im Übrigen zwischenzeitlich ein Antrag auf Gewährung von Verhinderungspflege gestellt worden sei, der zwischenzeitlich (sechs Monate nach dem Unfall) positiv entschieden wurde. Im Übrigen habe damit ja nicht Frau Meier eine Leistung erhalten (Haushaltshilfe nach SGB V), sondern Herr Meier (Verhinderungspflege nach SGB XI). Eine Kopie des bereits ausgefüllten Unfallbogens legt die Nichte ihrem Schreiben an die Kasse bei. Danach erfährt sie von dieser Abteilung der Krankenkasse nichts mehr.

> **Diskussion**
>
> Was wäre wohl mit Frau und Herrn Meier geschehen, wenn der 22-jährige Sohn der Nichte und diese selbst nicht in der Lage gewesen wären, Frau Meier bis zu ihrer Genesung zu unterstützen?

Dritte Sequenz: Herr Meier »schlägt mit Wurfgeschossen um sich«

Der Zustand des Herrn Meier verschlechtert sich in den letzten Monaten dramatisch. Durch seine zunehmende Desorientiertheit verlässt er zeitweise die Wohnung und Frau Meier musste ihn zuletzt mit Hilfe der Polizei im Ort suchen lassen. Zudem fühlt er sich oft bedroht und reagiert mit lautem Schreien und beginnt dann auf Frau Meier einzuschlagen. Frau Meier kann nicht mehr. Bereits vor Wochen hat ihre Nichte ihr nahegelegt, gemeinsam mit ihr nach einem passenden Heimplatz für Herrn Meier zu suchen. Frau Meier war jedoch bislang der Meinung, dass es »noch irgendwie geht«. Die Seniorenresidenz im Ort können sich Frau und Herr Meier nicht allzu lange leisten, ihr über Jahrzehnt erspartes Geld wäre nach wenigen Wochen bereits aufgebraucht und man wäre auf die Leistungen des Sozialhilfeträgers angewiesen. Das möchte Frau Meier auf gar keinen Fall; sie war noch nie »auf Stütze« angewiesen. Jetzt – kurz vor dem dreiwöchigen Urlaub ihrer Nichte – hat Frau Meier einen Platz in einem gerade renovierten Seniorenheim in der Nachbarstadt gefunden. Das Zimmer sei zwar ausgesprochen klein und dunkel, da die abgeschlossene Terrassentüre kein Glas, sondern eine undurchsichtige Vertäfelung enthält, aber der Vorteil liege besonders in der Tatsache begründet, dass sie diese Einrichtung mit dem Bus gut erreichen könne. Und bei ihrer fortschreitenden Arthrose, die ihr zunehmend zu schaffen mache, sei dies für sie sehr wichtig. Der Sohn der Nichte und Frau Meier bringen Herrn Meier gemeinsam in diese Einrichtung. Herr Meier verhält sich hierbei ausgesprochen ruhig und stellt fest, dass er sich hier erstmal umsehen müsse.

Bereits nach einer Woche erhält die Nichte an ihrem Urlaubsort einen Anruf ihrer Tante, die verzweifelt berichtet, dass Herr Meier wohl bereits zweimal im Seniorenheim gestürzt sei (was bislang zu Hause und in der Tagespflegeeinrichtung noch nie geschehen ist) und deshalb in das ortsansässige Krankenhaus gebracht worden sei. Im weiteren Verlauf der nächsten zwei Wochen wiederholt sich dieser Vorgang insgesamt noch drei weitere Male. Nach dem Urlaub erhält die Nichte einen Anruf der Sozialarbeiterin des

Sozialen Dienstes des Krankenhauses, die mitteilt, dass Herr Meier dreimal nach einem Sturzereignis und zweimal wegen nachgewiesener Exsikkose mit Hilfe eines Hausarztes ins Krankenhaus eingewiesen worden sei. Man empfehle ihr dringend, mit ihrer Tante zu sprechen und darauf hinzuwirken, dass Herr Meier einen geeigneteren Heimplatz in einem anderen Haus erhielte. Dies nicht zuletzt, da bereits mehrere Bewohnerinnen aus dieser Senioreneinrichtung wegen Exsikkose und auch nach Stürzen in das Krankenhaus eingewiesen wurden. Man habe diesbezüglich bereits die zuständige Heimaufsichtsbehörde verständigt. Frau Meier hatte bereits bei ihren täglichen Besuchen gemerkt, dass ihr Mann keine Unterstützung beim Trinken erhält. Die auf dem Nachttisch stehende Wasserflasche steht auch am nächsten Tag noch ungeöffnet an gleicher Stelle. Ihr Mann läuft unruhig und unsicher im Gang über den Flur des Wohnbereichs.

Nach einer weiteren Woche ruft eine Mitarbeiterin des Nachdienstes der Senioreneinrichtung sie um 22:00 Uhr an und bittet sie doch dringend das »Notfallmedikament« in einer Notfallapotheke zu holen. Es handelt sich – wie Frau Meier jetzt erfährt –, um ein Neuroleptikum, welches durch den Hausarzt, mit dem das Heim kooperiert neuerdings für Herrn Meier verordnet wurde; nachdem die Mitarbeiterinnen der Senioreneinrichtung Frau Meier mitgeteilt hatten, dass ihr Mann mit »Wurfgeschossen um sich schlägt« und nachts in fremde Zimmer gehen würde. Frau Meier verweist in dem nächtlichen Telefonat darauf, dass sie 83 Jahre alt sei und aufgrund ihrer Gehbehinderung nicht einfach nachts zu irgendeiner Apotheke gehen oder fahren könne, um dort ein Medikament zu besorgen. Am nächsten Tag entschuldigt sich die Pflegedienstleitung für diesen Zwischenfall bei Frau Meier. Die Mitarbeiterin im Nachtdienst sei neu und man sei noch nicht dazu gekommen, sie entsprechend einzuarbeiten.

Eine Woche später bittet die Pflegedienstleitung der Einrichtung Frau Meier, doch einen Antrag auf Pflegewohngeld bei der zuständigen Stelle der Kreisverwaltung zu stellen. Die Pflegedienstleitung erwähnt dabei jedoch nicht, dass der gesetzlich festgelegte Schonbetrag (in NRW) € 15.000,– beträgt. Nachdem sie dies mit Unterstützung ihrer Nichte getan hat, erhält Frau Meier ein Schreiben der Behörde. In diesem Schreiben sind insgesamt 11 Punkte gelistet, die Frau Meier bitte zu klären habe. Die Behörde möchte nicht nur eine Einkommens- und Vermögensübersicht und den Nachweis über Girokontoauszüge vorgelegt bekommen, es geht u. a. auch um die Frage, des aktuellen Rückkaufwertes der Lebensversicherung, die das Ehepaar vor mehr als 30 Jahren abgeschlossen hat. Nachdem Frau Meier mit ihrer Nichte dieses Schreiben beantwortet hat und die entsprechenden Belege in Kopie hinzugefügt hat, erhält sie ein weiteres Schreiben der Kreisbehörde mit weiteren 14 Punkten, die sie bitte zu klären bzw. beizubringen habe. Jetzt geht es u. a. auch um den Rückkaufwert ihrer Sterbeversicherung und die für die Beerdigung ihres Partners zu erwartenden Bestattungskosten sowie die Bestattungsvorsorgeverträge. Die Nichte ruft die Mitarbeiterin der Behörde an und fragt nach, wer ggf. bei der Bearbeitung und Beantwortung des behördlichen Schreibens behilflich sein könnte. Sie und ihre Tante fühlten sich damit überfordert. Die Mitarbeiterin schlägt vor, dass sich Frau Meier um einen gesetzlich bestellten Betreuer kümmern solle, der an ihrer Stelle den Antrag auf Pflegewohngeld und alles Weitere bearbeite. Die Nichte verweist darauf, dass Frau Meier selbst Bevollmächtigte für ihren demenziell veränderten Mann sei und zudem sei sie nicht gerontopsychiatrisch erkrankt. In diesem Telefonat erfährt die Nichte nun, dass eine Antragstellung keine Aussicht auf Erfolg hat, solange der Schonbetrag in Höhe von € 15.000,– für Paare noch nicht erreicht sei. Da die vom Ehepaar Meier über mehrere Jahrzehnte angesparte Summe derzeit noch über dem gesetzlich festgelegten Schonbetrag (nach § 14 Abs. 4 APG NRW) liegt, entscheidet man, den Antrag vorläufig nicht zu stellen. Hierzu benötige die Mitarbeiterin der Behörde jedoch ein entsprechendes Schriftstück. Die Nichte sagt zu, dies der Behörde zuzusenden.

In den weiteren drei Monaten befindet sich Herr Meier größtenteils auf der geschlossenen gerontopsychiatrischen Abteilung des städtischen Fachkrankenhauses für Psychiatrie. Dort erlebt Frau Meier, dass es ihrem Mann zunehmend besser geht. Man kümmert sich um ihn. Im Gegensatz zur Senioreneinrichtung sieht sie hier Personal und muss es nicht suchen, wenn sie etwas wissen möchte oder kurz Hilfe im Umgang mit ihrem Mann braucht. Zudem achtet man sehr darauf, dass ihr Mann regelmäßig Getränke angeboten bekommt, er mit Begleitung in den hauseigenen Garten gehen kann und sich mit kleinen Haushalttätigkeiten hilfreich zeigen kann. Er wirkt in einer kleinen Gesangsgruppe mit, und Frau Meier ist sehr davon angetan, was er noch alles an Liedtexten aus seiner früheren Mitwirkung in einem Chor erinnert.

Frau Meier hat in den vergangenen Wochen gemeinsam mit ihrer Nichte die Initiative ergriffen und ihren Mann in vier Pflegeeinrichtungen mit dem Schwerpunkt auf der Betreuung demenziell veränderter Menschen auf die Wartelisten setzen lassen. Gemeinsam haben sie sich diese Einrichtungen angesehen und mit den verantwortlichen Leitungskräften sprechen können. Die Sozialarbeiterin des Sozialen Dienstes des Fachkrankenhauses greift diese Initiative nun auf und kontaktiert eine dieser Einrichtungen. Zwei Tage später sitzt Frau Meier nun mit ihrer Nichte gemeinsam im Büro der Verwaltungsleiterin einer dieser Einrichtungen. Man sieht sich das zur Verfügung stehende Zimmer an und stellt bereits auf dem Wohnbereich fest, dass die Räume hell und wohlwollend gestaltet sind. Dort hängen – im Gegensatz zur Senioreneinrichtung, in der ihr Mann bislang lebt – Bilder an den Wänden. Auf den Wohnbereichen sind Bewohnerinnen und Bewohner zu sehen, die mit den Mitarbeiterinnen im Gespräch sind. Es wird gelacht. Das Zimmer ist ebenfalls hell und erheblich größer als das Zimmer in der ersten Einrichtung. Die Kosten sind hingegen identisch. Wenige Tage später bezieht Herr Meier dieses Zimmer. Frau Meier nimmt eine Woche später mit ihrem Mann an einem ersten Willkommenskaffee teil, den der Soziale Dienst ausrichtet. Hier lernt sie andere Angehörige und Bewohner kennen. Gemeinsam mit der Verwaltungsleiterin stellt sie einen Höherstufungsantrag für ihren Mann. Die Kündigungsmodalitäten zwischen der ersten Einrichtung und dem neuen Haus hat die Verwaltungsleiterin der neuen Einrichtung so gestalten können, dass Frau Meier keine zusätzlichen Kosten entstehen.

Jetzt kommt Frau Meier endlich dazu, sich um ihre eigene Erkrankung zu kümmern. Und sie hat kein schlechtes Gewissen, wenn sie nicht jeden Tag bei ihrem Mann ist. Sie plant mit Hilfe ihrer Nichte einen Kurzurlaub am Meer.

> **Diskussion**
>
> Wie würde es Ihnen gehen, wenn Frau und Herr Meier ihre Eltern wären und Sie selbst ebenso wie Ihre Eltern keinen Bezug zum Thema Pflege hätten?

4.2 Diskontinuität und Desintegration als systemimmanente Dysfunktionalitäten im Gesundheitswesen

4.2.1 Versorgungsbrüche als zirkuläres Dauerthema der fachwissenschaftlichen Beobachtung

Der Sachverständigenrat zur Begutachtung der Entwicklung im Gesundheitswesen hat nach § 142 Abs. 2 SGB V die Aufgabe, im Abstand von zwei Jahren Fachgutachten zur Situation im bundesdeutschen Gesundheitssystem zu erstellen und »[…] in diesem Rahmen die Entwicklung in der gesundheitlichen Versorgung mit ihren medizinischen und wirtschaftlichen Auswirkungen zu analysieren, unter Berücksichtigung der finanziellen Rahmenbedingungen und vorhandenen Wirtschaftlichkeitsreserven Prioritäten für den Abbau von Versorgungsdefiziten und bestehenden Überversorgungen zu entwickeln, Vorschläge für medizinische und ökonomische Orientierungsdaten vorzulegen, sowie Möglichkeiten und Wege zur Weiterentwicklung des Gesundheitswesens aufzuzeigen.« (Sachverständigenrat zur Begutachtung der Entwicklung im Gesundheitswesen 2018). Das 1985 als »Sachverständigenrat für die Konzertierte Aktion im Gesundheitswesen« gegründete Gremium, hatte zunächst die Aufgabe, die sogenannte »Konzertierte Aktion«, eine Kommission aus Vertretern der an der gesundheitlichen Versorgung der Bevölkerung Beteiligten, in ihrer Arbeit zu unterstützen und ihr neue Impulse zu verleihen. »Berufen wurde der Sachverständigenrat erstmals am 19. Dezember 1985 durch den Bundesminister für Arbeit und Sozialordnung, dessen Ressort seinerzeit auch den Gesundheitsbereich umfasste, unter Beteiligung der »Konzertierten Aktion im Gesundheitswesen«. Seit 1991 werden die Mitglieder des Rates vom Bundesminister für Gesundheit für eine begrenzte Dauer berufen. Der Rat ist interdisziplinär besetzt.« (ebd.). Mit Inkrafttreten des GKV-Modernisierungsgesetzes (GMG) zum 1. Januar 2004 und der damit verbundenen Abschaffung der Konzertierten Aktion wurde der »Sachverständigenrat für die Konzertierte Aktion im Gesundheitswesen« umbenannt in »Sachverständigenrat zur Begutachtung der Entwicklung im Gesundheitswesen«.[48] Das Gremium umfasst sieben Mitglieder, die zuletzt am 6. Januar 2015 neu berufen wurden.[49]

Im Jahr 2001 legte der Sachverständigenrat für die »Konzertierte Aktion im Gesundheitswesen« sein alarmierendes Gutachten über Bedarfsgerechtigkeit und Wirtschaftlichkeit im bundesdeutschen Gesundheitswesen vor. Band I des insgesamt mit Anhängen über 1.800 Seiten starken Gutachtens befasst sich mit der Zielbildung, Prävention, Nutzerorientierung und Partizipation im Gesundheitswesen; Band II mit der Qualitätsentwicklung in Medizin und Pflege und Band III mit dem verbreiteten und das deutsche Gesundheitswesen durchaus kennzeichnenden Problemfeld der Über-, Unter- und Fehlversorgung.

---

[48] Näheres zu den Aufgaben und zur Zusammensetzung des Gremiums ist dem ›Erlass über die Errichtung eines Sachverständigenrates zur Begutachtung der Entwicklung im Gesundheitswesen beim Bundesministerium für Gesundheit vom 12. November 1992 (zuletzt geändert am 30. September 2011) zu entnehmen (s.: https://www.svr-gesundheit.de/fileadmin/user_upload/Aufgaben/Erlass2011.pdf; letzter Abruf: 10.12.2018)

[49] Die sieben Ratsmitglieder sind: Ferdinand Gerlach, Wolfgang Greiner, Marion Haubitz, Gabriele Meyer, Jonas Schreyögg, Petra Thürmann und Eberhard Wille (zu den früheren Mitgliedern gehörten u. a. Doris Schaeffer, Gerd Glaeske, Rolf Rosenbrock und Karl W. Lauterbach)

Seinerzeit konstatierten die Gutachter, dass ein »[…] zentrales, zu Unter- und Fehlversorgung führendes Problem […] die mangelnde Kooperation und eine unzureichende sektoren- bzw. schnittstellenübergreifende Versorgung (ist).« (…) Die Bildung nahtloser zielorientierter Versorgungsketten, »[…] auf die chronisch Kranke und Behinderte in besonderem Maße angewiesen sind, (wird) dadurch verhindert oder erheblich eingeschränkt.« (SVR-Gutachten 2000/2001, S. 46). Es überrasche nicht, dass

> »[…] in zahlreichen Indikationsgebieten bzw. bei der Behandlung bestimmter Krankheiten, wie z. B. arterielle Verschlusskrankheiten, Asthma, Diabetes, Demenz, ischämische Herzkrankheiten, Hypertonie und Migräne sowohl Überals auch Unter- und Fehlversorgung auftreten.« (ebd., S. 32). Es bestehen »Probleme, die sich aus der Fragmentierung des Versorgungssystems in voneinander getrennte Sektoren und Zuständigkeiten bei einem Mangel an Kooperation und Koordination ergeben.« (ebd., S. 47)

Noch deutlicher wurden die Gutachter in ihren Feststellungen zu den Folgen für die betroffenen Patienten:

> Der Sachverständigenrat erachtet es »[…] als unzumutbar, dass sektorübergreifende Verbundleistungen häufig dem Patienten selbst überlassen bleiben, der zudem auch noch unzureichend informiert ist. Im Rahmen einer sektorübergreifenden Versorgung sollte sich die Verantwortung der Leistungserbringer und insbesondere der behandelnden Ärzte nicht nur auf die Leistungserbringung im eigenen Bereich, sondern auch auf die Sicherung einer nahtlos weitergeführten Behandlung jenseits des eignen Fachgebiets erstrecken.« (ebd.)

In seinem Gutachten zu Kooperation und Verantwortung im Gesundheitswesen sowie den Voraussetzungen einer zielorientierten Gesundheitsversorgung aus 2007 bemängelt der Sachverständigenrat diese defizitäre Situation in der Kooperation und Koordination zwischen den einzelnen Sektoren und Akteuren erneut: »Um eine Verbesserung von Effizienz und Effektivität der Gesundheitsversorgung zu erzielen, reicht […] in sektoraler Hinsicht die reine Integration von Krankenhäusern und ambulanten Ärzten nicht aus, es bedarf vielmehr zusätzlich geeigneter Anreizstrukturen und einer outcome-orientierten Koordination aller an der Gesundheitsversorgung Beteiligten.« (SVR-Gutachten 2007, S. 12). Das zentrale Problem bestehe weiterhin »[…] in einer unzureichende(n) sektorübergreifenden Versorgung und dem Mangel an interdisziplinären und flexiblen Versorgungsstrukturen.« (ebd., S. 19)

Das Deutsche Institut für angewandte Pflegeforschung (DIP e. V., Köln) stellt in seiner Studie zu Überleitung und Case Management in der Pflege ein Jahr später (2004) fest, dass sich immer noch »[…] ein Professions- und Organisationsseparatismus (feststellen lässt), der ein Ineinandergreifen der Leistungen der einzelnen Berufe und der mit der Versorgung befassten Instanzen unterminiert. Deutlich wird das beispielhaft an der Desintegration von stationärer und ambulanter Versorgung, die trotz zahlreicher Reformbemühungen immer noch überwiegend insular arbeitet.« (dip 2008, S. 14)

> Bereits 2005 konstatierten Ewers und Schaeffer, dass sich das Ausmaß an »Desintegration und Diskontinuität […] an unterschiedlichen Stellen (zeige). Vor allem an der hierzulande besonders ausgeprägten Kluft zwischen dem ambulanten und dem stationären Sektor gehören sie zu den vertrauten Alltagserscheinungen, denn die Schnittstelle zwischen den beiden Versorgungsbereichen ist ein Konstruktionselement des deutschen Gesundheitswesens, das zu vermeidbaren Effektivitäts- und Effizienzverlusten führt.‹ […] Besonders bei chronisch kranken und multi-morbiden Patienten […] hat die Kluft zwischen ambulanter und stationärer Versorgung negative Auswirkungen.« (Ewers & Schaeffer 2011, S. 8)

In seinem Sondergutachten 2012 (Wettbewerb an der Schnittstelle zwischen ambulanter und stationärer Gesundheitsversorgung) kritisiert der Sachverständigenrat die Misere der Kooperation und Koordination der Leistungserbringung im Gesundheitswesen zum wiederholten Mal:

»[D]ie gesundheitliche Leistungserstellung erfolgt vielfach an der falschen Stelle, ohne hinreichende sektorenübergreifende Koordination, bei mangelnder Transparenz für die Nutzer und ohne funktionsgerechte wettbewerbliche Rahmenordnung. Das gilt vor allem für die Schnittstelle zwischen dem ambulanten und dem stationären Sektor [...]« (SVR-Gutachten 2012, S. 24)

Sechs Jahre danach, 2018, stellt der Sachverständigenrat zur Begutachtung der Entwicklung im Gesundheitswesen mit Bezug auf Amelung et al. (2017) und die Europäische Kommission (2017) wiederum fest, dass

»[...] neben bestehenden Ineffizienzen und Ineffektivitäten innerhalb der einzelnen Leistungsbereiche [...] die Gesundheitsversorgung in Deutschland vor allem an der unzureichenden Koordination und Kooperation an den jeweiligen Schnittstellen der immer noch stark abgeschotteten Sektoren (leidet). Es existiert quasi eine ›unsichtbare Mauer‹ zwischen der Prävention, der ambulanten und der stationären Behandlung sowie der Rehabilitation und der Pflege. Die zu geringe Durchlässigkeit und Flexibilität an der Schnittstelle zwischen dem ambulanten und dem stationären Sektor behindern insbesondere die Hebung des aktuellen und künftigen Potenzials der ambulanten Versorgung.« (SVR-Gutachten 2018, S. 363)

Versorgungsbrüche, Betreuungslücken und ihre Folgen in Form von Fehl-, Mangel- und Überversorgung der Patienten sowie die damit einhergehenden Effektivitätsverluste im System sind ein zirkuläres Dauerthema der gutachterlichen Beobachtungsform. Es handelt sich um eine Beobachtungsform zweiter Ordnung, die den Blick frei gibt auf zentrale Probleme des Gesundheitswesens. Zirkulär ist sie deshalb, weil sie sich permanent selbst irritiert und damit die wissenschaftlich-analytische Kommunikation selbstreferenziell aufrechterhält. Offenkundig ist aber bislang nicht erkennbar, dass die fachwissenschaftlichen Expertisen und Diskurse der vergangenen 20 Jahre die Praxis der Versorgung und Betreuung akut erkrankter und insbesondere chronisch erkrankter und pflegebedürftiger Menschen entscheidend irritiert oder gar optimiert hätte. Strukturbezogene wissenschaftliche Erkenntnisse scheinen (anders als krankheits- bzw. diagnosebezogene Erkenntnisse) im hochgradig segmentierten und fragmentierten Gesundheitssystem als befremdliche Sedimente zu versanden.

4.2.2 Effizienzorientierung als Conditio sine qua non der Möglichkeiten von Integration und Kooperation im Gesundheitswesen

Versandungstendenzen lassen sich auch in Bezug auf die mit der Gesundheitsreform im Jahr 2000 eingeführten und zunächst mit einer Anschubfinanzierung des Bundes geförderten sog. »Integrierten Versorgung« (IV) beobachten. Integrationsverträge zwischen Leistungserbringern und Krankenkassen konnten zunächst nur mit Zustimmung der Kassenärztlichen Vereinigungen abgeschlossen werden. Hier schienen die Tendenzen zu einem Status-Quo-Erhalt dominierend zu sein, so dass eine Ergänzung bestehender kollektivvertraglicher Vereinbarungen (nach § 72 SGB V) durch selektivvertragliche Vereinbarungen (nach § 140a SGB V) sich im Wesentlichen auf die Zeit der Anschubfinanzierung durch den Bund bis Ende 2008 beschränkte.

Am 1. Januar 2004 schaffte die rot-grüne Koalition mit dem GKV-Modernisierungsgesetz die Grundlagen für die Weiterentwicklung der IV. In den neu geschaffenen § 140a bis § 140d Sozialgesetzbuchs V (SGB V) wurde festgelegt, dass Leistungserbringer und Krankenkassen auch ohne Zustimmung der Kassenärztlichen Vereinigungen Verträge zur Integrationsversorgung miteinander schließen können. Damit war zunächst die Grundlage für Einzelverträge unterschiedlicher Akteure im Gesundheitswesen zu einer verschiedene

Leistungssektoren übergreifenden Versorgung der Versicherten bzw. einer interdisziplinär-fachübergreifenden Versorgung geschaffen worden. Die Zielsetzungen, die der Gesetzgeber mit diesem auf Freiwilligkeit der jeweiligen Vertragspartner beruhenden Ansatzes absteckte, waren:

- Gewährleistung einer besseren Kommunikation zwischen Leistungserbringern, Krankenkassen und Patienten,
- eine bessere Koordination der Leistungserbringung und damit einhergehend schnellere Heilerfolge,
- die Vermeidung von Wiedererkrankungen (»Drehtüreffekt«) und Chronifizierung sowie
- weniger Nebenwirkungen.

Gegenstände der Integrierten Versorgung durften nun auch Vereinbarungen sein, die allein die Organisation der Versorgung betreffen (§ 140a Abs. 2 SGB V). Zugelassene Pflegeeinrichtungen sollten auf der Grundlage des § 92b SGB XI ebenfalls an der »Besonderen Versorgung« teilnehmen. Dies wurde vor allem mit dem Ziel aufgenommen, eklatante sektorale Versorgungsbrüche zwischen dem Krankenhaussektor und den ambulanten Diensten wie den stationären Pflegeeinrichtungen zu überwinden. Zielsetzung der *IV*-Einführung war insbesondere eine sektoren- und disziplinübergreifende, qualitätsgesicherte Versorgung auf der Basis funktionierender Netzwerkstrukturen zu entwickeln sowie die kooperative Zusammenarbeit von Ärzten, Fachärzten, Krankenhäusern, Vorsorge- und Reha-Einrichtungen sowie Pflegeeinrichtungen sicherzustellen. Sämtliche Erkrankungen eines Patienten sollten vernetzt behandelt werden und so zu einer Verbesserung der medizinischen und pflegerischen Gesamtsituation älterer (chronisch kranker) Patienten beitragen. Zudem sollte mit den *IV*-Verträgen eine Verbesserung der flächendeckenden Behandlung von sog. Volkskrankheiten (bspw. Diabetes mellitus) angestrebt werden.

Dabei lassen sich drei Formen der *Integrierten Versorgung* unterscheiden:

1. Versorgung »aus einer Hand« (bspw. durch ein Krankenhaus).
2. Versorgung »aus einer Hand« durch Leistungserbringer, die für ein Krankenhaus tätig sind.
3. Versorgung in gemeinsamer Regie mehrerer Leistungserbringer.

Die meisten *IV*-Verträge beziehen sich auf bestimmte festgelegte Indikationsgebiete, wie die stationäre Akutversorgung und stationäre Anschlussbehandlung bei künstlichen Hüftgelenken, die integrierte kardiologische Versorgung, die integrierte Versorgung bei Depressionserkrankungen und die Integrationsversorgung für Patienten mit Wundheilungsstörungen.

Später wurde die Hausarztzentrierte Versorgung (§ 73b SGB V) in *IV*-Verträge eingebettet. Denn, Mediziner sind bislang »… wenig vernetzt, verordnen Medikamente und führen Untersuchungen durch, deren Resultate mit viel Glück auch irgendwann beim Hausarzt vorliegen. Eine Facharztüberweisung führt im Durchschnitt zu drei Weiterüberweisungen zu anderen Fachärzten.« (Jansen 2012, S. 24–27) Die sog. hausarztbasierte Versorgung zielt allerdings stärker auf die standespolitische bzw. finanzielle Stärkung der Hausärzte als auf eine echte Integration von Leistungserbringern. Unmittelbar nach Ablauf der Anschubfinanzierung durch den Bund wurden bereits 1.442 Verträge (in 2008 und 2009) aufgehoben bzw. nicht weiter verlängert. Überproportional häufig wurden dabei Verträge zu psychischen Erkrankungen beendet. Die Gesamtzahl der *IV*-Verträge ist seitdem weiter rückläufig. Für die Akteure und Organisationen des Gesundheitswesens, die über die *IV* durch den Gesetzgeber zu einer verstärkten und zeitstabilen Kooperation im Sinne einer Gewährleistung von Versorgungsketten veranlasst werden sollten, waren die *IV*-Verträge nicht mehr attraktiv genug. Ohnehin sahen nur 10 % der Verträge eine dauerhafte vertragliche Bindung zwischen einzelnen Anbietern und Akteuren vor. »Das Verständnis der IV hat sich in den letzten zehn Jahren gewandelt: die IV werden überwiegend nicht mehr als Alternative, sondern als Ergänzung der Regelversorgung gesehen« beschreibt Struckmann (2018) (FG Management im Gesundheitswesen, Technische Universität Berlin) die Entwicklungen bis 2014. »Die Möglichkeit, Integrationsverträge mit Pflegekassen oder Pflegeeinrichtungen abschließen zu können, wurde nur in sehr geringem Maße genutzt. Auch die vom Gesetzgeber gewünschte Öffnung der integrierten Versorgung für die ambulante Versorgung durch Krankenhäuser konnte im Beobachtungszeitraum nur begrenzt umgesetzt werden.« (ebd.). Im Jahr 2011 bestanden 58 Verträge mit Pflegeeinrichtungen (i. S. d. SGB XI). Dies macht geradernal einen Anteil von knapp 1 % der Verträge aus. Hierbei ist zu berücksichtigen, dass dieses Ergebnis noch Mehrfachzählungen enthält. Daneben bezogen sich zwei Drittel der *IV* auf lediglich einen definierten Leistungsanlass (eine Krankheit). Nur 37 % der Krankenhäuser haben im Jahr 2010 an *IV*-Regelungen im weitesten Sinne teilgenommen. Brandhorst und Hildebrandt verweisen darauf, dass neuere Daten nur zu den Ausgaben der Krankenkassen für *Integrierte Versorgungsverträge* vorlägen. Zwar seien diese von 2010 bis 2015 von 1,3 Mio. Euro auf 1,7 Mio. Euro gestiegen. »Aber auch diese Summe ist angesichts der finanziellen Dimensionen der GKV und der großen Erwartungen, die sich mit der Einführung der Integrierten Versorgung verbanden, sehr überschaubar.« (Brandhorst & Hildebrandt, S. 573–612). Inhaltlich beziehen sich die meisten Verträge auf einige wenige Krankheitsbilder und einzelne Patientengruppen. Hinzu kommt, dass sich die Verträge nahezu ausschließlich auf die von Ärzten zu verantwortenden Leistungen gegenüber den einbezogenen Versicherten beziehen. Angehörige anderer Gesundheitsberufe sind nur in seltenen Fällen Vertragspartner (vgl. ebd., S. 575). Brandhorst und Hildebrandt sprechen aus nachvollziehbaren Gründen von einer »verpassten Chance«.

Die Erwartungslücke der Krankenkassen – so der SVR-Gesundheit – sei mit Abstand am größten bei dem Aspekt »Kostensenkungen« vorzufinden. Dies passt zu dem Befund, dass zu hohe Kosten der wichtigste Grund für die Beendigung der meisten Verträge waren. »Die Entwicklung von Versorgungsnetzen aus Haus- und Fachärzten sowie anderen Gesundheitsberufen dauert Jahre und setzt gezielte Fördermaßnahmen in Form von Anschubfinanzierungen und Strukturhilfen voraus.« (Jansen 2015, S. 25). Dabei ist eine die kritische Auseinandersetzung mit der bestehenden sektorbezogenen Finanzierungsmodalität unabdingbar. Denn, solange Vergütungsansätze an den bestehenden Sektorengrenzen enden, behindern sie die Zusammenarbeit der unterschiedlichen Akteure. Bisher hat jedoch »… jeder Sektor – Krankenhaus, Facharzt, Hausarzt, Pflege – seine eigenen Finanzbudgets. Jeder Beteiligte versucht, das Budget in seinem Bereich auszuschöpfen. Dabei spielen Überlegungen, was für den Patienten sinnvoll und nutzbringend ist, nur zum Teil eine Rolle.« (ebd., S. 26)

4.2.3 Irritationsinsuffizienz politischer Rahmenvorgaben und der Mangel an multiperspektivischer Forschung

In der Beobachtung zweiter Ordnung einer pflege- und gesundheitswissenschaftlichen Perspektive werden die Nachteile und Gefahrenpotentiale für Patientinnen und pflegebedürftige Menschen in Form von Fehl-, Unter- und Überversorgung deutlich. Dies betrifft insbesondere auch das Unterbleiben bzw. Fehllaufen primärpräventiver Maßnahmen. Präventive Gesundheitspolitik hat es stets mit zwei Hauptherausforderungen zu tun:

1. Dem gezielten Abbau von Über-, Unter- und Fehlversorgung.
2. Der Verhütung von Krankheit. (vgl. Rosenbrock & Gerlinger 2014, S. 71–124)

Jeder sollte demnach durch geeignete Qualifikationen, Anreize und institutionelle Bedingungen eine vollständige, hochwertige und integrierte Versorgung erfahren (1) bzw. einen Anspruch auf geeignete Methoden und Instrumente der primären Versorgung haben (2). Beide Ansätze richten sich insbesondere auf die Verminderung sozial bedingter Ungleichheit der Gesundheits- und Versorgungschancen.

Die problematische Situation für die betroffenen Patienten wurde schon früh klar erkannt und durch den SVR-Gesundheit mit der Beschreibung unzumutbarer Zustände benannt, die in dem sektorübergreifenden Verbundleistungen dem Patienten selbst überlassen bleibe (s. o.). Aber auch die vom Gesetzgeber vorgenommene Öffnungsklausel der Integrierten Versorgung nach § 140a ff SGB V zur sektorübergreifenden Versorgung hat nur rudimentär dazu geführt, dass sich die Verantwortung der Leistungserbringer und insbesondere der behandelnden Ärzte nicht nur auf die Leistungserbringung im eigenen Bereich beschränkt, sondern darüber hinaus auf die Sicherung einer nahtlos weitergeführten Behandlung jenseits des eigenen Fachgebiets erstrecken. Das Kernproblem besteht auch weiterhin in einer unzureichenden sektorübergreifenden Versorgung und dem Mangel an interdisziplinären und flexiblen Versorgungsstrukturen. Gerade in der Pflege alter chronisch kranker Menschen mit Demenz zeigen sich die Grenzen eines separierten und die Besitzstände der Akteure wahrenden Gesundheitssystems, das den Gemeinschaftsbezug und die Fallorientierung gleichermaßen dauerhaft nachrangig gegenüber der selbstbezüglichen Aufrechterhaltung des Status quo der Akteure und fokalen Organisation behandelt.

Mit Inkrafttreten der Ottawa-Charta (1986) kam New Public Health (NPH)[50] zunehmend eine Bedeutung als eine auf die Gemeinschaft bezogenen Gesundheitswissenschaft zu. NPH wird verstanden als »… die Wissenschaft der systematischen Analyse der Verbreitung von Gesundheits- und Krankheitsbefunden in der Bevölkerung und darauf bezogener Interventionsansätze zur Verhütung von Krankheit und Förderung von Gesundheit der Bevölkerung« (Hurrelmann, K. u. Richter 2013, S. 84). Sie verfolgt einen systembezogenen Ansatz und setzt gleichermaßen auf drei Ebenen an:

1. Den gesellschaftlichen Institutionen und deren Aushandlungsprozesse.
2. Den lokalen Gemeinden und Lebenslagen (Settings) und ihren Aushandlungsprozessen.
3. Dem individuellen Gesundheitsverhalten der Menschen. (Vgl. Wildner, M. u. Nennstiel-Ratzel 2010, S. 306)

Franzkowiak versteht unter Public »[…] ein problembezogenes, multidisziplinär ausgerichtetes Fachgebiet der Gesundheitswissenschaften. Public Health umfasst die Gesamtheit aller sozialen, politischen und organisatorischen Anstrengungen, die auf die Verbesserung der gesundheitlichen Lage, Verminderung von Erkrankungs- und Sterbewahrscheinlichkeiten sowie Steigerung der Lebenserwartung von Gruppen oder ganzen Bevölkerungen zielen.« (Franzkowiak 2018, S. 1–7). Demnach zählen

---

50 Die Verabschiedung der Ottawa-Charta zum Abschluss der Ersten Internationalen Konferenz zur Gesundheitsförderung der Weltgesundheitsorganisation (WHO) am 21. November 1986 im kanadischen Ottawa gilt als eines der Grundlagendokumente über Basisgesundheitsversorgung im Rahmen der »Gesundheit für alle«-Strategie der WHO. Sie wurde als Kern des New Public Health gesehen.

zur Public Health alle organisierten, multidisziplinären und multiprofessionellen Ansätze in der Krankheitsprävention, Gesundheitsförderung, Krankheitsbekämpfung, Krankheitsbewältigung, Rehabilitation und Pflege (vgl. ebd., S. 1). Im Kontext von Public Health wird deutlich, dass das bundesdeutsche Gesundheitssystem in der Präventionsforschung seit Jahrzehnten hinterherhinkt. Dies ist nicht zuletzt den primären Ansätzen in der Forschungsausrichtung geschuldet. Hurrelmann und Richter kritisieren eine Überbetonung biomedizinischer Forschung zulasten einer sozial- und gesundheitswissenschaftlichen Forschung. D. h., die Analyse der biologischen, insbesondere der (epi-)genetischen und physiologischen Mechanismen der Verursachung von Krankheiten steht eindeutig im Vordergrund, während die Erkenntnisse der nicht biomedizinisch ausgerichteten Ursachenforschung, wie der Zusammenhang zwischen Ausbreitung von chronischen Krankheiten und den sozialen Lebensbedingungen und der hierdurch bestimmten Lebensweise der Bevölkerung, stark vernachlässigt werden (vgl. Hurrelmann & Richter 2013). Die Folge: die Schlüsselrolle der gesellschaftlichen Verhältnisse, unter denen insbesondere alte, pflegebedürftige Menschen und ganz besonders Menschen, die an einer gerontopsychiatrischen Erkrankung leiden, und die Bedeutung des individuellen Gesundheitsverhaltens der Einzelnen wird durch die Überbetonung der biomedizinischen Forschung und die Vernachlässigung sozial- und gesundheitswissenschaftlicher Forschungsansätze weitestgehend ausgeblendet. Erkenntnisse der sozial- und gesundheitswissenschaftlichen Forschung, wie die Feststellung eines zunehmend steigenden Anteils der heute vorherrschenden gesundheitlichen Beeinträchtigungen, die auf Fehlanpassungen zwischen körperlichen und psychischen Ressourcen und steigenden äußeren Anforderungen (Umweltanforderungen, organisationale und berufliche Erwartungen etc.) zurückzuführen sind, fließen in aller Regel nicht oder nur zeitverzögert und fragmentarisch in gesetzliche Strategieentscheidungen ein. Eine multiperspektivische Forschung, die

- personale Faktoren (bspw. bei gerontopsychiatrisch veränderten Menschen),
- Verhaltensfaktoren und
- Verhältnisfaktoren

und damit

- biomedizinische und psychologische Ansätze (in Bezug auf personale Faktoren),
- verhaltens- und erziehungswissenschaftliche Ansätze (in Bezug auf Verhaltensfaktoren) sowie
- sozial- und gesundheitswissenschaftliche und
- ökonomische Ansätze der Forschung (in Bezug auf Verhältnisse)

in den Blick nimmt, wäre eine passende Antwort auf eine die Gesundheit beeinträchtigende (krankmachende) genetische Disposition und deren Wechselspiel mit dem eigenen individuellen Verhaltensweisen (Ernährung, körperliche Betätigung etc.) und den Umweltfaktoren (Qualität der medizinischen Versorgung etc.).

Eine solche Antwort lässt sich jedoch in den bisherigen Forschungsansätzen kaum wiederfinden. Demzufolge sind in der Praxis der Gesundheitsförderung und Krankheitsprävention (insb. auf kommunaler Ebene) nur wenige funktionierende Settingansätze[51]

---

51 Der Settingansatz stellt die wichtigste Umsetzungsstrategie der Gesundheitsförderung dar. Ihm liegt die Idee zugrunde, dass Gesundheit kein abstraktes Ziel ist, sondern im Alltag generiert wird und dort auch aufrechterhalten werden muss. Gesundheitsförderung muss demzufolge also in der Lebenswelt des Klienten ansetzen. Die Fokussierung auf definierte Sozialräume, wie Wohnquartiere, den Betrieb, die Schule, die Jugendeinrichtung, das Krankenhaus und Senioreneinrichtungen, ermöglicht, die Zielgruppen und Akteure genauer zu bestimmen, passende Zugangsmöglichkeiten zu eruieren und die Ressourcen daraufhin zum Einsatz zu bringen. (vgl. Altgeld, T. u. Kolip, P.: Konzepte und Strategien der Gesundheitsförderung. In: Hurrelmann, K. et al. (Hrsg.): Lehrbuch Prävention und Gesundheitsförderung, 3. Aufl., 2010, S. 49)

zu finden, die den multiperspektivischen Ansatz der Forschung in der Operationalisierung der gewonnenen Erkenntnisse auf der Organisations-, Akteurs- und Handlungsebene fortführen könnten (vgl. Blättner & Waller 2011, S. 214–239).

Betrachtet man die in Deutschland durch den Gesetzgeber operationalisierte Formen unterschiedlicher Präventionsansätze, wie sie in den vergangenen mehr als 20 Jahren weltweit wissenschaftlich generiert und in Erkenntnisform gebracht wurden, dann lässt sich unschwer beobachten, dass

1. gesundheitswissenschaftliche Erkenntnisse es offenbar kaum vermögen, die Funktionssysteme der Politik und des Rechts und deren jeweiligen Programmatiken hinreichend zu irritieren,
2. politischen und rechtlichen Rahmenvorgaben es offenkundig kaum gelingt, die Akteure des Gesundheitswesens zur auf Dauer angelegten Kooperation zu motivieren.

Dies wird aktuell deutlich am Gesetz zur Stärkung der Gesundheitsförderung und der Prävention (PrävG), das vom Bundestag im Juni 2015 verabschiedet und im Juli 2015 in Kraft getreten ist. Der Bund nutzt hier seine Gesetzgebungskompetenz für die Sozialversicherung (SGB V). Weiterreichende Kompetenzen für Gesundheitsförderung und Prävention verbleiben demnach bei den Bundesländern, die für die unterschiedlichen Präventionsansätze die finanziellen Mittel bereitzustellen haben. Die zentralen Ziele des PrävG lesen sich noch ambitioniert:

- Verbesserung der Kooperation und Koordination aller Sozialversicherungsträger sowie der Länder und Kommunen
- zweistufiger Strategieprozess – nationale Präventionsstrategie und Landesrahmenvereinbarungen
- Stärkung der Lebenswelten wie Kita, Schule, Stadtteil oder Pflegeheim
- Stärkung der Betrieblichen Gesundheitsförderung (BGF), engere Verzahnung mit dem Arbeitsschutz und besserer Zugang für KMU (kleine und mittlere Unternehmen)
- Unterstützung bei Konzeption von kassenübergreifenden Angeboten, Qualitätssicherung und Evaluation durch BZgA
- Weiterentwicklung der Früherkennungsuntersuchungen
- Förderung des Impfwesens

Dabei sollen zwei wesentliche Strategien im Setting verfolgt werden:

1. Motivation und Befähigung zu gesundheitsbewusstem Lebensstil (Verhaltensprävention)
2. Gesundheitsförderliche Gestaltung der Bedingungen vor Ort (Verhältnisprävention)

Die Euphorie dieser Zielverfolgung legt sich sehr schnell in Anbetracht der hierfür zur Verfügung stehenden (Sozialversicherungs-) Mittel nach § 20a SGB V. Die Erhöhung des Ausgabenrichtwerts für Leistungen der Krankenkassen zur Prävention und Gesundheitsförderung betragen ab 2016: € 7,– je Mitglied. Der Mindestbetrag für Leistungen der Krankenkassen zur Betrieblichen Gesundheitsförderung ist (ebenfalls ab 2016) auf € 2,– je Mitglied festgelegt. Für die Realisierung von Settingansätzen der Prävention stehen ebenfalls € 2,– zur Verfügung. Jedoch erhält die Bundeszentrale für gesundheitliche Aufklärung (BzgA) hiervon € 0,45 für die Entwicklung der Art und der Qualität krankenkassenübergreifender Leistungen, deren Implementierung und deren wissenschaftlicher Evaluation (§ 20a Abs. 2 SGB V). Die Umsetzung des PrävG ist Aufgabe der Nationalen Präventionskonferenz (NPK). Diese hat im Februar 2016 Bundesrahmenempfehlungen verabschiedet.[52] In 2016 wurden durch die Gesetzlichen Krankenversicherungen (GKV) für die Stärkung der Gesundheitsförderung und Prävention nach dem PrävG insgesamt € 473,9 Mio. ausgegeben, das sind jedoch gerade einmal 0,22 % der Gesamtausgaben der GKV in 2016. Im Einzelnen wurden ausgegeben für

- Primäre Prävention (Individualansatz): € 210,8 Mio.
- Betriebliche Gesundheitsförderung bzw. Prävention arbeitsbedingter Gesundheitsgefahren: € 146,9 Mio.
- Primäre Prävention – Nichtbetriebliche Lebenswelten: € 116,2 Mio.

Die in diesem Zusammenhang zunächst angedachte Stärkung und Förderung kooperativer Netzwerkansätze zur Vermeidung von Versorgungsbrüchen und von Fehl-, Mangel- und Überversorgung spielen in der operativen Umsetzung des § 20a SGB V keine Rolle mehr. Kritisch zu bewerten ist zudem, dass die verschiedenen Sozialversicherungsträger nach wie vor ihre Präventionsleistungen im gegliederten System mit ihren jeweiligen versicherungsspezifischen Zielsetzungen somit unkoordiniert erbringen. Auf eine Kleine Anfrage der Fraktion BÜNDNIS 90/DIE GRÜNEN[53] räumt die Bundesregierung ein, dass »… im Mittelpunkt der nationalen Präventionsstrategie die Kooperation der Leistungsträger und eine abgestimmte Leistungserbringung (steht). Mit dem Präventionsgesetz hat der Gesetzgeber die Sozialleistungsträger nicht zu einer gemeinsamen Leistungserbringung verpflichtet.«[54] Auch dies kann als Ausdruck eines diffundierenden Funktionssystems verstanden werden.

4.2.4 Systemtheoretische Beobachtung der Schwierigkeiten einer sektorübergreifenden Versorgung

Der Gesetzgeber erwartet von den Akteuren und Organisationen des Gesundheitswesens eine aktiv gestalterische Wahrnehmung ihrer Aufgaben in den Bereichen der Gewährleistung von Versorgungskontinuität und -integration, denn »Versicherte haben Anspruch auf ein Versorgungsmanagement insbesondere zur Lösung von Problemen beim Übergang in die verschiedenen Versorgungsbereiche; dies umfasst auch die fachärztliche Anschlussversorgung. Die betroffenen Leistungserbringer sorgen für eine sachgerechte Anschlussversorgung des Versicherten und übermitteln sich gegenseitig die erforderlichen Informationen. Sie sind zur Erfüllung dieser Aufgabe von den Krankenkassen zu unterstützen. In das Versorgungsmanagement sind die Pflegeeinrichtungen einzubeziehen; dabei ist eine enge Zusammenarbeit mit Pflegeberatern und Pflegeberaterinnen nach § 7a des Elften Buches zu gewährleisten. […]« (§ 11 Abs. 4 SGB V). Diese Zielformulierung im SGB V wird durch die

---

52 Inzwischen sind in 15 der 16 Bundesländer Rahmenvereinbarungen geschlossen worden, die jedoch noch weniger konkret sind. Die Vorschrift des PrävG, in Lebenswelten kassenübergreifend zu arbeiten und strukturierte und nachhaltige Organisationsentwicklungen anzustoßen, wird als Soll-Bestimmung jedoch weder in den Rahmenvereinbarungen noch in neuen Ansätzen abgebildet. Lediglich in Niedersachsen wurde im Mai 2017 eine »Gemeinsame Stelle der GKV« eingerichtet, die zwar bislang ohne eigenes Budget auskommt, aber zum ersten Mal die in § 20a Absatz 1 SGB V als Regelfall vorgesehene kassenübergreifende Leistungserbringung durch eine einheitliche Ansprechstelle ermöglicht. (vgl. Bundestags-Drucksache 18/13612 vom 21.09.2017, http://dip21.bundestag.de/dip21/btd/18/136/1813612.pdf; letzter Abruf 22.12.2018)

53 Bundestagsdrucksache 18/13504 vom 30.08.2017
54 Bundestagsdrucksache Drucksache 18/13612 vom 21.09.2017, S. 9

operative Norm des § 39 Abs. 1a SGB V konkretisiert: »Die Krankenhausbehandlung umfasst ein Entlassmanagement zur Unterstützung einer sektorenübergreifenden Versorgung der Versicherten beim Übergang in die Versorgung nach Krankenhausbehandlung. [...] Der Versicherte hat gegenüber der Krankenkasse einen Anspruch auf Unterstützung des Entlassmanagements nach Satz 1; soweit Hilfen durch die Pflegeversicherung in Betracht kommen, kooperieren Kranken- und Pflegekassen miteinander.«

Mit dem Gesetz zur Stärkung der Versorgung in der gesetzlichen Krankenversicherung (Versorgungsstärkungsgesetz) wurden mit Inkrafttreten zum 23. Juli 2015 die Deutsche Krankenhausgesellschaft (DKG), die Kassenärztliche Bundesvereinigung (KBV) und der GKV-Spitzenverband gemäß § 39 Abs. 1a Satz 9 SGB V beauftragt, einen Rahmenvertrag über das Entlassmanagement bis zum 31.12.2015 zu schließen. Da trotz intensiver Verhandlungen nicht zu allen regelungsbedürftigen Tatbeständen Einigkeit zwischen den Vertragsparteien erzielt werden konnte, hat das Bundesschiedsamt am 13.10.2016 über den Rahmenvertrag »Entlassmanagement« entschieden. Im Ergebnis wurden Vertragsinhalte festgesetzt, die den Anspruch der Versicherten auf ein Entlassmanagement gegenüber dem Krankenhaus sowie auf Unterstützung des Entlassmanagements durch die Kranken- bzw. Pflegekasse im Sinne des § 39a SGB V konkretisieren und umsetzen. Gegen diese Entscheidung des Bundesschiedsamtes hatte die DKG Klage erhoben. Die Vertragspartner haben sich im Juni 2017 auf eine Änderungsvereinbarung verständigt, woraufhin die DKG ihre Klage zurückgenommen hat. Der Rahmenvertrag »Entlassmanagement« ist mit den entsprechenden Änderungen zum 01.10.2017 in Kraft getreten.

Die Entwicklung der Umsetzung dieser leistungsrechtlichen Vorgabe zeigt, wie schwierig es den Institutionen des bundesdeutschen Gesundheitswesens fällt, am Gemeinwohl und an der Lebenswelt der Patienten orientierte Minimalregelungen zu vereinbaren und sich in der Umsetzung zeitstabil daran zu halten. Das Gesundheitssystem weist auf der organisationalen Ebenen in seinen bestehenden Strukturen »... ein ausgeprägtes Beharrungsvermögen gegenüber externen Steuerungsprozessen auf, insbesondere wenn diese traditionelle medizinische und pflegerische Werte konterkarieren.« (Manzei, A. et al. 2014, S. 13)

Aus einer systemtheoretischen Perspektive wird dies verstehbar. Denn die Irritationsfähigkeit gesetzgeberischer Vorgaben stellt für die fokalen Organisationen (Krankenhäuser, stationäre Pflegeeinrichtungen, ambulante Dienste etc.) zunächst lediglich ein Datum, also eine codierte Beobachtung dar, nämlich eine von vielen neuen Gesetzesvorschriften. Ob dieses Datum für die adressierten Organisationen Relevanz entfaltet und damit zur Information für sie wird, ist hochgradig abhängig von der Bedeutung, die eine möglichen Einbindung des Datums (neue Rechtsvorschrift) in einen ersten Kontext von Relevanzen für ein bestimmtes System (Krankenhaus, Pflegeeinrichtung, Arztpraxis etc.) hat. Das setzt im System vor allem Kriterien voraus, die dem Datum eine spezifische Bedeutung zuschreiben. Und noch lange nicht jede Gesetzesänderung oder -ergänzung wird unmittelbar als bedeutsam wahrgenommen. Operative Schließung heißt hier vor allem Selektionsleistung zu erbringen (i. S. v.: Was ist für uns wann existenziell bedeutsam?). Erst nach Vollzug dieser Selektion kann ein Datum für die Organisation zu einer bedeutsamen *In-Formation* werden. Damit handelt es sich aber noch nicht um ein in den Strukturen des Systems hinterlegtes und somit u. a. auf der Ebene der organisational gerahmten Interaktionen »abrufbares« Wissen. Aus Information wird Wissen erst durch Einbindung in einen zweiten Kontext von Relevanzen. Dieser besteht aus bedeutsamen Erfahrungsmustern der jeweiligen Organisation. Und diese können evolutionär betrachtet in der Organisation A andere sein als in Organisation B und nochmals andere in je anderen Organisationstypen (Krankenhäuser, Senioreneinrichtungen, ambulante Dienste etc.) innerhalb eines Funktionssystems (Gesundheitswesen). D. h., die »Lesarten« der Information und die darauf mögliche Generierung von Wissen ist hochgradig abhängig von den Erfahrungskontexten der jeweiligen Organisation. Erfahrungskontexte sind Muster der Erfahrung, die sich evolutionär in einem System entwickelt haben und für *sein* Überleben und *seine* Reproduktion bedeutsam sind. Sie stellen die kognitive Landkarte der Organisation dar, an denen sich ihr Handeln selbstreferenziell orientiert. Wissen ist somit ohne organisationales Gedächtnis – in Form kognitiver Strukturen – nicht möglich; aber nicht alles, was aus einem organisationalen Gedächtnis herausgeholt werden kann, ist Wissen. Und so erstaunlich es erscheinen mag, auch die normative Erwartungsstruktur von Gesetzen sorgt nicht automatisch für ein neues organisationales Wissen (also für kognitive Erwartungsstrukturen in der Organisation) und somit für eine operative *In-Formation*, die sich in den Regelwerken und Routinen eins zu eins abbildet und die alten Routinen ersetzt.[55] Häufig kommt es lediglich zu sog. »Als-ob-Spielchen« (Ortmann 2004), indem auf der lesbaren organisationalen Oberfläche (organisationale Accessoires wie Leitbilder, Wertebekundungen, Internetauftritten, Zielvereinbarungen usw.) entsprechende Absichtserklärungen getätigt werden, nicht selten mit dem Ziel, sich vor der Inanspruchnahme weiterer normativer Erwartungen zu schützen und einer organisationalen Psychose vorzubeugen (vgl. Gärtner 2007, S. 10–14).

Das lässt sich ganz gut an der seit 2008 bestehenden gesetzlichen Forderung nach Implementierung von sog. »Expertenstandards« (§ 112 Abs. 1 SGB XI) ablesen. Semantisch beobachtet sind diese in einer wissenssoziologischen Urphase stecken geblieben, in dem sie von einer repräsentationale Grundannahmen ausgehen (also einer objektiven Welt, die unabhängig vom Beobachter existiert) und diese mit einer adaptionistischen Grundannahme verknüpfen (Wissensgewinn führt immer zu einer besseren Anpassung an Umwelt). Wie Pflegeeinrichtungen hiermit auf der Ebene ihrer je eigenen Routinen umgehen, verdeutlicht die Untersuchung von Wilborn et al. aus 2010: »Oftmals wird von den Verantwortlichen lediglich eine schriftliche Bestätigung der Kenntnisnahme des Standards von den Pflegenden eingefordert, detaillierte Informationen und Begründungen fehlen in der Regel.« (Willborn et al. 2010, S. 245) Dass die Expertenstandards aus wissenschaftlicher Perspektive durchaus kritisch zu sehen sind, dürfte sich zwischenzeitlich auch im Pflegemanagement der Organisationen des Gesundheitssystems herumgesprochen haben. »In Anbetracht ihrer methodischen Mängel ist es unverständlich, warum sie wie heilige Schriften der Pflege gehandelt werden und ihre Nichtbeachtung negative Konsequenzen in Aussicht stellt.« (Meyer & Köpke 2006, S. 215). Letztendlich entscheidet auch im Funktionssystem Gesundheitswesen nicht irgendeine allgemeingültige (pseudowissenschaftliche) Objektivität über das *Wie* der Umsetzung leistungsrechtlicher Anforderungen, sondern die Systemrationalität der jeweils adressierten Organisation.

4.2.5 Case Management im Spannungsfeld von Steuerungsillusionen und Legitimationsausfall

Auch Case Management bewegt sich eher an der Oberfläche von Organisationen und Professionen in Form von Selbstbeschreibungen. Organisationale Selbstreferenz und operative

---

55 Nicht zuletzt sind deshalb auch die meisten Transferbemühungen, mit denen versucht wird externes wissenschaftliches Wissen (bspw. in Form von gesetzliche definierten Expertenstandards) in die Organisationen des Gesundheitswesens zu ›transferieren‹ zum Scheitern verurteilt und aus einer systemtheoretischen beobachtung heraus als naiv anzusehen.

Schließung sozialer Systeme dürften die wesentlichen Gründe für die erlebte Insuffizienz des Case Managements im Gesundheitswesen und der damit einhergehenden Desillusionierung in der Praxis sein. Case Management kann im besten Fall verstanden werden als »[...] eine auf den Einzelfall ausgerichtete diskrete, d. h. von unterschiedlichen Personen und in diversen Settings anwendbare Methode zur Realisierung von Patientenorientierung und Patientenpartizipation sowie Ergebnisorientierung in komplexen und hochgradig arbeitsteiligen Sozial- und Gesundheitssystemen.« (Ewers & Schaeffer 2011, S. 8). Die Begleitung des Falls soll dabei über einen längeren Zeitraum (*across time*) und über Systemgrenzen hinweg (*across services*) erfolgen. Mit dieser relativ klar konturierten Beschreibung von Ewers und Schaeffer ist mehr gesagt als mit der fragwürdigen Definition der Deutschen Gesellschaft für Care und Case Management (DGCC), die nach Kerkovius eine »[...] kalte und technokratische Beschreibung und eine Sprache (darstellt), die man eher von Versicherungen kennt [...].« (Kerkovius 2017, S. 67–72). Ziel des Case Managements sei jedenfalls stets die Überwindung von Sektoren-, Disziplin- und Institutionsgrenzen, so Büker (2011, S. 9–12).

Wie die empirische Studie von Wegner et al. aus 2012 allerdings verdeutlicht, erfüllen lediglich 19 Kliniken in Deutschland die Arbeitsdefinition des Case Managements (CM) im Sinne der »Case-Management Society of America« (CMSA)[56], und dies auch nur zu 80 % im Hinblick auf die dort aufgeführten Kriterien. Dies entspricht lediglich 1 % der Grundgesamtheit.[57] Lediglich zwei Kliniken werden der Arbeitsdefinition zu über 90 % gerecht (0,1 % der Grundgesamtheit). Wegner et al. kommen zu dem Schluss, dass keine einheitliche Definition des CM in den befragten Kliniken existiert. Sie stellen fest, dass lediglich »...Ansätze zur Etablierung (von CM) vorhanden sind.« (Wegner et al. 2012, S. 538–541)

Aus einer systemtheoretischen Perspektive geht es im Case Management um den Versuch der Schaffung »[...] neuer Systeme aus dem ›Nichts‹ amorpher Möglichkeiten über die Zwischenstufe ungewisser ›Quasisysteme‹ auf der einen Seite und den Kampf um den Erhalt bestehender Systeme auf der anderen.« (Stahl 2000, S. 398). Für Kleve bedeutet dies »[...] eine optimale Organisation von Hilfen zu gestalten angesichts einer unübersichtlichen und vielfältigen Hilfelandschaft mit hoch spezialisierten Trägern, die eher zur angebots- statt zur nachfrageorientierten Arbeit tendieren.« (Kleve 2012, S. 57).

Allerdings kommt die Schaffung einer emergenten Systemebene zur Gestaltung einer optimalen Hilfe und einer »effektiven und effizienten Steuerung«[58] in der Wirklichkeit des Case Managements in Deutschland kaum über die jeweilige Fallebene und bestenfalls den daran unmittelbar geknüpften und seit längerem bereits bestehenden informellen Netzwerken (bspw. seit längerem pflegende Angehörige) hinaus. Auf »[...] der Systemebene (gibt es) kaum Vorgaben, kaum Erfahrungen und die Methodensets sind unpräzise und offen.« (Faß 2009, S. 133) Die Kontexte der beteiligten Professionen und Organisationen sind dabei vielfach und autonom. »Beinahe ließe sich von Parallelgesellschaften sprechen. Die Steuerung des Hilfenetzwerkes scheint aussichtslos [...].« (Hampe-Grosser 2007, S. 444–447).

Vor dem Hintergrund der selbst geschaffenen Steuerungsillusionen in den Definitionsbemühungen der DGCC erscheint dieser Befund von Hampe-Grosser nicht überraschend, sondern unabdingbar. Aus einem

---

56 Die Definition der Deutschen Gesellschaft für Care und Case Management lehnt sich an die CMSA-Definition an (vgl. https://www.dgcc.de/case-management; letzter Abruf 22.12.2018)

57 1.948 angeschriebene Krankenhäuser

58 Vgl. Definition der DGCC, a.a.O.

systemtheoretischen Verständnis heraus ist Steuerung zunächst immer Selbststeuerung eines Systems. Denn die »[…] operative Steuerung kann immer nur das zu steuernde System selbst ausführen, da niemand sonst (unmittelbar, M. B.) in seine internen Handlungsabläufe eingreifen kann, ohne die Autonomie und Integrität des Systems zu zerstören.« (Willke 1998, S. 180). Kontextuelle Steuerung von außen ist aber dennoch prinzipiell denkbar, »[…] weil sie nicht in die interne Operationsweise eingreift, sondern Bedingungen setzt, an denen sich das zu steuernde System in seinen eigenen Selektionen orientieren kann, und im gelingenden Fall im eigenen Interesse orientieren wird.« (ebd. S. 180 f.). Im kontextuellen Sinn kommt es also auf die Irritationen an, mit denen ein operatives System seine eignen Selektionen auf das einflussnehmende System einstellt.

In Bezug auf die Irritationsfähigkeit operativ geschlossener Organisationen im Gesundheitswesen bedeutet dies, dass eine geldbasierte Infrastruktur in einer funktional-differenzierten Gesellschaft sicherlich *eine* der Möglichkeiten der Politik (als *das* gesellschaftliche System, welches die Funktion der Ermöglichung kollektiv bindender Entscheidungen – in Form von Gesetzen und Verordnungen – bedient) darstellt. Die machtbasierte Umsetzung kollektiv bindender Entscheidungen (Mehrheitsbeschlüssen in den Parlamenten u. a. in Form der Bereitstellung von Gesetzen für das Rechtssystem) jedoch stellt *die zentrale Leistung* des Funktionssystems Politik dar. Die Frage, ob der Aufbau und die Aufrechterhaltung einer geldbasierten Infrastruktur (in Form von temporären und dauerhaft angelegten Subventionen, Zuschüssen und gesetzlich definierten Regelleistungen) eine legitime, genuin politische Aufgabe darstellt, und »[…] ob damit die Grenzen zwischen Politik und Ökonomie als jeweils operativ geschlossene Funktionskreise porös geworden ist« (Willke 1998, S. 188). kann an dieser Stelle nicht weiter geklärt werden. In der empirischen Beobachtung der Marktmechanismen, die mittlerweile bis hinein in die Sozialgesetzbücher (in Form von Versorgungs-, Sozial-, Kranken-, Pflege- und Arbeitslosenleistungen) greifen, kann jedoch davon ausgegangen werden, dass auch dies eine zentrale Leistung des Politiksystems darstellt. Somit steht außer Frage, dass »…in modernen demokratischen Gesellschaften Politik und Ökonomie vielfältig voneinander abhängen.« Keines der beiden Systeme könnte ohne die Vorleistungen des jeweils anderen (und weitere kommen natürlich hinzu) als autonome Einheiten bestehen.« (ebd. S. 191).

D. h., die jeweiligen Systeme (Politik, Gesundheitswesen, Recht, Wirtschaft, Wissenschaft, etc.) sind zwar in Bezug auf ihre jeweiligen Operationen autonom und insofern steuern sie sich selbst und erhalten eben damit ihre Autopoiese aufrecht; autark sind sie hingen nicht. Denn sie agieren immer in einer Umwelt anderer Funktionssysteme (und der Organisationen, die sich je hierzu zurechnen). »Autonomie meint […] nicht Unabhängigkeit von Vorleistungen, externen Ressourcen, Kontextbedingungen etc. Autonomie bezieht sich vielmehr ausschließlich auf die internen funktionsspezifischen Operationsweisen des jeweiligen Systems. Was das Medium ›Macht‹ des politischen Funktionssystems in der Kombination mit dem Medium ›Geld‹ […] so attraktiv macht, ist die Möglichkeit beider Medien »…einer kontextuellen Steuerung auch komplexer Systeme.« (ebd., S. 213). Kontextsteuerung schafft somit »[…] die generalisierte Motivation dafür, die eigendynamischen und eigensinnigen Operationen eines Systems in eine bestimmte Richtung (Qualität, Perspektive, Vision) zu lenken.« (ebd.).

Kommt es zu einer solchen auf Zeit angelegten Orientierung unterschiedlicher Systeme kann man von einem *structal drift* als einer auf Dauer angelegten strukturellen Kopplungen unterschiedlicher Funktionssysteme und »ihrer« Organisationen sprechen. Damit sind stets langfristige Entwicklungen eines Systems gemeint (Luhmann 1998, S. 780 u. 784; Borutta 2012, S. 56f.). Zu diesen kann es in operativ geschlossenen Systemen kommen, wenn die durch strukturelle Kopplung bewirkte operative Kopplung (als strukturelle Kopplung im Vollzug) eine gewisse Nachhaltigkeit in einem irritierten System bewirkt. Ohne die auf Zeit gestellte strukturelle Kopplung im Sinne eines *structural drifts* kann Case Management kaum seine Funktion[59] erfüllen und seine Leistung[60] dauerhaft aufrechterhalten. Durch die Tendenz, dass sich Systeme im Rahmen struktureller Kopplungen wechselseitig strukturell aufeinander verlassen (was operative Kopplung erst ermöglicht und gleichzeitig ihre Voraussetzung darstellt), entsteht erst ein *structural drift*. Es kann zwar niemals einen unmittelbaren Durchgriff auf die Strukturentwicklung eines Systems von außen geben (s.o.), aber es spielt dennoch eine wesentliche Rolle, »[…] mit welchen Irritationen ein System sich immer und immer wieder beschäftigen muß – und welche Indifferenzen es sich dabei leisten kann.« (Luhmann 1998, S. 780).

Case Management scheitert nicht allein an den unterschiedlichen Finanzierungslogiken innerhalb des Gesundheitswesens (Leistungen nach SGB V, SGB XI, SGB XII etc.) oder an der gesetzlich insuffizient geregelten Refinanzierung; es scheitert vielmehr bereits aus sich selbst heraus. Denn die entscheidenden professions- und organisationstheoretischen bzw. kontextualen Voraussetzungen werden entweder nicht mitgedacht oder bewusst ausgeblendet. Besonders deutlich fällt auf, dass die Tatsache, dass professionelles Handeln immer »[…] im Kontext der Steuerung, der bürokratischen Zumessung von materiellen Ressourcen und Lebenschancen sowie der staatlichen Kontrolle und Sanktionierung« (Schütze 1996, S. 188 steht, in den Definitionen und im Grundverständnis der Protagonisten des Case Management kaum Relevanz erlangt. Auch spielen die Wirkungsmächtigkeit von Organisationslogiken sowie die Fähigkeit von Organisationen zur Perspektivbeschränkung erstaunlicherweise keine bedeutsame Rolle in den glorifizierenden Selbstdarstellungen der CM-Apologeten.

Für die Durchführung der operativen Programme sind die Organisationen zuständig, und nicht das jeweilige Funktionssystem. Organisationale Komplexitätsgrenzen legen dem Funktionssystem (z.B. Soziale Hilfe, Gesundheitswesen) Grenzen im Hinblick auf ihre jeweiligen Operationsvarianten auf, da diese sich stets in organisatorisch handhabbare Formen übersetzen lassen müssen. D.h., nicht alles, womit sich ein Funktionssystem ausflaggt, kann und wird von »seinen« Organisationen programmatisch de facto realisiert. Zwar geht es im Gesundheitssystem immer um Krankenbehandlung (wie bereits der Designationswert – der Anschlusswert – in der binären Codierung *krank/gesund* verdeutlicht[61]), aber ob die Krankenbehandlung in der operativ vollzogenen Fassung organisationaler Programme dann immer auch der

---

59 Als Funktion des CM lässt sich benennen: Die »optimale Organisation von Hilfen zu gestalten angesichts einer unübersichtlichen und vielfältigen Hilfelandschaft mit hoch spezialisierten Trägern, die eher zur angebots- statt zur nachfrageorientierten Arbeit tendieren.« (H. Kleve 2012, S. 57)
60 Als Leistung des CM lässt sich benennen: Eine »patientenorientierte effektive und zugleich effiziente Prozessierung von Behandlungs- und Versorgungsabläufen« (D. Schaeffer 2000, S. 35)

61 Da sich die Codierung im Funktionssystem der Gesundheit – anders als in anderen Funktionssystemen – hinsichtlich des Präferenzwertes (krank) und des Reflexionswertes (gesund) in Form einer »perversen Vertauschung der Werte« [Luhmann, N.: Der medizinische Code. In: Ders.: Soziologische Aufklärung 5, 3. Aufl., Wiesbaden 2005, S. 176-188] vollzieht, sprechen Luhmann und im Anschluss daran Bauch zeitweise auch von einem Krankheitssystem (vgl. Bauch, J.: Gesundheit als sozialer Code. Von der Vergesellschaftung des Gesundheitswesens zur Medikalisierung der Gesellschaft, Weinheim und München 1996)

Gesundung eines Körpers dienlich ist, darf durchaus bezweifelt werden.

Ohne Arrangement mit dem Regelwerk ihrer Organisationen sind Case Managerinnen handlungsunfähig. Denn die Formulierung von Bedingungen für Mitgliedschaft spielt eine zentrale Rolle, um konformes Verhalten von Personen in Organisationen herzustellen.[62] Organisationen scheinen dabei »[...] ihre Mitglieder zu ungewohntem Verhalten – und auch zum Ertragen ungewohnten Verhaltens – zu bringen.« (Kühl 2010, S. 2). Organisationsmitglieder (bspw. Pflegekräfte, Sozialarbeiterinnen) erhalten durch die Organisation (bspw. Krankenhaus, Pflegeeinrichtung) oftmals keinen Einblick in die funktionssystem-spezifischen Sinnweisen. Die Organisation regelt so über Zugangsberechtigungen mit Hilfe je eigener Passungskriterien wer wohin aufsteigen darf, kann oder soll. Damit sind auch die Möglichkeiten von professionell Handelnden (Sozialarbeiterinnen, Pflegekräfte im Case Management) nur über ein Arrangement mit »ihren« fokalen Organisationen möglich. Die Beschränkung der Perspektive der Organisationsmitglieder – auch jener im Case Management –, impliziert dabei, dass Organisationsmitglieder »[...] sich an dem orientieren (müssen), was die Organisation von ihnen verlangt.« (Beetz 2003, S. 44). Diese organisationsinternen Kriterien und Anforderungen decken sich jedoch nicht immer mit dem, was aus Sicht des Funktionssystems (Gesundheitswesen, Soziale Hilfe, Pflege) rational wäre. Die Funktionalität der organisationalen Kurzsichtigkeit liegt darin, dass diese den Organisationsmitgliedern *innerhalb* der Organisation eine genauere Orientierung vermitteln, als irgendeine funktionssystem-spezi-

fische Weitsichtigkeit (i. S. v. berufspolitischen Selbstbeschreibungen oder pflegewissenschaftlichen Einsichten) dies möglich machen könnte. Diese rekursive Orientierung an organisational relevanten Kriterien ist für die beteiligten Organisationsmitglieder Erfolg versprechender als die Orientierung an durchaus unscharfen und zerbrechlichen funktionssystem-spezifischen Kriterien (ebd., S. 91).

Einer Person, die die auf Kurzsichtigkeit angelegten Imperative der Organisation nicht teilt, bleiben die zentralen Kommunikationsprozesse auf Dauer versperrt. Damit wird sie nahezu handlungsunfähig. Insofern erscheint es nicht verwunderlich, dass sich auch in Organisationen des Gesundheitswesens »[...] zunehmend ein spezialisierter Typus des Organisationsmenschen herausbildet, der just so viel vom entsprechenden Fach versteht, als nötig ist, um nicht grob formale Kriterien der Organisation zu verletzen, dessen handlungsleitenden Kriterien sich aber an der Anhäufung von Organisationsmacht und -wissen orientieren. Die dafür relevanten Fähigkeiten sind offenbar gegenüber einer Auswechslung der Betätigungsfelder innerhalb gewisser Grenzen resistent.« (ebd., S. 92).

Eine Case Managerin, die die Imperative der Organisation verletzt, weil sie beispielsweise einen Patienten über die definierten Leistungsgrenzen der Organisation hinaus begleiten möchte, verletzt damit nicht nur die in den Regelwerken der »eigenen« Organisation hinterlegten (eher impliziten) Erwartungen, sondern ebenso jene der zu beteiligenden anderen Organisationen. Denn, wer »[...] könnte von sich behaupten, die Option des Steuernden von den anderen Beteiligten erhalten zu haben.« (Hampe-Grosser 2007, S. 444–447). Hampe-Grosser stellt hier die entscheidende Frage; nämlich die nach der *Legitimation* des Fallmanagers. Von wem erhält er sein Mandat, wie weit darf dieses Mandat reichen und welche – unterschiedlichen – Organisationsimperative hat der Case Manager dabei zu beachten. Der Case Manager sitzt nicht auf einem »heißen Stuhl«.

---

62 Kühl formuliert mit Geld, Zwang, Zweckidentifikation, Handlungsattraktivität und in Aussicht gestellte Kollegialität fünf (kombinierbare) Möglichkeiten zur Mitgliedschaftsmotivation durch Organisationen; vgl. Kühl, S.: Organisation. Eine sehr kurze Einführung, Wiesbaden 2011

Dieser ist längst unter ihm abgebrannt. Er kann an sich selbst beobachten, was es heißt zwischen höchst heterogenen organisationalen Imperativen und Möglichkeiten, gesetzlichen Erwartungen und denen der Patientinnen zu changieren und dabei möglicherweise noch die geradezu rührenden Vorstellungen von Netzwerkarbeit berufspolitischer Vereinigungen und Gesellschaften zu bedenken.

4.2.6 Frau und Herr Meier im Dschungel fragmentierter (Un-)Zuständigkeiten

Auch nach über 20-jähriger Debatte und entsprechenden Erkenntnissen aus der Gesundheits- und Pflegewissenschaften und des Sachverständigenrates für das Gesundheitswesen, hat sich an den bestehenden defizitären Strukturen unter denen insbesondere chronisch kranke, pflegebedürftige und demenziell veränderte alte Menschen und ihre Angehörigen zu leiden haben nichts Entscheidendes geändert. Die Autopoiese des Gesundheitssystems wird durch eine über alle Maße ausgeprägte Selbstreferenzialität ihrer Programme und einer operativen Schließung in Bezug auf die von ihren Organisationen durchgeführten Operationen geprägt. Strukturelle Kopplungen zwischen einzelnen Organisationen innerhalb des »Gesamtsystems Gesundheitswesen«, scheinen dabei auf das Minimum der Existenzsicherung der jeweiligen Organisationen reduziert zu sein.

Frau und Herr Meier haben die seit Jahrzehnten bestehenden sektoralen, organisationalen und professoralen Versorgungsbrüche im bundesdeutschen Gesundheitswesen und die damit einhergehende mangelnde Koordination in mehrfacher Hinsicht erleben dürfen:

- Eine Hausärztin, die mit einer zeitnahen Diagnosestellung offensichtlich überfordert ist, aber keine Notwendigkeit einer frühzeitigen Überweisung an eine Fachärztin sieht.

Die von Frau und Herrn Meier beobachtete Haltung ihrer Hausärztin stellt keine singuläre Erfahrung dar. Diese von vielen Hausärzten (aber auch anderen Akteuren im Gesundheitswesen) praktizierte Handlungsweise lässt sich mit dem von dem Philosophen Odo Marquard (2005, S. 23 ff.) eingeführten und von dem Soziologen Dirk Baecker (2003, S. 185) adaptieren Begriff der *Inkompetenzkompensationskompetenz* zutreffend beschreiben. Kompetent ist im Sinne Baeckers demnach derjenige, der bestimmte Ressourcen zur Lösung von Problemen vorhält und in der Lage ist, Situationen zu erkennen, in denen diese Ressourcen nicht ausreichen und daher durch neue zu erwerbende oder sonst wie einzubeziehende Ressourcen (Überweisung an fachkompetente Kolleginnen) ergänzt.[63]

Bereits in ihrem Dritten Altenbericht spricht die Bundesregierung sich dafür aus, dass es »kompetenter Lotsen bedarf [...] (damit) Patientinnen und Patienten zur richtigen Zeit am richtigen Ort behandelt werden können.« (BMFSFJ 2001, S. 17). Dabei hat sie die Hausärzte als die am besten geeignete Berufsgruppe identifiziert, die diese Lotsenfunktion ausfüllen könnten: Deshalb sei »[...] die Rolle des Hausarztes als ständige Kontaktperson älterer Patienten von zentraler Bedeutung.« (ebd., S. 92). Es erscheine jedoch zwingend notwendig, dass deutlich mehr geriatrische

---

63 Eine ähnliche Beschreibung dieser systematisch fehlerhaften Neigung, das eigene Wissen und Können zu überschätzen (und die Kompetenz anderer zu unterschätzen) wird mit dem ›Dunnig-Kruger-Effekt‹ vorgenommen. (Vgl. Kruger, J. und Dunning, D.: Unskilled and unaware of it. How difficulties in recognizing one's own incompetence lead to inflated self-assessments. In: Journal of Personality and Social Psychology. Band 77, Nr. 6, 1999, S. 1121–1134 (http://citeseerx.ist.psu.edu/viewdoc/download?doi=10.1.1.64.2655&rep=rep1&type=pdf, letzter Abruf 22.12.2018)

Inhalte einerseits in die medizinische Ausbildung aufgenommen werden, aber auch andererseits in der Fort- und Weiterbildung der Hausärzte (vgl. ebd., S. 92). Bei der Umsetzung teilstationärer Konzepte sei darüber hinaus, »[…] eine interdisziplinäre multidimensionale Diagnostik im Team (Geriatrisches Assessment) sowohl bei Aufnahme als auch bei Entlassung auf der Grundlage standardisierter Instrumente (und) die frühzeitige und sorgfältige Entlassungsplanung unter Sicherstellung der ambulanten Weiterversorgung durch enge Zusammenarbeit mit den Hausärzten und den weiter behandelnden Therapeuten sowie unter Hinzuziehung von Angehörigen« (ebd., S. 95) wichtig. Die Bundesregierung erkennt mit Bezug auf die Expertenstellungnahmen, dass »(a) diese Erkenntnisse in der ärztlichen Aus- und Weiterbildung nicht ausreichend vermittelt werden, (b) dass Hausärzte – die den Großteil älterer Patienten behandeln – nur selten mit Fachärzten kooperieren, die über (geronto-) psychiatrische, (geronto-) psychosomatische und alterspsychotherapeutische Erfahrung verfügen.« (ebd., S. 101).

Aber gerade in der Versorgung gerontopsychiatrisch erkrankter Menschen spielen Hausärzte und deren Kompetenzen eine Schlüsselrolle. »Sie sind für viele Patienten die ersten Kontaktpersonen im medizinischen Versorgungssystem und üben damit großen Einfluss auf das weitere diagnostische und therapeutische Vorgehen aus. Befunde aus empirischen Studien legen die Annahme nahe, dass viele psychische Erkrankungen im Alter von den Hausärzten übersehen und nicht adäquat behandelt werden.« (ebd. S. 102). Der Dritte Altenbericht greift verschiedene Studien zur (geronto-)psychiatrischen Kompetenz der Hausärzte (die ja eine »Lotsenfunktion« übernehmen sollen, s. o.) auf. Von den in der Berliner Altersstudie diagnostizierten 133 depressiv erkrankten über 70-jährigen Personen (26,8 % der Gesamtstichprobe) erhielt keiner eine Überweisung zu einem Facharzt, »[…] und keiner erhielt eine Psychotherapie (Wernicke & Linden 1997). Es wird geschätzt, dass in 40–60 % der Fälle eine Demenz vom Hausarzt übersehen wird. In einer Studie von Sandholzer, Breull & Fischer (1999), in der 67 Allgemeinpraxen erfasst wurden, war die Anzahl der nicht erkannten Demenzerkrankungen mit 86 % der Fälle noch höher. Vor allem die mangelhafte Früherkennung leichterer Demenzstadien wird für diese Fehldiagnose verantwortlich gemacht. In der hausärztlichen Behandlung von demenzkranken Patienten dominieren unspezifische Nootropika, die ungeachtet der zugleich bestehenden fachlichen Skepsis bezüglich ihrer Wirksamkeit bevorzugt verordnet werden. Spezifisch wirksame Medikamente mit nachgewiesenen Therapieeffekten, wie die Acetylcholinesterasehemmer, haben sich in der Primärversorgung noch nicht durchgesetzt. Für diese Mängel werden fehlende Kenntnisse hinsichtlich der pharmakologischen Behandlung psychisch erkrankter alter Menschen und die darauf gründende falsche Annahme vieler Hausärzte verantwortlich gemacht, wonach die (teureren) Acetylcholinesterasehemmer keine substanzielle Wirkung bei demenzkranken Patienten hätten (Förstl, Lauter & Bickel 2000).« (ebd., S. 102). Diese Analyse ist nun 18 Jahre alt. Viel getan hat sich in der Zwischenzeit an der Kooperationsbereitschaft der meisten Hausärzte insbesondere mit Fachärzten der Geriatrie und der Gerontopsychiatrie nicht, und ebenso wenig in Bezug auf die Wahrnehmung von spezifischen Fort- und Weiterbildungen zum Themenfeld der Neurokognitiven Störungen (DSM V) bzw. der Demenzformen (ICD) durch die Hausärzte, trotz der gesetzlichen Nachweispflicht nach § 95b SGB V und § 136b SGB V und der innerhalb von fünf Jahren nachzuweisenden 250 Fortbildungspunkte. Nicht selten entsenden Hausärzte ihre medizinischen Fachangestellten (MFA; überwiegend Arzthelferinnen) zu den verpflichtenden Fortbildungen, die dann den Auftrag erhalten, für den Nachweis der erbrachten Punkte zu sorgen; ein fragwürdiges Verständnis der Delegation ärztlicher Tätigkeiten.

- Von einer gezielten, kontinuierlichen Durchführung einer Integrierten Versorgung kann bei Frau und Herrn Meier nicht die Rede sein.

In Folge der nicht zeitnahen Kooperation mit einer Fachärztin kam es zu einer Überversorgung mit unspezifischen Medikamenten, die bei Herrn Meier eher adverse Symptome hervorriefen. Frühzeitige Hinweise auf eine Frau Meier unterstützende teilstationäre Betreuung blieben aus. Ebenso fehlte der Hinweis auf entsprechende Leistungen des SGB XI (§ 39 SGB XI – Verhinderungspflege, § 42 – Kurzzeitpflege, § 40 Abs. 4 – Wohnraumanpassung, § 45 – Angehörigenschulungen, § 54b – Inanspruchnahme des Entlastungsbetrags).

Die kommunale Pflegeberatung erklärte Frau Meier erstmalig die Inanspruchnahme derartiger Leistungen, durfte ihr aber keine konkrete Einrichtung benennen, die Angebote zeit- und ortsnah für ihren Partner anbieten kann. Denn die Pflegeberatung hat neutral und unabhängig zu erfolgen. »Die Pflegeberaterin oder der Pflegeberater berät die ratsuchende Person ohne […] jede einflussnehmende Tendenz zur Inanspruchnahme bestimmter Hilfe- und Unterstützungsleistungen.« (GKV-Spitzenverband 2018, S. 5). Das hat Frau Meier nicht viel weiterhelfen können, da sie sich im Dschungel der Anbietervielfalt nicht auskennt.

- Präventive Leistungen (im Settingansatz), die ihre eigene Pflegebereitschaft und -fähigkeit aufrechterhalten könnten, sind Frau Meier weder von der Kranken- bzw. Pflegekasse noch von ihrer Hausärztin oder anderen Akteuren angeboten worden.

Ihr eigener gesundheitlicher Zustand (erhebliche Beeinträchtigung durch Arthrose) spielte in dem Gesamtverlauf der Szenarien keine große Rolle. Dort, wo sie durch den Sturz in der Aufrechterhaltung ihres eigenen Alltags erheblich beeinträchtigt war, war es der für sie und ihren Partner gleichermaßen zuständigen Kranken- und Pflegekassen wichtiger, intern die Kostenzuständigkeiten zu regeln, so dass die Krankenkasse (zuständig für die Haushaltshilfe, § 38 SGB V) nicht »unnötig« belastet wurde und anstelle dessen die Pflegekasse (zuständig für die Verhinderungspflege, § 39 SGB XI) die äußerst begrenzte Erstattung für die durch Frau Meier selbst organisierte Hilfe zu übernehmen hatte. Dass es sich hierbei um eine sachfremde Erstattung handelt, die mit dem Kausalereignis (Sturz der Frau Meier) nichts zu tun hat, war für den Leistungsträger irrelevant. Ebenso bedeutungslos war es für die zuständige Kasse, dass die Leistung erst drei Monate nach dem Sturzereignis erstattet wurde und damit ihr gesetzlich definiertes Ziel verfehlte.

Der bei Herrn Meier bereits länger tätige ambulante Dienst konnte keine Haushaltshilfe bereitstellen, da sich diese nicht hinreichend refinanzieren ließe. Der ambulante Dienst betrachtete sich aber auch für in der Koordination und Herbeiführung einer entsprechenden Unterstützung durch Dritte für nicht zuständig. Hier ermangelt es offenkundig an entsprechender soziativer Kompetenz der professionellen Akteure, gepaart mit dem Nicht-Vorhandensein entsprechend qualifizierter *boundary-role-persons* (BRP) in den fokalen Einrichtungen und Diensten der Pflege, die eine durch und für die Pflegeorganisation legitimierte Überbrückungsfunktion wahrnehmen.[64]

---

64 BRP verfügen über eine duale Rolle des Operierens zwischen den Einflussbereichen mehrere Organisationen. Ihnen kommt somit eine hohe Verantwortung zu, weil sie ihre Umwelt zeitlich, sachlich und sozial auf Kooperationsmöglichkeiten und -bedingungen für ihre Patienten, Bewohner etc. abtasten müssen. Gemeinsam mit anderen BRP bilden sie *boundary spanning untis* (BSU), die netzwerkartig an bestimmten organisationsübergreifenden Themen arbeiten. (Vgl.: Borutta, M.: Wissensgenerierung und Wissenszumutung in der Pflege. Systemtheoretische Analyse am Beispiel der Einführung von Expertenstandards in der Altenpflege, Heidelberg 2012, S. 388 und Stahl, H. K.: Dauerhafte Kunden-Lieferanten-Beziehung und ihre Einordnung in eine systemisch-konstruktivistische Perspektive, Heidelberg 2000, S. 398)

- Herr und Frau Meier haben an sich selbst erfahren dürfen, wie weit die Wirkungsmächtigkeit des Case Managements im bundesdeutschen Gesundheitssystem geht.

Es ließe sich fragen, mit welcher ausgestatteten Legitimation Case Management seine angedachte Funktion und seine Leistung bei Herrn und Frau Meier hätte vollziehen sollen. Die zwangsweise Anbindung der Person an eine Organisation hätte die Case Managerin mit den beschriebenen diskrepanten Organisationsimperativen konfrontiert und eine auf Dauer gestellte (aber im Vollzug hilfreiche) Begleitung des Falls konterkariert. Die Überwindung der Fragmentierung von Hilfeleistungen (als Hauptziel des CM) findet immer noch ihre Grenzen an der operativen Schließung der jeweiligen Organisationen, soweit und solange es nicht zu legitimierten *boundary spanning units* kommt, die als Grundvorraussetzung eines *structural drifts* und damit als strukturelle Kopplung im Vollzug mit entsprechend ausgebauter Nachhaltigkeit gelten können. Die weichen Normen, mit denen CM im Sozialleistungsrecht verankert ist (bspw. »Information und Beratung« in §§ 13–15 SGB I; »Wunsch- und Wahlrecht« in § 9 SGB XII; Information und Beratung in § 13 SGB X oder Pflegeberatung in § 7a SGB XI), lassen sich als einen politischen *good will* beschreiben: Sie tun erkennbar niemandem weh und Macht- wie Finanzfragen werden geflissentlich umgangen. Es herrscht symbolische Politik vor, von der Frau und Herr Meier nicht profitieren und aus denen sie keine Leistungsansprüche ableiten können.

4.3 Der Mythos der Qualitätssteigerung durch Wettbewerbsorientierung und die Folgen

4.3.1 ›Privat Equity‹ vor staatlicher Daseinsvorsorge: Wie die Pflege politisch forciert zum wettbewerbsorientierten Markt gemacht wurde

Mit der Entscheidung, den privaten Betreibern von Einrichtungen und Diensten der Pflege im SGB XI (vom 26. Mai 1994) einen Vorrang einzuräumen, um damit »[…]die Vielfalt der Träger von Pflegeeinrichtungen zu wahren sowie deren Selbständigkeit, Selbstverständnis und Unabhängigkeit zu achten« (§ 11 Abs. 2 SGB XI)[65] – der im Übrigen in den Zulassungsbestimmungen zum Abschluss eines Versorgungsvertrages in § 72 Abs. 3 SGB XI nochmals konkretisiert wird – vollzog sich nicht nur ein Dammbruch in der Entwicklung des sogenannten Pflegemarkts, der zu einer enormen Ausweitung privater Anbieter in den Segmenten des ambulanten, des teilstationären und stationären

---

65 Satz 3 im Abs. 2 des § 11 SGB XI lautet: »Freigemeinnützige und private Träger haben Vorrang gegenüber öffentlichen Trägern.« Im ursprünglichen Antrag der damaligen Regierungsfraktionen von CDU und FDP war diese Priorisierung noch nicht enthalten: »Dem Auftrag kirchlicher und sonstiger Träger der freien Wohlfahrtspflege, kranke, gebrechliche und pflegebedürftige Menschen zu pflegen, zu betreuen, zu trösten und sie im Sterben zu begleiten, ist Rechnung zu tragen.« (vgl. BT-Drs. 12/5262, hier noch in § 10; S. 13)

Bereichs führte. Im stationären Bereich befanden sich 2016 von den insgesamt 13.596 Einrichtungen 53 % in freigemeinnütziger Trägerschaft, aber bereits 42 % in privater Trägerschaft und nur noch lediglich 5 % in öffentlicher (i. d. R. kommunaler) Trägerschaft. Im ambulanten Segment befanden sich von 13.323 ambulanten Diensten bereits zwei Drittel (65,1 %) in privater Trägerschaft, 33,5 % in freigemeinnütziger und noch 1,4 % in öffentlicher Trägerschaft (Statistisches Bundesamt 2015, S. 10 u. 18).

Während die frei-gemeinnützigen Träger einen durchschnittlichen Gewinn von lediglich 2,2 % erwirtschaften, der unmittelbar in Rücklagen zur Gebäudesanierung, Instandhaltung u. ä. fließt, liegt die Gewinnspanne bei den privaten Trägern im Durchschnitt mit 4,7 % Rendite mehr als doppelt so hoch, in einzelnen Fällen kann diese bei den größeren privaten Anbietern auch weit über 10 % hinausgehen. Und die wirtschaftliche Situation der privaten Pflegekonzerne sieht rosig aus: »84 Milliarden Euro Umsatz könnte die Branche bis 2030 bringen – ein Riesengeschäft« titelte die Süddeutsche Zeitung am 24./25. März 2018 (SZ 2018, S. 14).

»Während das Wettbewerbsparadigma in anderen gesellschaftlichen Teilbereichen spätestens nach der Finanzkrise 2009 nicht mehr unhinterfragt als Königsweg politischer Regulierung propagiert wird, scheint es in der Gesundheitspolitik völlig ungebrochen.« (Manzei et al. 2014, S. 111). Das Geschäft mit der Pflege boomt. Dem hat der Gesetzgeber in nahezu jeder der über 20 Pflegeversicherungsreformgesetzen seit 1995 immer wieder neu Vorschub geleistet. So verwundert es nicht, dass McKinsey im Juni 2017 titelte: »*European healthcare – a golden opportunity für private equity*« (McKinsey 2017). Diese goldene Gelegenheit betrifft in Deutschland vor allem die stationären Pflegeeinrichtungen, aber zunehmend auch ambulante Pflegedienste, Medizinische Versorgungszentren (MVZ), Rehaeinrichtungen und Kliniken, wie eine der wenigen Auswertungen dieser Entwicklungen zeigt (Bobsin 2018).[66] Die Zahl der Übernahmen von Gesundheitseinrichtungen durch Private-Equity-Gesellschaften, »[...] die privates Kapital einsammeln und investieren, steigt seit Jahren und erreichte 2017 mit 70 Übernahmen einen vorläufigen Höhepunkt. Dabei zeichnen sich zwei Schwerpunkte ab: MVZ (35 Übernahmen) und Pflegeeinrichtungen (27 Übernahmen). Und der Trend setzt sich fort.« (Korzilius 2018).

Private-Equity kann verstanden werden als »[...] von privaten Anlegern und/oder institutionellen Anlegern bereitgestelltes Eigenkapital, mit dem Beteiligungsgesellschaften (Private-Equity-Gesellschaften) Unternehmensanteile für einen begrenzten Zeitraum erwerben, um eine finanzielle Rendite zu erwerben.«[67] Dabei ist in einem engeren Sinne des Private-Equity vor allem die Finanzierungen von etablierten Unternehmen, die sich in fortgeschrittenen Lebenszyklusstadien befinden von Bedeutung, wie beispielsweise Pflegeeinrichtungen und -dienste, die zunächst als KMU (Klein- und mittelständige Unternehmen) geführt werden und dann von einer größeren Investorengruppe erworben werden. Zunehmend stehen aber auch caritative und diakonische Einrichtungen auf dem Einkaufszettel der Private-Equity-Fondgesellschaften. Die Aussicht auf die Steigerung des Verkaufswertes eines solchen KMU-Unternehmens oder einer Einrichtung in Trägerschaft eines Wohlfahrtsverbandes stellt dabei die wesentliche

---

66 Zu den Entwicklungen in Bezug auf die zunehmende Privatisierung in der ambulanten Versorgung vgl.: Korzilius, H.: Ambulante Versorgung – Investoren auf Einkaufstour. In: Deutsches Ärzteblatt, 2018, 39. Jg.; abrufbar unter: https://www.aerzteblatt.de/archiv/201014/Ambulante-Versorgung-Investoren-auf-Einkaufstour [letzter Abruf: 12.12.2018]

67 Gabler-Wirtschaftslexikon; Stichwort ›Private Equity‹, [https://wirtschaftslexikon.gabler.de/definition/private-equity-45569; letzter Abruf 12.12.2018]

Motivation dar. Der hauptsächliche Geschäftszweck besteht in einer ›buy-and-build‹-Strategie; also, ein übernommenes Unternehmen mit möglichst hohem Gewinn schnell wieder zu verkaufen (vgl. Scheuplein 2017). In der Regel bleibt das operative Geschäft beim Management des bisherigen Trägers; dieses »[...] wird aber von Managern des Private-Equity-Investors ›unterstützt‹« (Bobsin 2018). Die in Deutschland einkaufenden über 40 Private-Equity-Gesellschaften kommen aus Großbritannien (11), Deutschland (10), den USA (6), Frankreich und den Niederlanden (je 3), Belgien, der Schweiz und Schweden (je 2) sowie Luxemburg und der Insel Jersey (je 1). So wurden in Deutschland zwischen 2015 und April 2018 insgesamt sechs Krankenhäuser, 58 Medizinische Versorgungszentren, neun Rehaeinrichtungen und 46 Pflegeeinrichtungen durch Private-Equity-Gesellschaften erworben. Damit wird aber lediglich die Anzahl der Einkäufe beschrieben. »Die Anzahl der betroffenen Einrichtungen liegt also insgesamt wesentlich höher (Beispiel 2009: 40 Median-Rehakliniken = 1 Kauf; Beispiel 2017: 160 Alloheim-Pflegeheime = 1 Kauf).« (ebd. S. 2). Neben einer weltweiten Niedrigzinspolitik, die dazu führt, dass institutionelle Anleger (bspw. Versicherungsunternehmen und Pensionsfonds) ihre Gelder verstärkt in Private-Equity-Fonds anlegen, insuffizienten gesetzlichen Regelungen, die keinerlei Hemmschwelle für diese Entwicklung darstellen und eine relativ stabile wirtschaftliche Lage, bietet auch die zunehmende Fragmentierung des Gesundheitswesen in Deutschland seine Reize für die Kapitalanleger. Einkaufen und dann gewinnbringend wieder an ausländische Investoren (bspw. Nordic Capital auf Jersey als Inhaber der Alloheim-Kette mit etwa 22.000 Plätzen) zu veräußern. So ist es nicht verwunderlich, dass bislang »weitgehend geräuschlos [...] Private-Euqity-Unternehmen bedeutende Bereiche der Gesundheitsversorgung in Deutschland aufkaufen (konnten).« (ebd.

S. 5). Nur dort, wo – wie im Fall Alloheim – an unterschiedlichen Standorte erhebliche Qualitätsdefizite öffentlich gemacht wurden, erhielten diese Vorgänge (jedoch im Schatten dieser Skandale) eine gewisse Aufmerksamkeit. »Folglich blieb das ›Marktgeschehen‹ in seiner Gesamtheit unbeobachtet.« (ebd., S. 7). Auch für die überwiegende Mehrzahl der Pflegewissenschaftlerinnen in Deutschland stehen die Ökonomisierung der Pflege, die Gewinnmaximierungen privater Anbieter und das Fade-Out des Gesetzgebers und die darin anschließenden gesellschaftliche wie organisationale Determinanten unter denen sich in Deutschland Pflege vollzieht, nur sehr bedingt im Fokus ihrer wissenschaftlichen Beobachtung.[68] Es zeigt sich, »[...] dass die in den 1990er Jahren begonnen Diskussionen mit der Geschwindigkeit der praktisch-politischen Entwicklung kaum Schritt hält.« (Slotala 2011, S. 57). Slotala macht dabei zwei sich entgegenstehende Grundpositionen aus: »Entweder wird unter Ökonomisierung ein Projekt der marktwirtschaftlichen Rationalisierung oder einer Verkehrung der Mittel-Zweck-Beziehung verstanden.« (ebd.). Im ersten Fall wird das Ziel einer Verbesserung der Wirtschaftlichkeit gesundheitspflegerischer Versorgung propagiert. Einher geht diese Perspektive mit einer »[...] offenen Kritik an einem staatlich-solidarischen Gesundheitswesen auf der Idee eines nutzenmaximierenden Akteurs« (ebd., S. 61), der das staatliche Verantwortungsvakuum auszunutzen versucht (moral-hazard-Phänomen). Immer dann, »[...] wenn der gesetzlich Krankenversicherte keine ökonomischen Kosten seines (abträglichen) Gesundheitsverhaltens

---

68 Nicht selten sind sie selbst Profiteure der beschriebenen Entwicklung (als fest angestellte Mitarbeiter*innen häufig im Qualitätsmanagement, freiberufliche Beraterinnen, Couches und Organisations- und Teamentwicklerinnen usw.) (▶ Kap. 3.3).

fürchten muss, [würde] dieser – so die theoretische Schlussfolgerung – im Sinne einer ›Kosten-Nutzen-Abwägung‹ oftmals keine Veranlassung sehen, sich gesundheitsbewusst zu verhalten.« (ebd.). Slotala weist zurecht darauf hin, dass es für diesen Ansatz bislang an empirisch fundierten Belegen mangelt. Und auch die damit einhergehende These einer Effizienzsteigerung durch Reduktion des quantitativen und/oder qualitativen Personaleinsatzes in den Gesundheitsberufen bei gleichbleibendem medizinisch-pflegerischen Erfolg bleibt weiterhin unklar (ebd., S. 62).

In der zweiten von Slotala dargelegten Interpretation zu den Grundoptionen der Ökonomisierung des Gesundheitswesens (der Umkehrung der Mittel-Zweck-Beziehung) handelt es sich um die Vermarktlichung des Gesundheitswesens durch den systematisch angelegten Versuch, »[…] medizinische und pflegerische Entscheidungen immer stärker über ökonomische Anreize zu steuern.« (ebd., S. 65). Hier verkehrt sich die Mittel-Zweck-Beziehung: »Geld bleibt nicht Mittel zur Sicherstellung der Versorgung, sondern die Versorgung von kranken wird tendenziell zum Mittel, durch das Gewinn erzielt werden soll.« (Kühn zit. nach Slotala 2011, S. 65). Damit tritt das Versorgungsziel hinter die ökonomischen Interessen geringerer Kosten bzw. höhere Erträge zu erwirtschaften. »Die Aufgabe der Krankenversorgung wird zum Mittel degradiert, mit dem ökonomische Zwecke erreicht werden sollen; das Handeln des Gesundheitspersonals wird mehr und mehr primär an der materiellen Ökonomie orientiert […]« (Slotala 2011, S. 66).

Slotala greift in der weiteren Analyse der Ökonomisierungsprozesse im Gesundheitswesen ein fünfstufiges lineares Graduierungsmodell nach Schimank und Volkmann (2008, S. 382–393) auf, dass in seinen beiden Polen (»Autonomer Pol« vs. »Weltlicher Pol«) zwischen der völligen Autonomie der Akteure des Gesundheitswesens, die vollkommen unabhängig von ökonomischen Determinanten agieren können (Stufe 1) und der Gewinnerzielung als einziges Ziel des Teilsystems (Stufe 5) in unterschiedlichen Intensitäten angelegt ist. Betrachtet man von hier aus, die Entwicklung im Pflegesektor seit 1995 (Einführung der Pflegeversicherung) lässt sich feststellen, dass die zunehmende Privatisierung des Pflegesektors Stufe 4 erreicht hat: »Verlustvermeidung als ›Muss-Erwartung‹ kombiniert mit Gewinnzielen als ›Soll-Erwartung‹; Akteure richten ihr Handeln an Marktgängigkeit aus.« (Slotala 2011, S. 72). Selbstreferenzialität und das Maß an operativer Schließung reichen im Pflegesystem nicht (mehr) aus, um nahezu unabhängig von markförmigen Angebots- und Nachfragemechanismen agieren zu können. Die Handlungslogik hat sich als erkennbarer Ausdruck dieses Ökonomisierungsprozesses im Sinne einer »Mittel-Zweck-Verkehrung« verdreht. »Entlang der ökonomischen Logiken der Verlustminimierung und Gewinnmaximierung« (ebd., S. 73) lässt sich eine zunehmende Ökonomisierung beobachten, die die Autopoiese des Pflegesystems und damit die programmatische Autonomie in Frage stellt.

4.3.2 Das Märchen von der besseren Pflege privater Anbieter und die Erosion der staatlichen Daseinsvorsorge

Für die Beschäftigten in der Pflege sind die Folgen der Ökonomisierung weniger angenehm. Ihr Anteil in der Altenpflege variiert nach einer WSI-Studie aus 2013 zu den Einkommens- und Arbeitsbedingungen in Pflegeberufen und den einzelnen Tätigkeitsfeldern deutlich. Bezogen auf die Berufsgruppe »[…] ergibt sich […] eine Tarifbindung von 60 % in den Pflegeberufen.« (Hans-Böckler-

Stiftung 2013, S. 16)[69] Die in den bundesdeutschen Altenpflegeeinrichtungen (»Heime«) arbeitenden Beschäftigten[70] haben jedoch zu 56 % keine Tarifbindung; in Krankenhäusern dagegen sind es demgegenüber *nur* 13 %, die nicht tariflich gebunden vergütet werden. Betrachtet man nur die Gruppe der Altenpflegerinnen, so arbeiten 61 % ohne tarifliche Lohnbindung (bei den Krankenpflegerinnen sind es 38 %) (ebd. S. 17).

Es sind überwiegend die privatwirtschaftlich agierenden Träger, die ihren Mitarbeiterinnen keine tarifgebundene Vergütung anbieten und häufig auch keinen entsprechenden arbeitsrechtlichen Schutz i. S. einer betriebshaftrechtlichen Absicherung gewähren. Kommunale Träger und der überwiegende Teil der freigemeinnützigen Träger sind entweder tarifgebunden oder lehnen sich (im kirchlichen Bereich) an die geltenden Tarifverträge an. Tarifbindung und tragfähige Verdienstmöglichkeiten stellen wesentliche Kriterien für die Zufriedenheit der Pflegekräfte in ihrem beruflichen Feld dar. Sie sind – neben verbindlichen Dienstzeiten und Urlaubsregelungen – basal für die Gewährleistung einer qualitativ guten Pflege der Pflegekräfte in den Einrichtungen. Die – mit dem SGB XI von Beginn an gewollte und forcierte – Ökonomisierung der Pflege ist an den primären Akteuren, den Pflegekräften vorbeigegangen. Für diese zahlt sich ihr über Jahre erbrachtes Engagement fiskalisch, aber ebenso auch im Hinblick auf Karriereverläufe nicht aus.[71]

Der beschworene Zusammenhang zwischen profitabler, renditeorientierter Ökonomisierung der Pflege[72] einerseits und einer qualitativ guten Pflege andererseits stellte bereits für die Gründungsmütter und -väter des Pflegeversicherungsgesetzes in den 1990er Jahren ein Dogma dar, das auch heute noch als ebenso unumstößlich wie unhinterfragt daherkommt. Siegfried Broß, zwischen 1986 und 1998 Richter am Bundesgerichtshof und von 1998 bis 2010 Richter am Bundesverfassungsgericht brachte die Empirie- und Theorielosigkeit dieses neoliberalen Mantras auf den Punkt: »Seit einigen Jahren wird die Privatisierung von Aufgaben der Daseinsvorsorge verstärkt umgesetzt. Die Privatisierung […] öffentlicher Aufgabenbereiche […] soll, so wird argumentiert, den Menschen größere Freiräume nicht nur in wirtschaftlicher, sondern überhaupt in persönlicher Hinsicht eröffnen. Zugleich sollen die Kosten für die bisher in öffentlicher Verantwortung erbrachten Leistungen sinken […] sowie die Effizienz erhöht werden. Soweit ersichtlich, ist bis heute noch kein Versuch unternommen wor-

---

69 Wirtschafts- und Sozialwissenschaftliches Institut in der Hans-Böckler-Stiftung, 2013, S. 16. Hierzu zählen auch Pflegekräfte, die bspw. in der Öffentlichen Verwaltung (Pflegeberatung), bei den Sozialversicherungsträgern, bei Gewerkschaften und in Arztpraxen arbeiten.
70 Hierzu zählen auch Pflegehilfskräfte, Betreuungsassistenten u. s. w.
71 Vgl. zu den Karrierechancen insbesondere von Frauen in der Altenpflege: Borutta, M. u. Giesler, Ch.: Karriereverläufe von Frauen und Männern in der Altenpflege. Eine sozialpsychologische und systemtheoretische Analyse, Wiesbaden 2006 und im Weiteren: Borutta, M.: Aufstieg mit Hindernissen. Karriereverläufe von Männern und Frauen in der Altenpflege. In: Nightingale - Pflegewissenschaftliche Beilage 10/2006; Borutta, M.: Führung in profilierten und vielfältigen Organisationen und Einrichtungen der Pflege. In: Birgit Marx (Hrsg.): Diversity Management in der Pflege. Aufgabe und Herausforderungen, IN VIA Verlag, Paderborn/Freiburg, 2017, S. 103–122
72 Unter Ökonomisierung im Gesundheitswesen soll hier – in Anlehnung nach Simon – ein Prozess des Vordringens ökonomischer Rationalität in Bereich verstanden werden, die zuvor nicht von ökonomischen Prinzipien, Denk- und Handlungsmustern beherrscht wurden. (vgl. Simon, M.: Ökonomisierung und soziale Ungleichheit in Organisationen des Gesundheitswesens. In: Manzei, A. u. Schmiede, R. (Hrsg.): 20 Jahre Wettbewerb im Gesundheitswesen. Theoretische und empirische Analysen zur Ökonomisierung von Medizin und Pflege, Wiesbaden 2014, S. 158

den, den Wahrheitsgehalt solcher Auffassungen zu überprüfen.«[73]

Während die kleineren Privatträger eher unauffällig agieren und nicht selten mit viel persönlichem Engagement ihre Einrichtungen betreiben, geraten die großen Tanker seit Bestehen der Pflegeversicherung immer mehr in die Negativschlagzeilen.[74] Sowohl das Bundesministerium für Gesundheit (hier der Bevollmächtigte der Bundesregierung für Pflege, Andreas Westerfellhaus) als auch der nordrhein-westfälische Minister für Arbeit, Gesundheit und Soziales, Karl-Josef Laumann verweisen darauf, dass ihnen keine Studien bekannt seien, aus denen sich eine schlechtere Pflegequalität der privat betriebenen Pflegeeinrichtungen gegenüber den Pflegeeinrichtungen in freigemeinnütziger und kommunaler Trägerschaft ableiten ließe. Vielmehr zeige »...die Erfahrung [sic!], dass private Betreiber in vielen Fällen vergleichbare Qualität zu niedrigeren Kosten liefern [würden].«[75]

Ein valider und reliabler Vergleich der Qualität im Verhältnis zum Preis und zu den eingesetzten personellen Ressourcen liegt bislang nicht vor. Die Studienlage zu Qualitätsvergleichen ist insgesamt ausgesprochen dünn. Denn pflegewissenschaftlich betriebene empirische Studien müssen finanziert werden. Und dort, wo es auf ministerieller Ebene kein Erkenntnisinteresse gibt (weil Einzelerfahrungen ausreichend erscheinen; s. o.), wird es auch keine derartigen Untersuchungen geben. Lediglich die Studie von Geraedts et al. aus 2016 (S. 89–98), die auf der Basis der von § 114 SGB XI vom Medizinischen Dienst des Spitzenverbandes Bund der Krankenkassen (MDS e.V.) und den Transparenzvereinbarungen vergebenen Pflegenoten an alle bundesdeutsche Pflegeeinrichtungen basiert, lassen einen – wenn auch im Hinblick auf die Datengrundlage (die Noten und das Benotungssystem; vgl. Borutta 185–187) durchaus kritisch zu sehenden – ersten Überblick zu. Demnach weisen die privaten Einrichtungsträger in fünf von sechs Qualitätsmerkmalen[76] eine zum Teil erheblich niedrigere Qualität aus, wenn auch – über alle Trägerformen hinweg – festzustellen ist, dass, »[...] quality of care in all quality categories improved with increasing prices per day.« (Geraedts, S. 89). Allerdings besteht bei vier von sechs untersuchten Qualitätskategorien der Qualitätsun-

---

73 SZ vom 06. Februar 2006 und Vortrag vom 29. September 2006 in Bremen: Fürsorgepflicht und Gewinnmaximierung schließen sich gegenseitig aus – ein Plädoyer für einen umsichtigen Umgang mit hoheitlichen Aufgaben«, Tagung des Fachverbands für Soziale Arbeit, Strafrecht und Kriminalpolitik.
74 Vgl. Süddeutsche Zeitung Nr. 70 vom 24./25. März 2018, S. 15: »Wie auf dem Basar« Aachener Zeitung Nr. 125 vom 2. Juni 2018, S. 6: Das Geschäft mit der Pflege; Neue Ruhr-Zeitung vom 15. Februar 2018: Düsseldorfer Pflege-Kette Alloheim gerät in die Schusslinie (https://www.nrz.de/staedte/duesseldorf/duesseldorfer-pflege-kette-alloheim-geraet-in-die-schusslinie-id213440843.html; letzter Abruf 12.12.2018); Stuttgarter Nachrichten.de vom 13.02.2018: Das System Alloheim: Rendite um jeden Preis (https://www.stuttgarter-nachrichten.de/inhalt.recherche-mit-zdf-frontal-21-zum-pflegekonzern-alloheim-das-system-alloheim-rendite-ueber-alles.e1b4211d-70f3-474f-ad15-6d4c03bf7d04.html; letzter Abruf: 12.12.2018); NDR.de vom 22.02.2018: Pflegeheime: Weder satt noch seuber (https://www.ndr.de/nachrichten/schleswig-holstein/Pflegeheime-Weder-satt-und-noch-sauber,alloheim104.html; letzter Abruf: 12.12.2018); ZDF Frontal 21 vom 13.02.2018: Die Profitgier der Pflegeheime – Auf Kosten der Alten (https://www.zdf.de/politik/frontal-21/frontal-21-vom-13-februar-2018-100.html; letzter Abruf 12.12.2018)
75 So u. a. in einem verschrifteten Diskurs mit dem Autor dieses Beitrags vom 07.06.2018 (BMG, Herr Westerfellhaus) und vom 15.06.18 (MAGS NRW; Herr Laumann), liegen beide dem Autor vor.
76 Besser – über alle Preiskategorien – schneiden die freigemeinnützigen Träger in den Bereichen Pflegeprozessgestaltung, Strukturqualität, Gewährleistung von Unterstützungsleistungen, Dokumentation und Qualitätsmanagement ab, lediglich im Bereich der Ergebnisqualität liegen freigemeinnützige und privatwirtschaftliche Träger gleich auf.

terschied zwischen gewinnorientierten und gemeinnützigen Pflegeheimen unabhängig von den in Rechnung gestellten Preisen. Die Non-profit-Einrichtungen haben hier durchweg besser abgeschnitten.

Eine öffentliche Hand (hier: Bundes- wie Landesministerien), die sich weigert, valide Studien durchzuführen und zu finanzieren, wird natürlich auch weiterhin behaupten können, es lägen keine Studien vor, die Aufschluss über ein Qualitätsgefälle unterschiedlicher Trägergruppen geben. Damit schafft sie sich selbst die Voraussetzungen, dauerhaft auf Eminenzbasierung statt auf Evidenzbasierung zu setzen.

Dass private Träger in einem (Quasi-)Markt des Gesundheitswesens kostengünstiger und effektiver arbeiten, ist ein insbesondere von neoliberalen geprägten Politiken seit Jahrzehnten verlautbartes Ammenmärchen, dass der Wirklichkeit nicht standhält und sich empirisch nicht belegen lässt. Broß begründet seine Position zur Wahrung des Sozialstaatlichkeitsprinzips und einer daraus folgenden Abkehr von einer grassierenden Privatisierung im Sozial- und Gesundheitswesen u. a. mit Bezug auf die Entscheidung des Bundesverfassungsgerichts [BVerfGE 45, 376 (387) vom 22. Juni 1977]. Darin hat das Bundesverfassungsgericht in Bezug auf das Sozialstaatsprinzip (Art. 20 Abs. 1 GG) festgestellt, »[…] dass es staatliche Vor- und Fürsorge für Einzelne oder für Gruppen der Gesellschaft verlange, die aufgrund persönlicher Lebensumstände oder gesellschaftlicher Benachteiligung in ihrer persönlichen und sozialen Entfaltung behindert seien. Die staatliche Gemeinschaft müsse ihnen jedenfalls die Mindestvoraussetzungen für ein menschenwürdiges Dasein sichern und sich darüber hinaus bemühen, sie – soweit möglich – in die Gesellschaft einzugliedern, ihre angemessene Betreuung zu fördern […] sowie die notwendigen Pflegeeinrichtungen zu schaffen.« (Broß 2007, S. 15 f.). Damit ist nicht nur die Herstellung der gesetzlichen Rahmenvoraussetzung zur Errichtung und zum Betrieb von Pflegeeinrichtungen durch wen auch immer gemeint, sondern die direkte Verantwortung der staatlichen Ebenen eben hierzu. Das Bundesverfassungsgericht spricht damit nicht nur jene Bereiche der Daseinsvorsorge an, die wichtige Infrastrukturbereiche für die Sicherung eines menschenwürdigen Daseins betreffen (hierzu zählt er Einrichtungen, die der einzelne Mensch zur Verwirklichung seiner Person und Individualität bedarf und die nicht jeder einzelne selbst zur Verfügung stellen kann, wie Elektrizität, Wasserversorgung, Telefon, Bahn und Post). Vor allem gehören jene Bereiche dazu, »[…] in denen in der Gesellschaft Schwache nicht die gleichen Voraussetzungen und die gleichen Chancen für die persönliche Entfaltung wie die überwiegende Mehrheit der Menschen in unserem Staate haben.« (ebd., S. 16). Hier müsse der Staat nach dem Sozialstaatsprinzip selbst tätig werden und dies im föderalen Sinne. Der Bund und die Länder sind für die entsprechenden gesetzlichen und fiskalischen Rahmenbedingungen zuständig, die Kommunen für die operative Umsetzung.

Mit Blick auf die Erosion der Daseinsvorsorge und die Privatisierungseuphorie durch immer mehr privatwirtschaftliche Orientierung kommt Broß zu dem Fazit: »Es ist unumgänglich, dass bereits getätigte Privatisierungen im Bereich der Daseinsvorsorge rückgängig gemacht und […] (weitere) unterbunden werden.« (ebd., S. 33). Ansonsten verliere der Staat immer mehr an Handlungs- und Gestaltungspeilräumen und am Ende frage niemand mehr danach, wer die Finanzströme privater Träger aus welchen Motiven lenkt und welche Interessen damit verfolgt werden (vgl. Broß 2006, S. 5 u. 19). Die fortschreitende Privatisierung der Aufgaben der Daseinsvorsorge, zu denen vor allem die Pflege als Kernaufgaben zählt, zerstören das Beziehungsgeflecht aus Demokratie-, Sozialstaats- und Rechtsstaatsprinzip, was nicht zuletzt auch an den prekären Arbeitsverhältnissen in der Pflege abzulesen ist.

Es bedarf diesbezüglich einer Neudefinition des Verhältnisses von Staat (als Garant für die Wahrung demokratisch legitimierter Handlungsweisen, der aktiven Verteidigung und aktuell der Vitalisierung des Sozialstaatsprinzips sowie der Garantie des Rechtsstaatsprinzips) und einem nach ökonomischen Prinzipien aufgebauten Markt, der menschliche Beziehungen wesentlich auf ökonomische Beziehungen reduziert (vgl. Friesacher 2004, S. 364–374). Schwerdt hat bereits vor mehr als 15 Jahren (und seitdem immer wieder) darauf hingewiesen, dass »[…] solange nicht die Bereitschaft besteht, für Pflegeleistungen mehr Geldmittel als bisher aufzubringen, nur eine minderwertige Qualität der Betreuung […] erreichbar (ist). Die Rationierung von Pflegeleistungen in Form einer Vorenthaltung ist die Folge.« (Schwerdt 2005, S. 249–255)

4.3.3 Systemkonformität und Verwertungsorientierung der Pflegewissenschaft

Dibelius kommt zu dem Schluss, dass »[…] für die Zukunft öffentliche Stellungnahmen von Pflegekräften und Pflegemanagerinnen und -manager zu den drängenden wirtschaftsethischen Fragen im Gesundheitswesen dringend erforderlich (sind).« (Dibelius 2003, S. 23–36). Mit Blick auf das Themenspektrum akademisierter Qualifizierungsarbeiten in den Promotions-, Master und-Bachelorstudiengängen der Pflegewissenschaft in Deutschland fällt jedoch auf, dass polykontexturale Perspektiven und relevante gesellschaftliche Determinanten, wie die zunehmende Ökonomisierung der Pflege, hier bislang kaum eine Rolle spielen.[77] Auch die zunehmende (und aus wissenssoziologischer Perspektive äußerst fragwürdige) Verrechtlichung von evidenzbasiertem Wissen im Pflegeleistungsrecht wird kaum erörtert. Mit wenigen Ausnahmen kommt die Pflegewissenschaft in Deutschland erstaunlich affirmativ und systemunkritisch daher.

Was nicht verwundert, denn viele der späteren akademisierten Pflegefachkräfte »[…] wählen das Studium, oft gerade weil sie einer Pflegepraxis entkommen möchten, die unter Rationalisierungsdruck und damit verbundenen immensen Einsparungen im Pflegebereich für die Beschäftigten immer unerträglicher wird.« (Krampe 2014, S. 179 f.). In einer diskursanalytischen Untersuchung kommt Krampe zu dem Ergebnis, dass akademisierte Pflegekräfte die Regeln der übergeordneten Diskurse und Dispositive übernehmen und für ihre eigenen Anliegen modifizieren (vgl. Krampe 2014, S. S. 179–198). Es gibt demnach eindeutige Zusammenhänge zwischen Professionalisierung und den Ökonomisierungstendenzen in der Pflege. Die marktkonforme Ausgestaltung der Pflege ist der Treibstoff zur Förderung der beruflichen Eigenständigkeit der akademisierten Pflegekräfte.

Krampe kritisiert zudem, dass Pflegewissenschaft zunehmend in der Anwendungsforschung stecken bleibt und Grundlagenforschung vernachlässigt (was u. a. der Ansiedlung der überwiegenden Zahl der Pflegestudiengänge an Fachhochschulen und nicht an Universitäten geschuldet ist). »Eine Wissenschaft, die sich die unmittelbare Verwertbarkeit auf das Banner schreibt, öffnet

---

77 So befassen sich von den zwischen 2010 und 2018 an Pflegewissenschaftlichen Fakultät der Philosophisch-Theologischen Hochschule in Vallendar (PTHV) eingereichten und zum Abschluss gebrachten Dissertationen lediglich drei mit im weitesten Sinne gesellschaftlichen Fragestellung der Pflege. Vier weitere Arbeiten thematisieren Fragen des organisationalen Bereichs, während der Hauptteil, mit 19 Arbeiten, Fragen der Professionalisierung von Pflege betreffen und weitere 11 Arbeiten Themen von Intervention und Interaktion aufgreifen. Ein Blick in die Inhaltsverzeichnisse pflegewissenschaftlicher Zeitschriften und die Online-Journals (bspw. ›Pflege‹, Hogrefe) bestätigen diese selbstreferenzielle Perspektive der Pflegewissenschaft.

[…] ›kostengünstigen‹ Lösung(en) Tür und Tor.« (Krampe 2014, S. 189). Die Relevanz einer sich verändernden Gesundheitsgesetzgebung im Kontext neoliberaler Tendenzen »[…] mit einer immer stärkeren Betonung des Ökonomischen gegenüber des Politischen und dem Sozialen im gesellschaftlichen Raum, scheinen (durch die Pflegewissenschaft, M. B.) bewusst, nämlich strategisch ausgeblendet worden zu sein. Die Aushöhlung von Arbeitnehmerinnenrechten, die zunehmende Privatisierung zuvor öffentlicher Dienstleistungen, die Individualisierung gesundheitlicher und anderer Risiken, die zu merklichen Veränderungen, insbesondere für die Gruppen der weniger privilegierten Bevölkerung führte, gerieten im Professionalisierungsdiskurs nicht auf die Agenda.« (ebd., S. 193)

4.3.4 Tendenzen der weiteren Entwicklung: Pflege der Zukunft zwischen Nirvana-Ökonomie und Quasi-Taylorismus

Dass die ausufernde Marktförmigkeit des Pflegewesens, wie sie durch das Pflegeversicherungsgesetz intendiert und danach ständig weiterforciert wurde, auch dem Gesetzgeber in der weiteren Entwicklung zumindest zeitweise zu Denken gab, wird erstmalig mit dem Pflegequalitätssicherungsgesetz (PQsG) und dem darin aufgenommenen Gedanken des »Verbraucherschutzes« erkennbar. Das Elfte Buch Sozialgesetzbuch (SGB XI, Soziale Pflegeversicherung) wurde durch das PQsG mit Wirkung zum 1. Januar 2002 umfangreich geändert und ergänzt. Insbesondere wurde im SGB XI das elfte Kapitel »Vorschriften über die Qualitätssicherung und Regelungen zum Schutz der Pflegebedürftigen« angefügt (§§ 112 bis 120). Erklärtes Ziel war es, die Pflegequalität zu sichern und weiterzuentwickeln und insbesondere die Verbraucherrechte der Pflegebedürftigen zu stärken.[78] »Übergreifendes Ziel des Gesetzes ist es, die Rechte der Pflegebedürftigen in ihrer Eigenschaft als Verbraucher am »Markt« der ambulanten und stationären Pflege zu schätzen und zu stärken [sic!]. Dazu gehört insbesondere, pflegebedürftige Menschen und ihren Angehörigen durch Beratung in die Lage zu versetzen, ihr Recht wahrzunehmen.«[79]

Was hier verkannt wird, sind die höchst differenten Grundvoraussetzungen marktwirtschaftlicher Orientierung im Vergleich zu staatlicher und/oder non-profit-Orientierung der Wohlfahrtspflege. Auf dem Markt geht es stets um die individuelle Verfolgung individueller Zwecke. Der Markt zeichnet sich zudem durch eine leichte Reversibilität der getroffenen Entscheidungen (heute in diese Richtung, morgen in eine andere …), eine Kurzfristigkeit in der Entscheidungslogik, eine Diffusität in der Verantwortlichkeit und der Anfälligkeit für Stimmungen, Moden, Trends und massenmedialer Werbung aus. Wie wenig zutreffend und brüchig demgegenüber zeitstabile Voraussagen der Privatwirtschaft sind, verdeutlicht die Süddeutsche Zeitung in einem Beitrag vom 20.12.2018 mit einer Rankingliste von 48 Konjunkturexperten bundesdeutscher Banken, Versicherungen etc. In nur 30 von insg. 144 vorgenommenen Einschätzungen zum erwarteten Konsum, zum Export und zu Investitionen im Jahr 2018 lagen die Auguren der Marktwirtschaft über einen prognostizierten Zeitraum von 12 Monaten halbwegs richtig.

---

78 Zwischenzeitlich wurden Teile der Änderungen durch das PQsG erneut revidiert, vor allem durch das Pflege-Weiterentwicklungsgesetz vom 28. Mai 2008
79 Bundestags-Drucksache 14/5395 vom 23.02.2001, S. 2

Die Ökonomisierung des Pflegesektors schreitet dennoch unaufhörlich voran.[80] Die durch das SGB XI gewollte Gleichstellung privater Träger mit den Trägern der Wohlfahrtspflege und sogar die Vorrangstellung gegenüber allen kommunalen Trägern, hat einen ungleichen Anbieterwettbewerb geschaffen, mit dem »[…] effizienzorientierte kostensenkende Maßnahmen verankert worden« Auth 2013, S. 414) sind. Die vormals prägende Stellung der Träger der Freien Wohlfahrtspflege im korporatistischen Wohlfahrtsstaat (vgl. Esping-Andersen 1990) wurde bewusst und sehenden Auges aufgegeben. Dies hat zu einer massiven Veränderung der Anbieterlandschaft in der Pflege geführt (s. o.), die u. a. erhebliche Auswirkungen auf die Gehälter der Pflegekräfte hat. »Die pluralisierte, von den privaten Trägern dominierte Trägerstruktur hat zur Enttariflichung der Pflegebranche beigetragen. Mittlerweile überwiegen individualvertragliche Abkommen. […] Das pflegepolitische Ziel [unterschiedlicher Bundesregierungen; M. B.] wurde demnach erreicht.« (Auth 2013, S. 417). Infolge der Ökonomisierung der Pflege haben sich die Arbeitsbedingungen erheblich verschlechtert. In Anlehnung an Pfau-Effinger et al. (2008, S. 83–98) spricht Auth in Bezug auf die in hohem Maße normierte und standardisierte professionelle Pflegearbeit von einer »Quasi-Taylorisierung« (ebd., S. 419). Gerade bei den großen Pflegekonzernen gilt das Prinzip des Shareholder-Value, »[…] dass es nicht nur das legitime Recht, sondern sogar die moralische Pflicht des Unternehmens sei, sich strikt auf die (langfristige) Gewinnmaximierung zu konzentrieren und zwar deshalb, weil eben dieses unternehmerische Gebaren dank dem segensreichen Wirken der ›unsichtbaren Hand‹ des Marktes gemeinwohldienlich sei.« (Ulrich 2002, S. 141). Der Wirtschaftswissenschaftler Ulrich bezeichnet die zunehmende Verbreitung dieser und anderer sektiercrischer Glaubensgrundsätze innerhalb der Wirtschaft kritisch als eine »wunderbare harmonievolle Nirwana-Ökonomie« (ebd.).

Im Gesundheitswesen geht es – anders als in anderen, eher marktförmig ausgerichteten Dienstleistungssegmenten – vor allem um die Organisation von medizinischer und pflegerischer Hilfe und nicht um leicht verzichtbare Dienstleistungen wie Pizzadienste oder Klingeltöne für Handys etc. Im Gesundheits»markt« kann eine Steuerung über den Preis dauerhaft nicht funktionieren, allein deshalb schon nicht, weil es kein klassisches Angebot-Nachfrage-Verhältnis gibt und die Elemente Nachfrager (Patientin, pflegebedürftige Person), Anbieter (ambulanten Dienste, stationäre Einrichtungen, Ärzte etc.) und Zahler (Kranken- und Pflegekassen) mit ihrer Triplizität in einer klassisch linear angelegten Angebot-Nachfrage-Beziehung nicht aufgehen können. Der Kundenbegriff stellt im Gesundheits- und Pflegewesen eine Schimäre dar. Er ist allein deshalb schon verfehlt und diskreditierend, weil ein Kunde – im Rahmen seiner finanziellen Möglichkeiten – immer eine (Aus-)Wahl treffen kann. Ein gesetzlich krankenversicherter (und in vieler Hinsicht auch ein privatversicherter) pflegebedürftiger Mensch kann dies nicht. Denn, was er nachfragen darf und – nach Entscheidung seines Arztes – erhält (oder eben nicht erhält) entscheidet nicht er selbst, sondern der Gemeinsame Bundesausschuss (G-BA) als oberstes Beschlussgremium der gemeinsamen Selbstverwaltung der Ärzte, Zahnärzte, Psychotherapeuten, Krankenhäuser und Krankenkassen in Deutschland. Der Begriff impliziert zudem

---

80 Unter Ökonomisierung der Pflege soll in einem operativen Verständnis hier ein Prozess der Integration effizienzorientierter Prinzipien in die Organisation pflegebezogener Leistungen, der Rückgang öffentlicher Aktivitäten im Pflegebereich durch Auslagerung und Veräußerung auf und an andere Leistungsanbieter und die Auslagerung staatlicher Pflegeleistungen auf private Anbieter, die keinerlei Beziehung zum Staat aufweisen verstanden werden (in Anl. An D. Auth: Ökonomisierung der Pflege – Formalisierung und Prekarisierung von Pflegearbeit. In: WSI Mitteilungen 2013, S. 412–422)

eine pflegerische bzw. medizinische Fachkundigkeit, die kaum ein Mensch aufzubringen in der Lage sein dürfte. Konsequent weitergedacht, wird der kranke und pflegebedürftige Mensch in der Kundenwelt zum exkludierten Fremden, der am Ende dann durch seine Krankheit oder Pflegebedürftigkeit noch das neoliberale Freiheits- und exkludierende Solidaritätsverständnis bedroht.

Frau und Herr Meier sind keine Kunden. Sie sind alleingelassene Suchende im Dickicht eines verwirrenden Gesundheitsmarktes.

Literatur

Aachener Zeitung Nr. 125 vom 2. Juni 2018, S. 6: Das Geschäft mit der Pflege
Altgeld T, Kolip P (2010) Konzepte und Strategien der Gesundheits-förderung. In: Hurrelmann K et al. (Hrsg.) Lehrbuch Prävention und Gesundheits-förderung, 3. Aufl. Bern: Huber. S. 45–56
Amelung V et al. (2017) Patient First! Für eine patientengerechte sektorenübergreifende Versorgung im deutschen Gesundheitswesen. Positionspapier. WISO Diskurs. Friedrich-Ebert-Stiftung, Bonn, S. 1–28
Auth D (2013) Ökonomisierung der Pflege – Formalisierung und Prekarisierung von Pflegearbeit. In: WSI Mitteilungen 6/2013, S. 412–422
Baecker D (2003) Die verlernende Organisation. In: Ders.: Organisation und Management. Frankfurt a. M.: Suhrkamp, S. 179–197
Bauch J (1996) Gesundheit als sozialer Code. Von der Vergesellschaftung des Gesundheitswesens zur Medikalisierung der Gesellschaft. Weinheim und München: Juventa
Beetz M (2003) Organisation und Gesellschaft. Eine systemtheoretische Analyse des Verhältnisses von Organisationen zu gesellschaftlichen Funktionssystemen. Hamburg: Kovac
Blättner B, Waller H. (2011) Gesundheitswissenschaft. Eine Einführung in Grundlagen, Theorien und Anwendung, 5. Aufl., Stuttgart: Kohlhammer
Bobsin R (2018) Der weiße Finanzmarkt. Pflege als Spekulationsobjekt, S. 1, Studie im Auftrag von ver.di (http://www.labournet.de/wp-content/uploads/2018/04/bobsin_express0418.pd; letzter Abruf: 12.12.2018)
Bobsin R (2018) Finanzinvestoren in der Gesundheitsversorgung in Deutschland. 20 Jahre Private Equity – eine Bestandsaufnahme, Hannover: Offizin
Borutta M, Giesler Ch. (2006) Karriereverläufe von Frauen und Männern in der Altenpflege. Eine sozialpsychologische und systemtheoretische Analyse, Wiesbaden: Deutscher Universitätsverlag
Borutta M (2006) Aufstieg mit Hindernissen. Karriereverläufe von Männern und Frauen in der Altenpflege. Nightingale – Pflegewissenschaftliche Beilage 11/2006, S. 39–42
Borutta M (2009) Die Pflege-Transparenzvereinbarung als Irrweg. Betreuungsmanagement, 5. Jg., 4/2009, S. 185–187
Borutta M (2009) Schulnoten für Heime. Die Pflege-Transparenzvereinbarung als Irrweg. In: Dr. med. Mabuse, 34. Jg., Nr. 180 (Juli/August) 2009, S. 14–16
Borutta M (2012) Wissensgenerierung und Wissenszumutung in der Pflege. Systemtheoretische Analyse am Beispiel der Einführung von Expertenstandards in der Altenpflege, Heidelberg: Carl-Auer Verlag
Borutta M (2017) Führung in profilierten und vielfältigen Organisationen und Einrichtungen der Pflege. In: Birgit Marx (Hrsg.): Diversity Management in der Pflege. Aufgabe und Herausforderungen. Paderborn/Freiburg: IN VIA Verlag, S. 103–122
Brandhorst A, Hildebrandt H (2017) Kooperation und Integration – das unvollendete Projekt des Gesundheitswesens: Wie kommen wir weiter? In: Brandhorst, A.; Hildebrandt, H.; Luthe, E.-W. (Hrsg.) Kooperation und Integration – das unvollendete Projekt des Gesundheitssystems, Wiesbaden, Springer VS, 2017, S. 573–612
Broß S (2006) Manuskript des Vortrags zu ›Fürsorgepflicht und Gewinnmaximierung‹ vom 29.09. 2006 (https://www.bayerischer-anwaltverband. de/fileadmin/Daten/Bross_Archiv/Bross_-_Fuer sorgepflicht_und_Gewinnmaximierung_schlies sen_sich_gegenseitig_aus_-_ein_Plaedoyer_fuer_ einen_umsichtigen_Umgang_mit_hoheitlichen_ Aufagaben.pdf, letzter Abruf: 18.12.2018)
Broß S (2018) Manuskript des Vortrags »Der Rückzug des Staates aus der Daseinsvorsorge« Herbsttagung der Gustav-Heinemann-Initiative e. V. vom 19. Oktober 2007 (http://www.bayerischer-

anwaltverband.de/fileadmin/Daten/Bross_Archiv/Bross_-_Der_Rueckzug_des_Staates_aus_der_Daseinsvorsorge.pdf, letzter Abruf: 18.12.2018)

Büker, Christa (2011) Case Management als Aufgabe der Zukunft. In: HealthCare Journal Sonderausgabe Nr. 2/2011, S. 9–12

BMFSFJ – Bundesministerium für Familie, Senioren, Frauen und Jugend: Dritter Bericht zur Lage der älteren Generation. Alter und Gesellschaft. Berlin/Bonn 2001

Deutscher Bundestag: Bundestagsdrucksache 14/5395 vom 23.02.2001 (http://dipbt.bundestag.de/doc/btd/14/053/1405395.pdf, letzter Abruf: 20.12.2018)

Deutscher Bundestag: Bundestagsdrucksache 12/5262 (ohne Datum) (http://dip21.bundestag.de/dip21/btd/12/052/1205262.pdf, letzter Abruf: 19.12.2018)

Deutscher Bundestag: Bundestagsdrucksache 18/13504 vom 30.08.2017 (http://dipbt.bundestag.de/doc/btd/18/135/1813504.pdf, letzter Abruf: 20.12.2018)

Deutscher Bundestag: Bundestagsdrucksache 18/13612 vom 21.09.2017 [http://dip21.bundestag.de/dip21/btd/18/136/1813612.pdf, letzter Abruf 22.12.2018]

dip – Deutsches Institut für angewandte Pflegeforschung e. V. (Hrsg.) (2008) Überleitung und Case Management in der Pflege, Hannover: Schlütersche

Dibelius O (2003) Altersrationierung: Gerechtigkeit und Fairness im Gesundheitswesen? Eine Studie zum ethischen Führungshandeln von Pflegemanager/innen in der stationären und teilstationären Altenpflege. In: Dibelius O, Arndt M (Hrsg.) Pflegemanagement zwischen Ethik und Ökonomie. Eine europäische Perspektive, Hannover: Schlütersche, S. 23–36

Esping-Andersen G (1990) The Three World of Welfare Capitalism, Cambridge

Europäische Kommission (2017) State of Health in the EU. Companion Report 2017

Ewers M, Schaeffer D (Hrsg.) (2005) Case Management in Theorie und Praxis, 2. Aufl., Bern, Göttingen, Toronto, Seattle: Huber

Faß R (2009) Helfen mit System. Systemsteuerung im Case Management, Marburg: Tectum

Fine M, Torre M E (2006) Participatory Action Research (PAR) by Youth. In: Sherrod, Lonnie (Hrsg.): Youth Activism: An International Encyclopedia, Westport S. 456–462

Flick U (2016) Qualitative Sozialforschung. Eine Einführung, 7. Aufl., Reinbek: Rowohlt, S. 287–296

Franzkowiak P (2015) Gesundheitswissenschaften / Public Health. In: Bundeszentrale für gesundheitliche Aufklärung (Hrsg.): Leitbegriffe der Gesundheitsförderung, Köln, S. 1–7 (https://www.leitbegriffe.bzga.de/?id=angebote&idx=138, letzter Zugriff: 22.12.2018)

Friesacher H (2004) Foucaults Konzept der Gouvernementalität als Analyseinstrument für die Pflegewissenschaft. Pflege, 17. Jg., 2004, S. 364–374

Gabler-Wirtschaftslexikon; Stichwort ›Private Equity‹, [https://wirtschaftslexikon.gabler.de/definition/private-equity-45569; letzter Abruf 12.12.2018]

Gärtner HW (2008) Schwerfälliger Tanker oder flotte Fregatte? Zur Veränderungsfähigkeit von sozialen Organisationen. In: Norbert Schuster (Hrsg.): Management und Theologie. Führen und Leiten als spirituelle und theologische Kompetenz. Freiburg: Lambertus, S. 77–88

Gärtner HW (2007) Zur Ambivalenz des Qualitätsmanagements. Steuerungsinstrument oder Betriebsaccessoire? Krankendienst 80, S. 10–14

Geraedts M et al. (2016) Trade-off Between Quality, Price, and Profit Orientation in Germany's Nursing Home. Adeing Int (41. Jg.), S. 89–98

GKV-Spitzenverband: Richtlinien des GKV-Spitzenverbandes zur einheitlichen Durchführung der Pflegeberatung nach § 7a SGB XI vom 7. Mai 2018 (Pflegeberatungs-Richtlinien)

Hampe-Grosser A (2007) Case Management in der Kinder- und Jugendhilfe. Vertrauen ist gut, Kontrolle ist besser. Soziale Arbeit, Jg. 56, H. 11/12, S. 444–447

Hurrelmann K, Richter M (2013) Gesundheits- und Medizinsoziologie. Eine Einführung in die sozialwissenschaftliche Gesundheitsforschung, Weinheim: Beltz Juventa

Jansen P (2012) Hausarztzentrierte Versorgung. Ein Blick in die Zukunft. Dr. med. Mabuse. Zeitschrift für alle Gesundheitsberufe, Nr. 199, 34. Jg., Sept./Okt. 2012, S. 24–27

Kerkovius T (2017) Case Management. In: Gronemeyer, P. u. Jurk, Ch. (Hrsg.): Entprofessionalisieren wir uns! Ein kritisches Wörterbuch über die Sprache in Pflege und Sozialer Arbeit, Bielefeld: transcript, S. 67–72

Ketzer R (2015) Das MDK-Prüfverfahren in der ambulanten Pflege: Externe Qualitätssicherung versus Verfahrensroutine: Eine systemtheoretische Analyse, Heidelberg: Carl-Auer Verlag

Kleve H (2012) Case Management. In: Wirth, J.V.; Kleve, H. (Hrsg.): Lexikon des systemischen Arbeitens. Grundbegriffe der systemischen Praxis, Methodik und Theorie, Heidelberg: Carl-Auer Verlag

Koepping K P (1987) Authentizität als Selbstfindung durch den anderen. Ethnologie zwischen Engagement und Reflexion, zwischen Leben und Wissenschaft. In: H.P. Duerr (Hrsg.): Authentizität und Betrug in der Ethnologie, Frankfurt a.M.: Suhrkamp, S. 7–37

Korzilius H (2018) Ambulante Versorgung – Investoren auf Einkaufstour. In: Deutsches Ärzteblatt. 39. Jg. (https://www.aerzteblatt.de/archiv/201014/Ambulante-Versorgung-Investoren-auf-Einkaufstour, letzter Abruf: 12.12.2018)

Krampe E-M (2014) Professionalisierung der Pflege im Kontext der Ökonomisierung. In: Manzei A, Schmiede R (Hrsg.) 20 Jahre Wettbewerb im Gesundheitswesen. Theoretische und empirische Ana-lysen zur Ökonomisierung von Medizin und Pflege, Wiesbaden: Springer VS, S. 179–198

Kruger J, Dunning D (1999) Unskilled and unaware of it. How difficulties in recognizing one's own incompetence lead to inflated self-assessments. In: Journal of Personality and Social Psychology. Band 77, Nr. 6, S. 1121–1134 (http://citeseerx.ist.psu.edu/viewdoc/download?doi=10.1.1.64.2655&rep=rep1&type=pdf, letzter Abruf: 22.12.2018)

Kühl S (2010) Mitgliedschaft. Das magische Mittel zur Herstellung von Konformität in Organisationen, Working Papers 2/2010 (http://www.uni-bielefeld.de/soz/personen/kuehl/pdf/Mitgliedschaft-Working-Paper-15062010.pdf, letzter Abruf: 17.12.2018)

Kühl S (2011) Organisation. Eine sehr kurze Einführung, Wiesbaden: VS Verlag

Kühn H (2004) Die Ökonomisierungstendenz in der medizinischen Versorgung. In: Elsner G, Gerlinger T, Stegmüller K (Hrsg.) Markt versus Solidarität. Gesundheitspolitik im deregulierten Kapitalismus, Hamburg: VSA, S. 25–42

Lüder C (2000) Beobachten im Feld und Ethnographie. In: Flick U, Kardoff E v, Steinke I (Hrsg.) Qualitative Forschung – ein Handbuch, 11. Aufl., Reinbek, S. 632–643

Luhmann N (2005) Der medizinische Code. In: Ders.: Soziologische Aufklärung 5, 3. Aufl. Wiesbaden: VS-Verlag, S. 176–188

Luhmann N (1998) Die Gesellschaft der Gesellschaft, 2 Bd., Frankfurt a. M.: Suhrkamp

Manzei A et al. (2014) Embedded Competition – Oder wie kann man die Auswirkungen wettbewerblicher Regulierungen im Gesundheitswesen messen? Eine methodologische Perspektive. In: Manzei A, Schmiede R (Hrsg.) 20 Jahre Wettbewerb im Gesundheitswesen. Theoretische und empirische Analysen zur Ökonomisierung von Medizin und Pflege, Wiesbaden: Springer VS, S. 11–34

Marquard O (2005) Abschied vom Prinzipiellen. Leipzig: Reclam

McKinsey Company (2017) European healthcare – a golden opportunity für private equity (https://www.mckinsey.com/~/media/mckinsey/industries/private%20equity%20and%20principal%20investors/our%20insights/european%20healthcare%20a%20golden%20opportunity%20for%20private%20equity/european-healthcare-a-golden-opportunity-for-private-equity.ashx, Abruf: 01.12.2018)

Meyer G, Köpke S (2006) Expertenstandards in der Pflege. Wirkungsvolle Instrumente zur Verbesserung der Pflegepraxis oder von ungewissem Nutzen? In: Zeitschrift für Gerontologie + Geriatrie, 39. Jg., S. 211–216

Michel-Schwartze B (2016) Von der Fachwissenschaft Sozialer Arbeit und ihrer Relationalität zu Begzugswissenschaften – Skizzen einer Beobachtung in drei Unterscheidungen. In: dies. (Hrsg.) Der Zugang zum Fall. Beobachtungen, deutungen, Interventionsansätze, Wiesbaden: Springer VS, S. 1–14

NDR.de vom 22.02.2018: Pflegeheime: Weder satt noch seuber (https://www.ndr.de/nachrichten/schleswig-holstein/Pflegeheime-Weder-satt-und-noch-sauber,alloheim104.html; letzter Abruf: 12.12.2018)

Neue Ruhr-Zeitung vom 15. Februar 2018: Düsseldorfer Pflege-Kette Alloheim gerät in die Schusslinie (https://www.nrz.de/staedte/duesseldorf/duesseldorfer-pflege-kette-alloheim-geraet-in-die-schusslinie-id213440843.html, letzter Abruf 12.12.2018)

Ortmann G (2004) Als ob. Fiktionen und Organisationen, Wiesbaden: VS-Verlag

Pfau-Effinger B, Och R, Eichler M (2008) Ökonomisierung, Pflegepolitik und Strukturen der Pflege älterer Menschen. In: Evers A, Heinze R G (Hrsg.) Sozialpolitik. Ökonomisierung und Entgrenzung, Wiesbaden: Springer VS, S. 83–98

Rosenbrock R, Gerlinger T (2014) Gesundheitspolitik. Eine systematische Einführung, 3. überarb. Auflage, Bern: Huber, S. 71–124

Sachverständigenrat zur Begutachtung der Entwicklung im Gesundheitswesen (2001) SVR-Gutachten 2000/2001: Bedarfsgerechtigkeit und Wirtschaftlichkeit, Bd. III

Sachverständigenrat zur Begutachtung der Entwicklung im Gesundheitswesen (2001) Addendum zum SVR-Gutachten 2000/2001

Sachverständigenrat zur Begutachtung der Entwicklung im Gesundheitswesen (2007) SVR-Gutachten 2007: Kooperation und Verantwortung

Sachverständigenrat zur Begutachtung der Entwicklung im Gesundheitswesen (2012) SVR-Gutachten 2012: Wettbewerb an der Schnittstelle zwischen ambulanter und stationärer Gesundheitsversorgung

Sachverständigenrat zur Begutachtung der Entwicklung im Gesundheitswesen (2018) SVR-

Gutachten 2018: Bedarfsgerechte Steuerung der Gesundheitsversorgung

Scheuplein Ch (2018) Private Equity Monitor 2017. Die aktuelle Tätigkeit von Finanzinvestoren in Deutschland. Hans-Böckler-Stiftung (Hrsg.): Mitbestimmungsreport Nr. 40, 03/2018 (//www.boeckler.de/pdf/p_mbf_report_2018_40.pdf; letzter Abruf: 12.12.2018)

Schimank U, Volkmann U (2008) Ökonomisierung der Gesellschaft. In: Maurer A (Hrsg.) Handbuch der Wirtschaftssoziologie, Wiesbaden: VS, S. 382–393

Schütze F (1996) Organisationszwänge und hoheitsstaatliche Rahmenbedingungen im Sozialwesen: Ihre Auswirkung auf die Paradoxien des professionellen Handelns. In: Combe A, Helsper W (Hrsg.) Pädagogi-sche Professionalität. Untersuchungen zum Typus pädagogischen Handelns, Frankfurt a.M.: Suhrkamp, S. 183–274

Schwerdt R (2005) Die Bedeutung ethischer und moralischer Kompetenz in Rationalisierungs- und Rati-onierungsentscheidungen über pflegerische Interventionen. Zeitschrift für Gerontologie und Geriatrie, Aug. 2005, 38 Jg., S. 249–255

Simon M (2014) Ökonomisierung und soziale Ungleichheit in Organisationen des Gesundheitswesens. In: Manzei A, Schmiede R (Hrsg.) 20 Jahre Wettbewerb im Gesundheitswesen. Theoretische und empirische Analysen zur Ökonomisierung von Medizin und Pflege, Wiesbaden: Springer VS, S. 157–178

Slotala L (2011) Ökonomisierung der ambulanten Pflege. Eine Analyse der wirtschaftlichen Bedingungen und deren Folgen für die Versorgungspraxis ambulanter Pflegedienste, Wiesbaden: Springer SV

Stahl H K (2000) Dauerhafte Kunden-Lieferanten-Beziehung und ihre Einordnung in eine systemisch-konstruktivistische Perspektive, Heidelberg: Carl-Auer Verlag, S. 387–406

Statistisches Bundesamt (2015) Pflegestatistik 2015

Struckmann V (2018) Integrierte Versorgung (http://www.mig.tu-berlin.de/fileadmin/a38331600/Modul_Einfuehrung/2014_12_12_IV_VS.pdf, letzter Abruf 23.12.2018)

Stuttgarter Nachrichten.de vom 13.02.2018: Das System Alloheim: Rendite um jeden Preis (https://www.stuttgarter-nachrichten.de/inhalt.recherche-mit-zdf-frontal-21-zum-pflegekonzern-alloheim-das-system-alloheim-rendite-ueber-alles.e1b4211d-70f3-474f-ad15-6d4c03bf7d04.html, letzter Abruf: 12.12.2018)

SZ – Süddeutsche Zeitung Nr. 70 vom 24./25. März 2018, S. 15: »Wie auf dem Basar«

Ulrich P (2002) Der entzauberte Markt. Eine wirtschaftsethische Orientierung, Freiburg i. B.: Herder

Unger von H (2014) Partizipative Forschung. Einführung in die Forschungspraxis, Wiesbaden: Springer VS

Wegner Y et al. (2012) Analyse des Case Managements im deutschen Gesundheitswesen hinsichtlich der Definition, der Konzeptgestaltung und Implemetie-rung in die Praxis. In: Pflegewissenschaft 10/2012, S. 538–541

Wildner M, Nennstiel-Ratzel U (2010) Prävention und Gesundheitsförderung im Öffentlichen Gesundheitsdienst. In: Hurrelmann K et al. (Hrsg.): Lehrbuch Prävention und Gesundheitsförderung, 3. Aufl. Bern: Huber S. 302–311

Willborn D, Halfens R, Dassen T, Tannen A. (2010) Dekubitusprävalenzen in deutschen Pflegeheimen und Kliniken – Welche Rolle spielt der Nationale Expertenstandard Dekubitusprophylaxe in der Pflege? In: Gesundheitswesen 72. Jg., S. 240–245

Willke H (1998) Systemtheorie III: Steuerungstheorie. 2. Aufl., Stuttgart: UTB Lucius & Lucius

ZDF Frontal 21 vom 13.02.2018: Die Profitgier der Pflegeheime – Auf Kosten der Alten (https://www.zdf.de/politik/frontal-21/frontal-21-vom-13-februar-2018-100.html, letzter Abruf: 12.12.2018)

5 Ambulante Pflege als managerielle Herausforderung. Implikationen postheroischer Führung

Ruth Ketzer

»Als Manger müssen wir […] lernen, das zu sein, was wir wirklich sind: keine Macher und Befehlsgeber, sondern Katalysatoren und Pfleger eines sich selbst organisierenden Systems in einer sich fortentwickelnden Umwelt.«
(Heinz von Foerster 2015, S. 234)

Im folgenden Beitrag werden ambulante Pflegedienste zunächst als soziale Systeme im Sinne Luhmanns (1984/2000) aufgefasst und anschließend auf diese Überlegungen aufbauend die Herausforderungen an das Management von sozialen Systemen in das Zentrum der Überlegungen gestellt.

Management wird in Anlehnung an Dirk Baecker als »postheroisches Management« beschrieben, dass in den Mittelpunkt des Handelns die Komplexität der Organisation stellt. Damit werden in das Zentrum des Management- und Führungshandelns die Aspekte der Organisationswirklichkeit gestellt, in denen es nicht nur um die Bearbeitung von wirtschaftlichen Zweck-Mittelfragen geht. Anders ausgedrückt geht es nicht darum, dass sich im Management- und Führungshandeln auf die formale Organisation konzentriert und die informale Organisation, im weiteren Sinne die Organisationskultur, mit all ihren Irrationalitäten und Widersprüchen als störend und hinderlich lediglich zur Kenntnis genommen wird. Beidem, der formalen und der informalen Organisation, werden, wenn es beispielsweise darum geht das bestehende Verfahren geändert werden sollen oder bei der Einführung von Neuerungen im postheroischen Management die gleiche Wirkmächtigkeit zugeschrieben. In einem postheroischen Verständnis stehen Führungskräfte nicht außen vor, sondern sind selbst ein Teil dieses Geschehens und damit auch dessen gegenseitiger Abhängigkeitsverhältnisse. Auch das Management, die Leitungsebene in ambulanten Diensten, verfolgt Eigeninteressen, Karrieren, Leidenschaften, es entwickelt oder verbaut Initiativen ebenso wie es Strategien forciert oder untergräbt (Baecker 2014, S. 177). Und das genauso, wie alle anderen Mitarbeitenden im Pflegedienst auch. Mit Rekurs auf zentrale Begriffe der systemtheoretischen Fassung von Organisation (Entscheidung, Entscheidungsprämissen, Entscheidungsprogramme, Mitgliedschaft, Kommunikationswege, strukturelle Kopplung, Organisationskultur) wird im Beitrag eine Netzstruktur entwickelt, die erkennen lässt, warum so manches im Führungsalltag nicht funktioniert (und nicht funktionieren kann) und weshalb Führung dann verführt ist, »Als-ob-Spiele«[81] zu spielen, die jedoch stets in der Gefahr stehen, von Mitgliedern der Organisation und Adressaten der Leistung (pflegebedürftige Menschen, Angehörige, Kooperationspartner) durchschaut zu werden. Führung agiert in der Schnittstelle zwischen System (Organisation ambulanter Dienst) und Umwelt, und damit zwischen Organisation und Gesellschaft. Und Führung greift auf Macht als symbolisch generalisiertes Medium zurück. Die Wahlmöglichkeiten, die sich hieraus für Führende ergeben, determinieren und konditionieren die Wahlmöglichkeiten der nachgeordneten Mitarbeitenden. In einem postheroischen Verständnis von Führung sieht die Sache mit der Macht nicht unbedingt anders aus. Der entscheidende Unterschied liegt jedoch nicht nur in der Abkehr von einem materialistischem Begriffsinventar und eben solchen Denkweisen, vielmehr werden Führung und Organisationskultur hier zusammen

---

81 Vgl. Orthmann, G.: Als Ob. Fiktionen und Organisationen. Wiesbaden 2004.

gedacht. Und damit werden die unterschiedlichen Seiten der Organisation aufgeklappt: die formale Ebene, die informale Ebene und die Schauseite der Organisation. Hier wird die Wirkmächtigkeit von Organisationskultur als »implizite Steuerungskräfte« deutlich. In dem Prozess des aufeinander Beziehens der unterschiedlichen Seiten der Organisation und des anschließenden Entscheidens können vom Management Entscheidungen konstruiert werden, die speziell die Eigenlogik der jeweiligen Organisation berücksichtigen und diese aktiv mit einbeziehen. Für ambulante Pflegedienste gibt es beispielsweise dann ganz unterschiedliche Vorgehensweisen sich bspw. auf eine MDK-Prüfung vorzubereiten. Die sich ergebenden Wahlmöglichkeiten sind je nach Situation andere. Unter Rekurs auf Dirk Baecker (2003) werden abschließend drei grundlegende Regeln vorgeschlagen, die sich einerseits an der Besonderheit pflegerischer Dienstleistungen und andererseits an den Anforderungen an eine wirtschaftlich effiziente Unternehmenskultur messen lassen müssen (Einfachheit, Autonomie und kulturelle Führung). Dies führt sie zu der Feststellung (in Anl. an Baecker), dass »... die beste Führung diejenige [ist], die sich kulturell von selbst versteht.«

Stichworte: Management, postheroische Führung, Organisationskultur, Ambulante Pflege Kulturmanagement

5.1 Einleitung

Mit der Einführung der Pflegeversicherung Mitte der 90er Jahre[82] änderten sich die Rahmenbedingungen für die ambulanten Pflegedienste. Damals sollte mit der Schaffung eines Pflegemarktes die Entwicklung einer flächendeckenden Pflegeinfrastruktur gefördert werden (vgl. Büscher 2012, S. 494 f.). Heute bieten im Wettbewerb öffentliche, private und freigemeinnützige Träger ihre Pflegeleistungen an (vgl. ebd.). Diese Entwicklung hat zu einer Ökonomisierung im ambulanten Pflegebereich[83] und zu massiven Veränderungen im Selbstbild und in der Handlungspraxis der Leitungskräfte geführt (vgl. Slotala 2011, S. 182–200). Bei letzterem handelt es sich jedoch um ein Forschungsdesiderat.[84] Eine wegweisende differenzierte Arbeit hierzu hat Slotala vorgelegt. Er identifiziert, vor dem Hintergrund der Ökonomisierung, bei den Leitungsakteuren im ambulanten Pflegedienst zwei Typen der Handlungspraxis: Typ I »Handlungspraktische *Nähe* zur ökonomischen Sphäre« und Typ II. »Handlungspraktische *Distanz* zur ökonomischen Sphäre« (ebd.). Diese legt er

---

82 Die Leistungen der Pflegeversicherung wurden in zwei Stufen eingeführt. Bei der häuslichen Pflege zum 01. April 1995 und bei der stationären Pflege zum 01. Juli 1996, vgl. § 1 Abs. 5 SGB XI, 1995
83 Umfassend und differenziert nachzulesen in: Slotala L. (2011) Ökonomisierung in der ambulanten Pflege. Eine Analyse der wirtschaftlichen Bedingungen und deren Folgen für die Versorgungspraxis ambulanter Pflegedienste. Wiesbaden. Und für den Krankenhausbereich Bode I, Vogd W. (Hrsg.) (2016) Mutationen des Krankenhauses. Soziologische Diagnosen in organisation- und gesellschaftstheoretischer Perspektive. Wiesbaden.
84 Zu dem Spannungsfeld von Pflege und Führung allgemein vgl. auch Höhmann U. et al. (2018) Gestaltungskompetenzen im Pflegealltag stärken: Arbeitsprozessintegrierte Kompetenzentwicklung in der Pflege. Frankfurt am Main und Höhmann U. et al. (2018) Rollenstrategien pflegerischer Führungskräfte im Umgang mit Spannungserleben und Diskrepanzerfahrungen im Berufsalltag - Ansatzpunkte für eine unterstützende Kompetenzentwicklung. In: Pflege & Gesellschaft, ebd. 23. Jg. 2018 H.4. 2018, S. 356–369.

anhand von drei Dimensionen dar: erstens der Positionierung gegenüber dem externen Angebot an betriebswirtschaftlicher Expertise, zweitens dem berufsbiographischen Stellenwert des ökonomischen Tätigkeitsprofils und drittens der Relevanz von ökonomischen Zielen in der Handlungspraxis (ebd., S. 190). Natürlich entsprechen Leitungen in ambulanten Pflegediensten nicht Eins-zu-Eins einer der beiden Kategorien, darum geht es auch nicht. Es geht um mehr oder weniger ausgeprägte Tendenzen anhand derer das Verhalten der Leitungskräfte eher dem Typ I oder Typ II zugeschrieben werden kann. Wie könnte das nun in der Praxis aussehen? Die Leitung eines ambulanten Pflegedienstes beispielsweise, die in ihren Handlungen eher dem Typ I zugeschrieben werden kann und mithin eine handlungspraktische Nähe zur ökonomischen Sphäre aufweist, handelt unter der ersten Dimension, der »Positionierung gegenüber dem externen Angebot an betriebswirtschaftlicher Expertise« eher wie folgt: Sie übernimmt vollumfänglich in ihrer Leitungstätigkeit eine ökonomische Perspektive, das heißt, sie begründet und trifft auf dieser Grundlage ihre Entscheidungen. Um dies tun zu können bildet sie sich systematisch im Bereich der betriebswirtschaftlichen Unternehmensführung fort und arbeitet eng mit den Akteuren aus der Ökonomie zusammen. Zur Steuerung des ambulanten Pflegedienstes nutzt sie betriebswirtschaftliche Instrumente und Methoden, wie beispielsweise Controlling oder Benchmark. Zugunsten ihrer wirtschaftlichen Verantwortung ist diese Leitung nicht mehr in der Pflege tätig, was unter die zweite Dimension, den »Berufsbiografischen Stellenwert des ökonomischen Tätigkeitsprofils« fällt. Unter der dritten Dimension der »Relevanz von ökonomischen Zielen in der Handlungspraxis« führt die Leitung umfassende Rationalisierungsmaßnahmen durch. Die Leistungsstrukturen und Abläufe des Pflegedienstes werden radikal am Maßstab der Rentabilität angepasst. Die Leitung versteht sich als »wirtschaftlicher Modernisierer« (ebd., S. 189) und betrachtet ihren Erfolg unter dem Aspekt der Karrierechancen. Sie orientiert sich am Ziel der einzelwirtschaftlichen Rentabilität, das heißt, jede Versorgung der Kranken- und/oder pflegebedürftigen Menschen muss für den Pflegedienst rentabel sein.

Im Gegenzug dazu handelt die Leitung, welche eher dem Typ II zugeordnet werden kann, der eine »handlungspraktische Distanz zur ökonomischen Sphäre« aufweist unter der ersten Dimension der »Positionierung gegenüber dem externen Angebot an betriebswirtschaftlicher Expertise«, indem sie sich aktiv gegen die betriebswirtschaftliche Expertise abgrenzt. Sie arbeitet weder mit wirtschaftlichen Akteuren zusammen, noch nutzt sie zur Steuerung deren Methoden oder Instrumente, sondern verlässt sich in den ökonomischen Belangen des Pflegedienstes auf ihre eigene Kompetenz. Hinsichtlich des »Berufsbiographischen Stellenwerts und des ökonomischen Tätigkeitsprofils« der zweiten Dimension ist diese Leitung parallel zu ihrer Leitungsfunktion bewusst in der Pflege tätig. Sie orientiert ihre Steuerungshandlungen nicht an der einzelwirtschaftlichen Rentabilität, sondern praktiziert eine kontrollierte Kostensenkung anhand einer Mischkalkulation. Das heißt, nicht jede einzelne Versorgung der kranken- und oder pflegebedürftigen Menschen, sondern die Versorgung aller kranken- und oder pflegebedürftigen Menschen des Pflegedienstes muss letztendlich rentabel sein. Anstelle radikaler Rationalisierungsmaßnahmen gewährleistet sie auch nicht rentable Handlungsspielräume und leistet aktiv Widerstand gegen ökonomische Zumutungen, was unter die dritte Dimension, »Die Relevanz von ökonomischen Zielen in der Handlungspraxis« fällt.

Slotala folgend wird dergestalt die betriebswirtschaftliche Sichtweise auf Management und Führung von den Leitungen entweder vollständig übernommen (TYP I) oder komplett abgelehnt (TYP II).

Mit Höhmann et al. kann dies auch als eine erlebte Machtlosigkeit der Leitungskräfte beobachtet werden, die »[...] vor dem Hintergrund der ökonomischen Zurichtung des Gesundheitswesen, den individuellen Bewältigungsstrategien der Pflegekräfte und den professionsethischen Anforderungen den alltäglichen Betrieb [...]« zu organisieren haben (vgl. Höhmann et al. 2018, S. 357). Dabei führe die unreflektierte Übernahme betriebswirtschaftlicher Logiken oftmals dazu, dass »[...] fachlich entfremdende und unnötig verengte Handlungsroutinen im Dienstleistungsbereich der Pflege entstehen« (ebd.).

Die Autorinnen kommen jedoch zu dem Schluss, dass pflegerische Führungskräfte durchaus aktive Gestaltungsmöglichkeiten haben, diese jedoch nicht mehr erkennen und folglich nutzen können. Orientierten sich die pflegerischen Leitungskräfte ausschließlich nach oben an ökonomischen Handlungsmaximen und übernähmen sie diese unreflektiert verlören sie ihre normative Verortung im Berufsethos der Pflege und somit die Interessen der Pflege und deren Belange aus dem Blick (ebd., S. 363). Dagegen könne der persönliche Einsatz für die Pflege das heißt die alleinige Beibehaltung des pflegerischen Ethos in einen Burnout führen. Die pflegerische Führungskraft würde dergestalt versuchen auftretende Spannungen und Diskrepanzen zwischen dem pflegerischen Ethos und den ökonomischen Zwängen auszuhalten und diese nach unten zu vermitteln. Damit schaffe sie ausschließlich durch ihre Person eine mehr oder weniger erfolgreiche Gegenbalance für diese äußeren Zwänge. Zudem fehle das Vertrauen in die eigene Selbstwirksamkeit (ebd., S. 364). Anzustreben sei das Management durch aktive Entkopplung. Hierbei stehen ebenfalls einerseits »[...] die professionellen Ansprüche einer guten und patientenorientierten Pflege im Vordergrund« (ebd., S. 364) andererseits weiß die pflegerische Führungskraft, die sich als eine Vertreterin des Managements einordnet, dass Regeln und auch Behandlungs- und Versorgungsprozesse ökonomisch abbildbar sein müssen. Sie nutzt dieses Wissen aktiv für die Eröffnung zusätzlicher Freiräume der Pflege (vgl. ebd., S. 364). Das pflegerische Management soll damit keineswegs idealisiert werden, mit den genannten Autoren kann deren Situation durchaus auch als prekär aber eben nicht als machtlos angesehen werden. Es existieren Handlungsspielräume deren Nutzung jedoch von der Kompetenz der pflegerischen Führungskraft abhängt (vgl. ebd., S. 365). Im pflegerischen Management benötigt werden »Gestaltungskompetenzen« (Höhmann et al. 2016, S. 214) für eine »reflective practice« (ebd.) um die von außen an die Organisation herangetragenen Innovationsanforderungen bewältigen zu können (vgl. ebd., S. 2015). An diesen Diskurs möchte der hier vorliegende Beitrag anschließen. Ein reflexives Führungsverständnis benötigt eine Grundlage anhand derer das eigene Führungsverständnis und -handeln reflektiert werden kann. Diese Grundlage bilden zum einen die eigenen professions- und ethischen Standards und zum anderen, in gleicher Wertigkeit, ein theoriegeleitetes, passendes Verständnis von Organisation und Führung. Letzteres ist das zentrale Thema dieses Beitrages. Organisationen werden hier als soziale Systeme, als Kommunikationssysteme verstanden, die sich selbst organisieren.

Soziale Systeme bestehen aus Kommunikation und suchen auch ihre Gleichgewichte in dieser (vgl. Baecker 2003, S. 220). In Kommunikationssystemen braucht es mithin ein Management, das sich nicht in Fragen pflegerischer Prozessoptimierung, ökonomischer Kostenrechnung, technischer Problemlösungen oder der Motivation der Mitglieder erschöpft, sondern das sich als Koordinationsaufgabe genau an diesen Schnittpunkten versteht. Hierfür ist die Voraussetzung, dass es die Mehrsprachigkeit der Organisation beherrscht und auf deren Grundlage seine eigene Sprache zu sprechen beginnt (vgl. ebd.). Also weder die Sprache der Ökonomie übernimmt noch die der direkten Pflege beibehält. Es geht nicht darum Unvereinbares vereinbaren zu wollen, sondern um Koordination und damit einem Management von Paradoxien. In der Typisierung von Höhmann um das Management durch aktive Entkopplung (vgl. ebd., S. 364) oder in der Sprache des Beitrages um aktive Paradoxieentfaltung. Dem folgend wird als passende »Theorie der Führung« das postheroische Management angeboten. Im postheroischen Management geht es nicht um die charismatische Führungskraft, die das Steuer fest in der Hand hält und die in einer Organisation arbeitet, welche wie eine Maschine funktioniert die immer, vorausgesetzt man hat den richtigen Knopf gedrückt, das gewünschte Ergebnis produziert. Anstelle dessen geht es darum die unberechenbare Komplexität der Organisation zu würdigen und in den Mittelpunkt des Management- und Führungshandelns zu stellen. Das Management steht nicht außen vor, sondern ist selbst ein Teil der Komplexität der Organisation. Mit der Würdigung dieser Komplexität, kann es ihm gelingen auf der Grundlage von äußeren oder inneren Innovationsanforderungen die für die jeweilige Organisation passende Lösung zu konstruieren.

Unter Management [ˈmænɪdʒmənt; englisch, zu to manage »handhaben«, »leiten«, von italienisch maneggiare »handhaben«, zu mano, lateinisch manus »Hand«] wird hier sowohl die Führung von Institutionen jedweder Art als auch die Gesamtheit der Personen verstanden, welche diese Funktion ausüben.[85]

Unter dem Begriff Führung wird in Abgrenzung dazu hier im soziologischen Sinne eine planende, leitende, koordinierende und kontrollierende Tätigkeit von übergeordneten Mitgliedern in einer Gruppe oder einer Organisation gegenüber untergeordneten Mitgliedern verstanden[86].

Im vorliegenden Beitrag werden zu Beginn Organisationen als soziale Systeme vorgestellt. Dieses Organisationsverständnis fußt auf der Gesellschafts- und Organisationstheorie Niklas Luhmanns und ermöglicht eine andere Sichtweise als die betriebswirtschaftliche auf Organisation, Management und Führung: Eine soziologische. Das Kapitel dient als Grundlage für die folgenden in denen sich zunächst allgemein mit Führung in einem sozialen System, dann speziell mit dem Schwerpunkt der postheroischen Führung und im Anschluss daran mit dem Selbstverständnis der Führenden auseinandergesetzt wird. Postheroische Führung heißt Führung und Unternehmenskultur zusammen zu denken. Vor dem Hintergrund erfolgt im Weiteren eine Auseinandersetzung mit der Wirkmächtigkeit von Organisationskultur. Der Beitrag schließt ab mit den Konsequenzen, die ein solches Führungsverständnis impliziert. Zur Erläuterung wird, dort wo es passt, jeweils Bezug auf die Situation der Familie Meier genommen.

5.2 Ambulante Pflegedienste als soziales System

Technisch-funktionalistische Lösungen für rational agierende Organisationen, die mehrheitlich auch in der Literatur für das Leitungshandeln in ambulanten Pflegediensten

---

85 vgl. https://brockhaus.de/ecs/enzy/article/management
86 vgl. https://brockhaus.de/ecs/enzy/article/fuhrung-soziologie

diskutiert werden,[87] gehen davon aus, dass Organisationen, also auch ambulante Pflegedienste, wie triviale Maschinen funktionieren. Triviale Maschinen besitzen nicht die Fähigkeit zur Selbstbeobachtung, sondern sie folgen Impulsen von außen und produzieren aus diesem Grunde bei dem immer gleichen Input auch immer gleiche Resultate (vgl. Luhman 2006, S. 73). Vergleichen kann man sie mit technischen Maschinen wie beispielsweise einer Waschmaschine. Diese wäscht konstant im 60 Grad Programm, wenn man das entsprechende Programm wählt. Es existiert eine unveränderbare Beziehung zwischen Input und Output, womit das Ergebnis immer das gleiche ist. Die Wäsche wird mit 60 Grad gewaschen, die Maschine funktioniert vorhersagbar und geschichtsunabhängig (vgl. von Foerster 2015, S. 234). Diesem Denkstil (vgl. Fleck 2017) folgend werden Organisationen kein oder maximal nur ein sehr begrenztes Eigenleben zugeschrieben. Sie funktionieren wie gewünscht, wenn sie als Maschine richtig konstruiert sind und ordnungsgemäß mittels Hierarchie bedient werden. Das bedeutet, sie verrichten zuverlässig und möglichst berechenbar ihre Arbeit.[88] Dass sich dies in der Praxis anders darstellt, weiß jede erfahrene Führungs- und Leitungskraft. Die triviale Maschine Organisation ist scheinbar störanfällig, der Grund dafür wird zumeist dem vermeintlich widerspenstigen Verhalten der Organisationsmitglieder zugeschrieben. Die müssen aufgrund dessen vom Management fortwährend motiviert und gegebenenfalls durch besser funktionierende Mitglieder ausgetauscht werden. Das Ziel ist die Organisation noch besser und effizienter zu gestalten (vgl. Froschauer 2012, S. 7). Die Störanfälligkeit liegt mithin nicht an der Organisation selbst, sondern an den dort tätigen Menschen.

Im vorliegenden Beitrag werden Organisationen als soziale Systeme betrachtet, als nichttriviale Maschinen (vgl. Luhmann 1987, 1998, 2006). Nichttriviale Maschinen sind historische Maschinen. Diese müssen immer bevor sie handeln zunächst ihren eigenen Zustand konsultieren, in dem sie sich aufgrund ihrer Historie und Sozialisation aktuell befinden. Hat beispielsweise der ambulante Pflegedienst auf eine Irritation, wie eine Gesetzesänderung, in der Umwelt reagiert, kann es sein, dass er bei der gleichen Irritation das nächste Mal ganz anders reagiert (vgl. von Foerster 2015, S. 247–254). Das heißt, die Reaktion variiert bei gleicher Irritation. Der Organisation wird damit ein Eigenleben und eine eigene (Entscheidungs-) Geschichte zugeschrieben, welche sie zu der Organisation hat werden lassen, die sie aktuell ist. Für einen ambulanten Pflegedienst heißt das, er ist zu einer Organisation geworden, die aufgrund ihrer Historie die jeweiligen Prozes-

---

87 Für die ambulante Pflege exemplarisch vgl. Loffing C, Geise S (Hrsg.) Management und Betriebswirtschaft in der ambulanten und stationären Altenpflege. Lehrbuch für Führungskräfte, Weiterbildungsteilnehmer und Studenten. 2., vollst. überarb. Aufl. Bern 2010.
Der pflegemanagerielle Diskurs hierzulande weist insgesamt eine hohe Heterogenität der Themen auf. Er besteht aus Lehrbüchern auf betriebswirtschaftlicher Basis, fachspezifischen Themen wie beispielsweise Palliative Care oder Entlassmanagement, personalbezogenen, betriebswirtschaftlichen, strategischen und Coaching Themen, Case-Management und vieles dergleichen mehr.
88 In den ersten Managementleitfäden in Deutschland, nach 1870, wird die Funktionsweise einer Verwaltung bereits als maschinengleich angestrebt: »Ein industrielles Geschäft ist am besten mit einer Uhr zu vergleichen, bei er ein Rad ins andere eingreift und die zuletzt dem Eigentümer auch zeigt, was die Glocke geschlagen. Die Arbeit des Verwalters gleicht ganz derjenigen des Uhrenmachers, der das Räderwerk einzurichten, in Gang zu setzen und zu regulieren hat.« Vgl. Boucart J J: Die Grundsätze der Industrie-Verwaltung. Ein praktischer Leitfaden. Zürich 1874 zit. n. Kieser A, Ebers M (Hrsg.) Organisationstheorien. 8. erw. und aktualisierte Auflage. Stuttgart 2019, S. 78.
Verfasser waren Techniker oder Personen, die mit Technik zu tun hatten.

se bearbeitet. Es werden beispielsweise alle kranken und oder pflegebedürftigen Menschen, die anfragen, betreut, weil noch nie ein hilfesuchender Mensch abgewiesen wurde, oder unter den Anfragenden wird ausgewählt, welche Leistungen erbracht werden müssen und welche davon am ökonomischsten für den ambulanten Pflegedienst sind, oder es werden nur so viele Menschen betreut, wie das ohne Mehrarbeit durch das Personal möglich ist usw. Die Organisation entscheidet also, wie sie in ihrer Geschichte gelernt hat zu entscheiden. Die Metapher der nichttrivialen Maschine kann auch auf die Mitglieder der Organisation angewendet werden. Dieser Gedanke klingt zunächst befremdlich erschließt sich jedoch aus der Prämisse heraus, dass soziale Systeme aus Kommunikation bestehen, eine Annahme, die im Weiteren noch tiefer entfaltet wird. Erhalten nun Organisationsmitglieder beispielsweise eine Anweisung, dann ist ihr folgendes Verhalten, anders wie bei der trivialen Maschine, nicht vorhersehbar. Die Organisation und ihre Mitglieder operieren als nichttriviale Maschinen unvorhersagbar und in Abhängigkeit von ihrer eigenen Geschichte. Die Konsequenz dieser Annahme ist, dass sie »unausrechenbar« (vgl. Luhmann 2006, S. 74) komplex sind. Jede Irritation, jede Innovation, jede Neuerung oder Veränderung hat also Auswirkungen, die auch vom kompetentesten Management in ihren Folgen nicht vorhergesehen werden können.

Wird Organisationsmitgliedern wie auch der Organisation ein derartiges Eigenleben zugeschrieben, dann ist die Frage, wie in so einer komplexen Organisation Führung im angestrebten Sinne wirksam werden kann? Zur Beantwortung erfolgt zunächst eine Einführung in die Organisation als soziales System. Darauf aufbauend wird auf den hier vertretenden Managementansatz der postheroischen Führung verwiesen, der genau diese Komplexität in den Mittelpunkt des Führungshandelns stellt.

5.3 Der Entscheidungsprozess

Werden Organisationen, ambulante Pflegedienste, als soziale Systeme beobachtet, dann ist die zentrale Frage, wie diese funktionieren? Oder anders formuliert: Wie funktioniert ein ambulanter Pflegedienst, wenn man ihn als nichttriviale Maschine im Sinne eines sozialen Systems beobachtet? Der Kernprozess von sozialen Systemen ist die Kommunikation in der speziellen Form der Entscheidung. Das Entscheidungen den Kernprozess einer Organisation darstellen klingt zunächst etwas ungewöhnlich und vermutlich auch befremdlich, da dieser eher in Verbindung mit den Mitarbeitenden erwartet wird. Der Grund liegt darin, dass Entscheidungen unverzichtbar für den Fortbestand des sozialen Systems sind. Es können beispielsweise die Räumlichkeiten des Pflegedienstes, sein Mobiliar, die zu betreuenden Personen, die Mitglieder, das Angebotsportfolio und vieles mehr wechseln ohne, dass dies den ambulanten Pflegedienst zerstören würde. Wird jedoch in ihm nicht mehr kommuniziert bzw. entschieden, führt das unweigerlich zum Organisationstod, es würde ja nicht mehr entschieden, Menschen in die Betreuung und Pflege aufzunehmen, Mitarbeitende einzustellen, Pflegetouren und Dienstzeiten zu planen usw. Soziale Systeme reproduzieren sich, also sichern ihren Fortbestand, aus den Elementen aus denen sie bestehen, indem Entscheidungen an weitere Entscheidungen anknüpfen (in der Theoriesprache eine autopoietische Reproduktion; vgl. Luhmann 1982, 2005). Wird beispielsweise im ambulanten Pflegedienst entschieden Frau Meier aufzunehmen zieht das Folgeentscheidungen nach sich. Sie muss Zuhause im Rahmen eines Erstbesuches aufgesucht, es muss eine Pflegeanamnese erstellt und ein Pflegevertrag mit ihr abgeschlossen werden. Weiterhin erfolgt ihre Berücksichtigung in der Tourenplanung u. v. m. Grundlegend ist nun, dass jede Entscheidung zugleich auch Alternativen kommuniziert, das heißt sie macht diese erst sichtbar. Erst das ausdrückliche »Ja« zu einem Sachverhalt macht die mitlaufende Alternative des »Neins« sichtbar. Also Frau Meier kann aus Sicht des ambulanten Pflegedienstes in die Versorgung aufgenommen werden oder nicht, es kann eine Pflegeanamnese erstellt werden oder nicht usw. Jede Entscheidung hat eine Alternative, ob die moralisch oder rechtlich korrekt ist oder nicht ändert nichts an ihrem bloßen Vorhandensein. Aufgrund dessen müssen Organisationen hinsichtlich des Entscheidungsprozesses Vorsorge treffen, sodass die Entscheidung vor der sichtbar gemachten Alternative akzeptiert wird, hierzu müssen sie Entscheidungsregeln konstruieren. Jede getroffene Entscheidung hat sich zwischen den Alternativen bereits entschieden und hätte anders entschieden werden können. Entscheidungen, die anders als die offiziell lautende Regel getroffen werden, müssen also auf jeden Fall gesondert begründet werden, wie beispielsweise die Abweichungen von den Pflegestandards. Bezogen auf das Pflegemanagement könnte auch eine entsprechende Regel im ambulanten Pflegedienst, gedacht als »Vorsorge« lauten: Es werden alle kranken- und/oder pflegebedürftigen Menschen, die sich an den ambulanten Pflegedienst wenden, aufgenommen. Unter dem Punkt: Organisationsstrukturen als Entscheidungsprämisse (▶ Kap. 5.6) komme ich hierauf zurück. Eine Organisation kann damit verstanden werden »[…] als Geschichte aller getroffenen und versäumten (aber erinnerten) Entscheidungen« (Baecker 2014, S. 258), mithin als Entscheidungszusammenhang oder als Entscheidungsgeschichte. Die versäumten Entscheidungen sind nicht vergessen, sie können immer wieder in Erinnerung gerufen werden. Das merkt man spätestens dann, wenn man gesagt bekommt, wie man damals hätte doch besser entscheiden sollen.

Jede Organisation folgt ihrer eigenen Logik, die sich nur vor dem Hintergrund der eigenen, gewachsenen Entscheidungsgeschichte erschließt. Diese Logik folgt entsprechend keiner irgendwie übergeordneten Rationalität, sondern ausschließlich der eigenen Systemrationalität und ist für Außenstehende oftmals nicht nachvollziehbar (vgl. Luhmann 2006, S. 444–472). Man entscheidet in der Tradition in der man immer entschieden hat. Das passiert, wenn beispielsweise der langjährigste Mitarbeitende im Team, unabhängig von Führungskenntnissen- und Fähigkeiten, zur nächsten Leitung im ambulanten Pflegedienst befördert wird. Die Tradition für Nachbesetzungen heißt dann: In der Organisation rückt der Mitarbeitende in die Führungsposition nach, der die längste Zeit zum Team gehört. Bei Organisationen, die bereits eine langjährige Entscheidungsgeschichte haben, führt das unter Umständen zu hoher Redundanz und damit zu einer oftmals allzu geringen Irritierbarkeit (vgl. Luhmann 1992). Jeder kennt das, der schon mal vergeblich versucht hat in einer derartigen Organisation Änderungsprozesse zu initiieren.

Die autopoietische Reproduktion, also der Umstand, dass systemeigene Entscheidungen an systemeigene Entscheidungen anknüpfen und damit für das Fortbestehen der Organisation sorgen, betrifft jedoch nicht nur einzelne Entscheidungen, sondern auch Entscheidungen, die Strukturwert erhalten und damit zeitlich überdauern. Man trifft sich beispielsweise zunächst einmal wöchentlich im Team, um bestimmte Fallsituationen in der Versorgung der kranken- und oder pflegebedürftigen Menschen zu besprechen. Weil das von den Pflegetourenzeiten gut passt, passiert dies in der Regel mittwochs. Einige Zeit später wird entschieden, aus dieser lockeren Übereinkunft eine Verfahrensanweisung für einmal wöchentliche Fallbesprechung zu erstellen. Die Entscheidung ist zur Entscheidungsprämisse geronnen, also zur Prämisse für andere Entscheidungen und hat Strukturwert erhalten (vgl. ebd., S. 228). Dieses Entscheidungsgeschehen und damit die autopoietische Reproduktion bestehen so lange fort, wie die Organisation existiert.

Von eminenter Bedeutung für das pflegerische Management ist nun, dass das soziale System auf der Ebene der autopoietischen Reproduktion keinen Umweltkontakt hat. Die Entscheidungen des Systems schließen immer ausschließlich an andere Entscheidungen des Systems an. Niemand von außen kann also in eine Organisation hinein entscheiden. Der ambulante Pflegedienst kann vom MDK Auflagen erhalten aber er kann sich dann immer noch entscheiden, diese Auflagen zu erfüllen oder nicht. Auch wenn die Nichterfüllung unter Umständen seine Existenz bedrohen sollte (vgl. Ketzer 2016) Das gilt auch für weitere existentielle Entscheidungen im Bereich der Personalbesetzung oder der Ökonomie, wenn ambulante Pflegedienste beispielsweise aufgrund von unpassenden Entscheidungen Insolvenz anmelden müssen. Derartige Entscheidungen sind für die Mitglieder ohne ein Verständnis von Organisation als soziales System in der Regel nicht nachvollziehbar und sie fragen sich warum die eigene Organisation so ignorant sein konnte und Probleme, welche die Mitarbeitenden schon lange kommen sahen nicht erkennen konnte? Eine Antwort auf diese komplexe Frage lautet hier, dass im Laufe der Jahre ein organisationales Eigenleben und mit ihm eine eigene organisationale Entscheidungsgeschichte entstanden sind, die sich ausschließlich auf sich selbst beziehen. Der zugrundeliegende Entscheidungsprozess orientiert sich eben nicht, wie in der Regel unterstellt wird, weder an rationalen Zwecken noch an dem übergeordneten Unternehmenszweck. Die Orientierung beim Entscheiden an einem Zweck ist nur eine von vielen unzählig weiteren Möglichkeiten (vgl. Drepper 2003, S. 141, Luhmann 1999). Es wird so entschieden, wie immer entschieden wurde, beispielsweise unabhängig davon, ob in der Organisation eher inhaltliche oder politische Entscheidungen präferiert werden. Ist der Entscheidungsprozess nicht rational und zweckorientiert schließt sich natürlich die Frage an, welche Funktion er stattdessen für die Organisation hat? Der Entscheidungsprozess hat die Funktion permanente Unsicherheit zu absorbieren, er stellt sozusagen den Motor der Organisation dar, der diese antreibt. Ohne Entscheidung verbleibt Unsicherheit[89]. Man weiß nicht, welche Tour man fahren soll, welches Auto einem zur Verfügung steht, man hat keinerlei Einschätzung, wie man Karriere in der Organisation machen kann usw. Diese Unsicherheit kann ebenfalls nur im System entstehen, der Umwelt sind diese Fragen egal. Sie ist ein systeminternes Produkt, wie alles im System, und entsteht in der Organisation dadurch, dass Entscheidungen dazu dienen, Entscheidung aufzurufen (vgl. Luhmann 2006, S. S. 185 u. 192). Organisationen sind in diesem Sinne Systeme, die selbst erzeugte Unsicherheit produzieren. Die muss dann durch immer neues Entscheiden bearbeitet werden, wobei jede Entscheidung wiederum den gleichen Effekt hat und vor dem Hintergrund der mitlaufenden Alternative neue Unsicherheit produziert (vgl. Luhmann 2000, S. 248). Unsicherheitsabsorption geschieht nun dadurch, dass mit der Entscheidung eine Festlegung getroffen und somit Unsicherheit in Bestimmtheit transformiert wird. Die Entscheidung wählt aus einer Vielzahl von Möglichkeiten eine bestimmte aus. Sie kann so aber auch anders getroffen werden, sodass ihre Auswahl sie im

---

89 Vgl. Luhmann definiert Unsicherheit als die Differenz von Wissen und Nichtwissen, wobei Nichtwissen nicht durch Wissen, sondern eben nur durch weiteres Entscheiden reduziert werden kann. Vgl. Luhmann N (2006) Organisation und Entscheidung, S. 186.

Folgenden begleitet wie ein Schatten (vgl. Luhmann 2006, S. 170). Solange dieser Entscheidungsprozess fortbesteht, solange besteht die Organisation fort. Extern ist für das soziale System die Hauptquelle der Unsicherheit die Umwelt, wobei sie im Entscheidungsprozess kontrafaktisch davon ausgeht, dass diese konstant bleibt. Intern wird Unsicherheit als Gefahr vor Irrtümern und Fehlschlüssen registriert (vgl. ebd., S. 209).

5.4 Das Verhältnis zur Umwelt

Wie gestaltet sich nun das Verhältnis des sozialen Systems zur Umwelt, wenn es sich ausschließlich auf die eigenen Entscheidungen beziehen kann? Die Beziehung zur Umwelt ist nur möglich aufgrund struktureller Koppelungen. Das wird im Folgenden für die Organisation und die Organisationsmitglieder (▶ Kap. 5.5) weiter ausgeführt. Strukturelle Kopplung bedeutet, dass das System auf der Ebene seiner Strukturen an die Umwelt gekoppelt ist. Niemand kann in eine Organisation hinein entscheiden oder jemand anderem in den Kopf denken, da auf der operativen Ebene soziale und psychische Systeme (Mitarbeitende) geschlossen sind. Sie unterhalten Umweltbeziehungen ausschließlich über ihre Sinnstrukturen. Mit Sinnstrukturen sind die expliziten, wie verschriftlichte Regeln, oder impliziten Entscheidungsprämissen gemeint, die den jeweiligen Entscheidungen zugrunde liegen (hierauf komme ich zurück). Simon führt dies am Beispiel einer langjährigen Ehe oder Partnerschaft aus. In dieser Beziehung kann sich keiner der Beteiligten den jeweils anderen über eine längere Zeit ungestraft wegdenken. Man muss sich, wenn man zusammenbleiben möchte, arrangieren. »Eine Ko-Evolution, ein zirkulärer Prozess, wo jeder de facto in der Interaktion mit dem anderen dessen (und damit rückgekoppelt seine eigenen) Handlungs- und Überlebensbedingungen bestimmt. Beide Systeme bilden eine Einheit, die sich gemeinsam entwickelt und verändert. Jeder der beiden Systeme verändert im Laufe dieser wechselseitigen ›Irritations-, oder Lerngeschichte‹ seine internen Strukturen.« (Simon 1998, S. 40; vgl. hierzu auch Simon 2018). Die gemeinsame Lerngeschichte wird als »structural drift« bezeichnet. Auch bezogen auf Organisationen bedeutet dies, dass strukturelle Kopplungen mit ihrer Umwelt langfristig die im sozialen System selbst geschaffenen Strukturen beeinflussen und in diesem Sinne einen »structural drift« auslösen. Beispielsweise richten ambulante Pflegedienste ihr Leistungsangebot in der Regel danach aus, welche Leistungen mit den Kranken- und Pflegekassen abrechenbar sind. Dies führt unter anderem zu einem sehr einseitigen Leistungsangebot (vgl. Büscher 2011, S. 496 u. 498), die Konsequenz der strukturellen Kopplung an das Politiksystem. Organisationen entwickeln sich also generell eigendeterminiert, jedoch in der Regel in eine Richtung, welche die Umwelt toleriert (vgl. Simon 1998, S. 40 f.). Wichtig ist, dass strukturelle Kopplungen die Kognitionen der Organisation ausschließlich irritieren aber nicht bestimmen können (vgl. Luhmann 2002, S. 373), sodass, abhängig von ihren eigenen Strukturen, Organisationen auf Irritationen nicht gleich schnell reagieren. Sie sind, vor dem Hintergrund ihrer Systemgeschichte, unterschiedlich auf diese vorbereitet. Es ist also nicht erstaunlich, wenn manche Organisationen erst sehr spät erkennen, dass etwas nicht stimmt und Innovation und Veränderung im Sinne der Umweltanpassung erforderlich wären. »Strukturelle Kopplungen garantieren [...] nur Gleichzeitigkeit von System und Umwelt im jeweiligen Geschehen, nicht aber Synchronisation.« (Luhmann 1995, S. 443–445). Organisationen sind also auf der Ebene ihrer Entscheidungen geschlossen und auf der Ebene ihrer Strukturen kann sie nur das irritieren, was sie durch ihre selbst konstruierten und gewachsenen Systemstrukturen erkennen und zulassen können. Ausgelöst durch Irritation können sich natürlich diese Strukturen im Rahmen struktureller Kopplungen und des strukturellen Driftens mit der Umwelt ändern. Auslösen können diese Irritationen entweder psychische Systeme, also die Organisationsmitglieder oder anderweitige gesellschaftliche Umwelten. Und genau hierin liegt auch die Chance der Führungskräfte Veränderungen im sozialen System zu initiieren.

5.5 Die Organisationsmitglieder

Indem soziale Systeme aus Entscheidungen bestehen, sind die Organisationsmitglieder kein Teil der Organisation, sie gehören zu deren Umwelt. Die Mitglieder können entscheiden, was sie von dem was sie denken und wissen in die Kommunikation bringen und somit in die Organisation und was nicht. Dem folgend, handelt es sich zwischen Organisationen und Mitgliedern ebenfalls um ein Verhältnis struktureller Kopplung (vgl. Simon 1998, S. 40 f.; 2018). Organisationen sind insofern auf ihre Mitglieder angewiesen als das sie selbst nicht wahrnehmen können. »Sinnliche Wahrnehmung setzt eine enge strukturelle Kopplung von Gehirn und Bewusstsein voraus.« (Luhmann 2006, S. 119)[90] Wenn die Mitglieder ihre Wahrnehmungen, Gedanken, Ideen, Beanstandungen, Beobachtungen usw. nicht kommunizieren, dann können diese nicht in die Organisation gelangen. Besuchen beispielsweise Organisationsmitglieder eines ambulanten Pflegedienstes Fort- und Weiterbildungen oder entschließen sich für ein Studium und die Organisation fordert entweder dieses Wissen der Organisationsmitglieder nicht ein oder ignoriert dieses sogar, wird sie nicht davon profitieren können. Dieses Wissen und die damit verbundenen Kompetenzen und Fähigkeiten der Mitglieder werden nicht in die Kommunikation gelangen können und damit nicht in die Organisation. Das kann dann dazu führen, dass die Mitglieder fortwährend Kompetenz erlangen und zeitgleich das Wissen der Organisation abnimmt. Und wie man aus Erfahrung weiß, werden sich diese Mitglieder eine lernbereite Organisation suchen in der sie ihr erworbenes Wissen einsetzen können. All das gilt auch für die Führungskräfte.

Festzuhalten bleibt, dass Organisationen nur insofern Zugang zu dem Bewusstsein der Mitglieder haben, wenn diese aufgrund von Wahrnehmung kommunizieren. Dieser Vorgang ist jedoch hochselektiv, da einerseits die Mitglieder gut auswählen, was sie in der Organisation in die Kommunikation gelangen lassen oder was lieber zu einem anderen Zeitpunkt oder gegebenenfalls lieber überhaupt nicht. Andererseits ist dieser Umstand auch für die Organisation die Chance, die Kommunikation zu regeln. Organisationen versuchen die »Wahrnehmungsfelder der Individuen [zu] standardisieren, zum Beispiel

---

90 Luhmann N (2006) Organisation und Entscheidung, ebd. S. 119. Das Bewusstsein geht davon aus, dass die Welt so ist wie es sie wahrnimmt. Um diese »Fiktion« aufrechterhalten zu können, darf es »von der Arbeit des eigenen Gehirns nichts wissen.« Ebd.

durch Schrift, und damit regulieren, welche Wahrnehmungen eine Chance haben, in Kommunikation transformiert zu werden.« (Luhmann 2006, S. 119). Wenn die Organisation beispielsweise einen Leitfaden zur Mitarbeitendenbeurteilung erstellt, versucht sie hiermit zu steuern, welche Wahrnehmungsleistungen des Vorgesetzen und des Mitarbeitenden von der Kommunikation thematisiert werden sollen. Wenn Mitglieder etwas nicht in die Kommunikation bringen, müssen sie dafür natürlich auch keine Verantwortung übernehmen (vgl. Simon 1998, S. 38 f.), sodass in Organisationen Führung und Macht folglich genauso von unten wie auch von oben eingesetzt werden.

5.6 Organisationsstrukturen als Entscheidungsprämissen

Bei den Entscheidungsprämissen handelt es sich um die Strukturen der Organisation. Sie regeln, durch welche Informationen sich die Organisation irritieren und zu eigener Informationsverarbeitung anregen lässt. Wie beschrieben, kann von außen nichts in die Organisation übertragen werden, sondern die Organisation kann sich nur auf der Ebene ihrer Strukturen irritieren lassen und dann ihre Entscheidungen daraus entwickeln. Irritation kann einen Lernprozess in der Organisation bewirken, der zu einer Reaktion auf diese führt.[91] Wenn man bei dem Beispiel der MDK-Auflagen bleibt, hat die Organisation mindestens zwei Möglichkeiten darauf zu reagieren: Erstens sie lässt sich durch diese Auflagen irritieren, entscheidet sich, sie zu erfüllen und sich auf die nächste MDK-Prüfung besser vorzubereiten. Zweitens: Sie lässt sich nicht irritieren und bekommt im Extremfall den Versorgungsvertrag gekündigt. Beides geschieht jeweils im Medium Sinn (vgl. Luhmann 2006, S. 53), das heißt in beiden Fällen macht die jeweilige Entscheidung für die Organisation dann Sinn. Da es sich bei den Organisationsstrukturen um Sinnstrukturen handelt, sind sie, anders als der operative Entscheidungsprozess, kontingent. Entscheidbare Entscheidungsprämissen werden mittels Entscheidungen eingeführt und können auch mittels Entscheidungen verändert werden.[92] Es handelt sich um das Regelwerk der Organisation, wie Verfahrensanweisungen und Standards, die in der Organisationsroutine täglich reproduziert werden. Entscheidungsprämissen limitieren das, was an Entscheidungen in der Organisation zugelassen werden kann (vgl. ebd., S. 223). »Mit Prämisse soll gesagt sein, dass es sich um Voraussetzungen handelt, die bei ihrer Verwendung nicht mehr geprüft werden; oder vielleicht besser: dass zwar die Relevanz für das anstehende Problem, nicht aber die Wahrheit der Prämisse eine Rolle spielt.« (ebd., S. 222). Wenn es beispielsweise darum geht eine Versorgung gemäß eines

---

91 In Bezug auf Pflegeeinrichtungen ausführlich nachzulesen in: Borutta, M.: Wissensgenerierung und Wissenszumutung in der Pflege. Systemtheoretische Analyse am Beispiel der Einführung von Expertenstandards in der Altenpflege. Heidelberg, 2012 und ders.: Von der lernenden zur kompetenten Organisation. Wissensmanagement in Pflegeeinrichtungen aus systemtheoretischer Perspektive. In: Printernet, 02/07, S. 5–12.

92 Luhmann unterscheidet zwischen entscheidbaren Entscheidungsprämissen über die in der Organisation entschieden wird und über unentscheidbare Entscheidungsprämissen, d. h. implizite, welche der Organisationskultur zuschreibt (vgl. Luhmann 2006, S. 222–254).

Standards durchzuführen, stellt sich in der Regel nur die Frage, ob der entsprechende Standard in diesem Fall greift oder nicht. Es stellt sich jedoch nicht mehr die Frage, ob der Standard inhaltlich richtig ist. Er dient in diesem Fall als Prämisse für die weiteren Entscheidungen im Pflegeprozess. Seine Überprüfung auf inhaltliche Richtigkeit findet innerhalb von Gremien, wie beispielsweise Qualitätszirkeln statt. In Organisationen sind somit viele Entscheidungen gleichzeitig möglich, jedoch nur in einem festen Rahmen (vgl. ebd., S. 223). Mit den Entscheidungsprämissen, den Organisationsstrukturen, setzt sich die Organisation einen Rahmen in dem sie ihre Welt koordinieren kann (vgl. ebd., S. 237). Grundsätzlich handelt es sich immer nur dann um Entscheidungsprämissen, wenn sie im faktischen Entscheidungsprozess als solche genutzt werden, beispielsweise konform oder abweichend. Der QM-Ordner im Schrank oder in der EDV, in den niemand hineinsieht und dessen Inhalte über weite Teile niemand kennt, gehören also nicht dazu. Entscheidungsprämissen sind beispielsweise Standards, die in der Handlungspraxis der Pflegenden und damit bei Frau Meier angekommen sind (vgl. ebd.).[93] In Organisationen können drei unterschiedliche Arten von Entscheidungsprämissen festgestellt werden: Entscheidungsprogramme, Kommunikationswege und Stellen.

Entscheidungsprogramme sind regulative Bedingungen für richtiges oder fehlerhaftes Entscheiden. Es handelt sich beispielsweise um Regeln, die einzuhalten sind, Verfahrensanweisungen, Standards u. v. m. Sie definieren »[...] die Bedingungen der sachlichen Richtigkeit von Entscheidungen.« (ebd., S. 257). Bei jeder Programmierung der Organisation wird jeweils die andere Seite der Form, also Fehler, mit erzeugt (ebd., S. 260). Wenn festgelegt wird, welche Handlung richtig ist, dann steht auch fest, welche falsch sind. Unterschieden werden Konditional- und Zweckprogramme. Die Konditionalprogramme haben die allgemeine Form des Wenn-dann. Sie konzentrieren sich auf die Ermittlung richtiger Entscheidungen in der Organisation. Verfassen Führungskräfte, QM-Beauftragte, die Personal- oder IT-Abteilung Verfahrensanweisungen oder führen neue Standards ein, gehören diese zu den Konditionalprogrammen der Organisation. Konditionalprogramme unterscheiden grundsätzlich zwischen Bedingungen und Konsequenzen und es gilt: »Was nicht erlaubt ist, ist verboten.« (ebd., S. 266). Zweckprogramme unterscheiden zwischen Zwecken und Mitteln und dienen dem Erreichen eines Ziels. Wichtig ist, dass es sich bei Zwecken immer um Programme, also um Konstruktionen handelt, die auch anders gewählt werden könnten. »Es gibt, nach Kant sollte man das wissen, keine Naturzwecke, die ontologisch vorgegeben sind; [...] Vielmehr ist der Entwurf von Zwecken, kantisch gesprochen, eine Leistung der reflektierenden Urteilskraft, die sich ihren Gegenstand so zurechtlegt, als ob er zweckmäßig wäre.« (ebd., S. 265). Wird also innerhalb der Organisation argumentiert, wer A sagt muss auch B sagen und dies als sachlogisch bezeichnet, handelt es sich dabei um die Konstruktion eines Beobachters, der eine Diskussion über Zweck und Mittel vermeiden möchte. Den Zweckprogrammen liegt ein Kausalverhältnis von Zwecken und Mitteln zugrunde und es gilt, durch die Unbestimmtheit der Zukunft, was nicht verboten ist, ist erlaubt. Das Hauptproblem der Zweckprogramme ist, dass sie reine Zukunftsprogramme sind in denen eine unbekannte Zukunft in der Gegenwart so behandelt werden muss, als ob sie schon feststeht (vgl. ebd., S. 275).

Zu den Entscheidungsprämissen gehören auch Personen und *Kommunikationswege*. Mitglieder in Organisationen wissen genau, wen sie für welche Entscheidung fragen müssen, ob sie die Zustimmung bestimmter Gremien benötigen oder die Abstimmung in den be-

---

93 Vgl. hierzu auch Gärtner, H. W.: Zur Ambivalenz des Qualitätsmanagements. Steuerungsinstrument oder Betriebsaccessoire? In: Krankendienst (80) 200, S. 10–14.

treffenden Sitzungen genügt. Auch im ambulanten Pflegedienst ist für alle erkennbar, wann man die Zustimmung der Leitung braucht oder ggf. die Zustimmung der Kollegen im Rahmen der Dienst- oder Fallbesprechungen. Zu den Kommunikationswegen gehört auch die Hierarchie insgesamt (vgl. Simon 1998, S. 71 f.). Wenn die Programme an ihre Grenzen stoßen und nicht mehr ausgehandelt werden kann, was nun passieren soll, dann muss dies der nächste Vorgesetzte entscheiden (vgl. ebd., S. 73).

Programme können viele Sachverhalte regeln, aber sie können nicht auf unvorhersehbare Geschehnisse reagieren. Hierzu wird in Organisationen auf Personen zurückgegriffen, die aufgrund ihrer Wahrnehmungsleistung auf diese reagieren können und in der Organisation unterschiedliche Stellen besetzen. Generell sind Personen für die unterschiedlichen Stellen austauschbar. Wenn die Pflegedienstleitung im ambulanten Pflegedienst beispielsweise aus diesem ausscheidet, dann wird ihre Stelle, so wie alle anderen Stellen im Pflegedienst auch, mit einer neuen Person besetzt. Personen helfen der Organisation nicht an ihren eigenen Regeln zu erstarren. Es handelt sich, wie beschrieben, um ein Verhältnis struktureller Kopplung, wobei es einen sehr deutlichen Unterschied geben kann, welche Person beispielsweise eine Leitungsfunktion ausübt. Dies kann eine sehr freundlich, ruhig und gelassen reagierende Person sein, oder eine sehr aufbrausend und machtvoll agierende. Für die Mitarbeitenden macht dies einen Unterschied, der einen Unterschied macht. Der Begriff Person bezeichnet auch hier nicht das Individuum Mensch, dieses gehört als Black Box[94] zur Umwelt der Organisation. Personen sind in der Organisation nur dann relevant, wenn sie in der Kommunikation bezeichnet werden (vgl. Luhmann 2006, S. 285), es handelt sich also um kommunikative Konstrukte. Personen entstehen in der Organisation durch die »[...] Teilnahme von Menschen an Kommunikation. Sie tragen den Bedürfnissen der Beobachter Rechnung indem ihnen Konsistenz der Meinungen und Einstellungen, Zielstrebigkeit des Verhaltens, Eigeninteresse mit Aussicht auf Berechenbarkeit etc. unterstellt wird. Sie leben nicht, sie denken nicht, sie sind Konstruktionen der Kommunikation für Zwecke der Kommunikation. Sie verdanken ihre Einheit der Autopoiesis des sozialen Systems der Gesellschaft, dessen Produkte sie sind.« (ebd., S. 90 f.). Sie existieren nur in der Kommunikation für die Kommunikation (vgl. Luhmann 1982, S. 376). Personen gehören zu den Entscheidungsprämissen, weil sie ausgesucht werden und weil sie sich für bestimmte Aufgaben eignen. Sie werden wie Programme als Entscheidungsprämissen für Entscheidungen gewählt (vgl. Luhmann 2006, S. 225).

Zu den Entscheidungsprämissen bleibt festzuhalten, dass die Organisation durch sie »Vorsorge« für richtiges Entscheiden trifft. Die Programmierung der Organisation mit entsprechenden Verfahrensanweisungen, Standards und Regeln ist nur eine Seite der Medaille und könnte mit dem technisch-funktionalistischen Managementverständnis verwechselt werden. Das pflegerische Management schreibt die entsprechende Verfahrensanweisung und die Macht oder Autorität der Führungskräfte, also die Hierarchie, sorgen dafür, dass die Mitglieder diese Regeln Eins-zu-Eins befolgen. Die andere Seite der Medaille, mithin die andere Seite der Unterscheidung, ist jedoch, dass Organisationen Personen benötigen, um erstens wahrnehmen zu können und zweitens nicht an ihren eigenen Regeln zu erstarren. Dies erhöht die Komplexität und Unberechenbarkeit der Vorgänge ungemein, weil sie sich mit den Personen auch die Black-

---

94 Black Box bezeichnet den Umstand, dass interne Prozesse als unbeobachtbar angenommen werden müssen und man sich lediglich auf die Beobachtung »externer Regelmäßigkeiten« beschränken kann. Vgl. Luhmann, N.: Organisation und Entscheidung, S. 32.

Box-Individuen einkaufen müssen. Das Individuum kann entscheiden, was es in die Kommunikation und damit die Organisation bringt und was nicht. Es kann sich auch entscheiden, anstelle der Interessen der Organisation eigenen oder aus Gründen von Loyalität den Interessen anderer zu folgen oder lieber seiner Müdigkeit oder Missstimmung nachzugehen. Und das gilt natürlich auch für die Führungskräfte.

5.7 Führung in einem sozialen System

Bevor das Konzept des postheroischen Managements erläutert wird, soll hier zunächst auf das systemtheoretische Verständnis von Führung in einem sozialen System eingegangen werden. Die Systemreferenz von Führung ist die Organisation. Baecker unterscheidet wie folgt zwischen den Begriffen Management und Führung: Das Management nimmt seine Aufgaben der Gestaltung, Lenkung und Kontrolle des Unternehmens orientiert an einem Funktionssystem der Gesellschaft, in der Regel des Wirtschaftssystems, wahr. Die Führung greift für die Lösung ihrer Probleme auf die Gesellschaft, d. h. alle Funktionssysteme der Gesellschaft zurück (vgl. Baecker 2014, S. 257). Das Management orientiert sich also in erster Linie an dem Wirtschaftssystem, die Führung orientiert sich an allen gesellschaftlichen Bereichen, Funktionssystemen, wie auch der Wissenschaft, des Gesundheitssystems, der Religion usw. »In diesem Sinn ist Führung Vorbildverhalten, an dem die eigene Differenz zwischen Organisation und Gesellschaft abgelesen und zur Orientierung des eigenen Verhaltens (inklusive Führungsverhaltens) genutzt werden kann.« (ebd., S. 258). Aus systemischer Sicht wird Führung jedoch nicht nur von den dafür eingestellten Führungspersonen wahrgenommen, sondern immer dann, wenn gesellschaftliche Sachverhalte (oder mit Höhmann, externe Innovationsanforderungen) in der Organisation berücksichtigt werden. Von wem auch immer. Wie beschrieben, kann die Organisation dann diese Sachverhalte jedoch nur aus ihrer eigenen Logik heraus bewerten. »Führung bedeutet, eine Organisation aus Übersetzungsleistungen gesellschaftlicher in organisatorische Fragestellungen und zurück.« (ebd., S. 259). Das, was von der Führung nun in der Umwelt als für die Organisation relevant beobachtet wird, kann natürlich von anderen Beobachtern ganz anders unterschieden werden. Wenn zum Beispiel die Leitung eines ambulanten Pflegedienstes entscheidet, das Unternehmen zertifizieren zu lassen, weil sie der Annahme ist, nur zertifiziert weiterhin konkurrenzfähig unter den Mitbewerbern zu sein, dann können die Mitarbeitenden und die kranken- und pflegebedürftigen Menschen darüber ganz anderer Meinung sein. Offizielle Führung hat jedoch in der Regel die Macht, die Beobachterperspektiven der Mitarbeitenden in Abrede zu stellen bzw. zu unterdrücken (ebd.).

Führung agiert zwischen der Schnittstelle von System und Umwelt, mithin von Organisation und Gesellschaft. Ihre Aufgabe ist es wichtige Impulse aus der Gesellschaft in der Organisation aufzugreifen. Um dies tun zu können, muss sie innerhalb der Organisation weitere Differenzierungen vornehmen. Die wichtigste Differenzierung hierbei ist die Unterscheidung zwischen der Führung selbst und dem Rest der Organisation, wie z. B. Hierarchie, Stellenbeschreibungen usw. Hierbei handelt es sich um eine Vorstrukturierung, »[…] in welchen Hinsichten die Organisation erwarten muss, Führungsinitiativen zu erleben.« (ebd., S. 260). Müssen diese »Anschlussentscheidungen« (ebd., S. 261), wie bspw. der hierarchische Aufbau nach innen getroffen werden, so muss das auch in Richtung Gesellschaft erfolgen. Organisationen können sich nicht auf die gesamte Gesellschaft, also auf alle ihre Funktionssysteme beziehen. Sie müssen einzelne Funktionssysteme, einen Teilbereich der Gesellschaft, wählen, der für sie besonders relevant ist.[95] Für ambulante Pflegedienste sind dies seit Einführung der Pflegeversicherung in erster Linie das Wirtschaftssystem, dann das Politiksystem mit seinen gesetzlichen Regelungen, das Pflegesystem (vgl. Vogd 2011), das System der Krankenbehandlung und ggf. auch das Religionssystem (vgl. Baecker 2014, S. 266). Alle anderen Funktionssysteme, wie zum Beispiel das Wissenschaftssystem oder das Erziehungssystem, werden von der Organisation entsprechend mit weniger Relevanz ausgestattet.[96]

Wird in der Organisation geführt, dann kommt die Führung in der Organisation selbst vor. Auch wenn sie, wie oben beschrieben, in der Organisation interne Differenzierungen vornimmt, kann sie das nur tun, wenn sie in der Organisation vorkommt (vgl. ebd., S. 266). Üblicherweise wird Führung so konzipiert als fände sie außerhalb der Organisation statt. Führung wird so gedacht, dass sie quasi als neutrale und objektive Instanz, die in der Organisation keine Eigeninteressen, sondern nur die wohlgemerkt rationalen Interessen der Organisation und damit auch der Mitarbeitenden vertritt (vgl. ebd., S. 262, Kieser & Ebers 2019, Weber 1972).[97] Weil Führung jedoch nur in der Organisation ihrer Führungsaufgabe nachgehen kann, liegt darin auch die eigentliche Chance der Führung, sich als Teil der Organisation mit dem Rest der Organisation zu vernetzen. Dabei muss sie Unterschiede untereinander und Bezüge zueinander jeweils deutlich machen. Die Leitung des ambulanten Pflegedienstes agiert genau wie die Mitarbeitenden in dem ambulanten Pflegedienst nur mit Blick auf die Mitarbeitenden in einer unterschiedlichen Rolle bzw. Funktion. Damit bewegt sich Führung in einem Netzwerk, das auf der einen Seite die verschiedenen Rollen und damit hierarchischen Positionen und auf der anderen Seite bspw. die Ressourcen, das Personal, die Steuerung oder die Marketingstrategie miteinander kombinieren und im Hinblick auf »Durchsetzungschance von Kontrollversuchen« (Baecker 2014, S. 263) gegeneinander einschätzen muss. Wenn es sich bei Organisationen um ein Netzwerk handelt ist die Frage, was dieses Netzwerk zusammenhält, also was wird verknüpft? Verknüpft werden in Organisationen Kontrollversuche (vgl. ebd.). Diese Kontrollversuche funktionieren aber nicht einseitig von oben nach unten, sondern Führung bzw. die Leitung des Pflegedienstes muss in Kauf nehmen, sich von denen die kontrolliert werden sollen, also den Mitarbeitenden, gleichzeitig auch kontrollieren zu lassen. Damit ist Führung zirkulär zu denken. »Einflusschancen werden gegen Abhängigkeitsbereitschaften getauscht und laufend daraufhin geprüft, ob der eine dabei nicht besser fährt als der andere. Dies gilt für Personen, Ressourcen, Institutionen und Ak-

---

95 Für diese Funktionssysteme bietet die Organisation einen Treffraum. Vgl. Luhmann N (2002) Die Politik der Gesellschaft, S. 398.
96 Das könnte unter anderem einen Erklärungsansatz dafür darstellen, warum es wissenschaftliche Erkenntnisse so schwer haben, in die organisationalen Routinen zu gelangen.
97 Baecker (2014) warnt: »Das impliziert jedoch auch das Risiko, dass die Führung sich in der Führung der Organisation zunehmend mit sich selbst beschäftigt, die Markierung ihres eigenen Unterschieds pflegt und den Bezug auf den Rest der Organisation nur noch als Sorge um den eigenen Status vorkommen lässt. Organisationen bekommen das schnell spitz und werden Führung ihre Sorgen durch symbolische Akte der Respekterweisung abnehmen, wenn sie dafür garantiert bekommen, mit Führungsansprüchen verschont zu werden.«, S. 266

tivitäten gleichermaßen.«(ebd.). Möchte folglich die Leitung in diesem Netzwerk wirksam agieren kann auch sie ihre Dominanz nur aus ihrer gleichzeitigen Abhängigkeit heraus entwickeln. Dieser Dynamik entkommt sie nicht. Gelingt es ihr nicht, die Mitarbeitenden für ihr Vorhaben mit ins Boot zu holen, wird sie scheitern. Formale Macht alleine reicht hierfür nicht aus. Das Netzwerk wird zusammengehalten, weil alle Beteiligten sich mal in »[…] schwachen, mal starken Beziehungen, mal bestimmter, mal [in] unbestimmter Hinsicht kontrollieren […]« (ebd.) lassen und gleichzeitig versuchen diese Beziehungen und Hinsichten selbst zu kontrollieren. Hierbei geht es nicht nur um Personen, sondern auch um organisationale Praktiken und Ideologien. Netzwerke kann man nicht einfach machen, sondern sie entstehen evolutiv. Jedes Mitglied muss »[…] diejenigen Freiheitsgrade oder diejenige Unbestimmtheit haben […], die es die eigene Abhängigkeit als wählbar erleben lässt […]« (ebd.). Aufgrund dieser Freiheit können sich Netzwerke nur konstituieren und erhalten, wenn es einen gemeinsamen Rahmen gibt der adressiert werden kann, mithin auf den Bezug möglich ist. Diesen Rahmen bildet die Führung der Organisation, die immer an derselben Referenz, der Organisation, erkennbar ist. Mit Bezug auf diese Referenz regelt Führung die unterschiedlichen Sachverhalte und individuellen Stellungnahmen (vgl. ebd., S. 265).

Führung greift auf das Medium Macht zurück. Macht ist ein symbolisch generalisiertes Kommunikationsmedium. Kommunikationsmedien machen die Annahme einer Kommunikation wahrscheinlicher.[98] Mittels des Kommunikationsmediums Macht werden die Wahlmöglichkeiten des Machtunterworfenen durch die Wahlmöglichkeiten des Machtüberlegenen konditioniert. Das man als Mitarbeitender den Wahlmöglichkeiten der Leitung folgt, wird also durch den Einsatz von Macht, wie bspw. dem Androhen von Sanktionen, wahrscheinlicher. »Führung kann daher schon deswegen gesucht und akzeptiert werden, weil sie dort Wahlmöglichkeiten konstruiert, wo es zuvor möglicherweise keine gab. Dass die Führung die Wahlmöglichkeiten gleich wieder kassiert, die sie konstruiert hat, wird in Kauf genommen und ihr als Stärke ausgelegt.« (Baecker 2014, S. 265). Die Leitung des Pflegedienstes stellt bspw. zur Wahl, ob der Pflegedienst seine Marktsegmente erweitern soll oder nicht. Am Ende des Diskurses entscheidet sie jedoch, was passieren wird.

Ausgeübt wird Führung durch die Wahrnehmung von Selektion. Es wird zum einen intern auf bspw. Sachverhalte aus der Umwelt verwiesen, um interne Anschlussfragen der Entscheidungs- und Strategiefragen zu klären, wenn die Chancen gut dafür stehen diese in den bestehenden Verhältnisse integrieren zu können. Zum anderen werden diese aber auch abgelehnt, wenn man so wohlwollend beobachtet werden und damit in der Organisation neuen Zuspruch gewinnen kann. Einzuordnen ist die Führung nicht grundlegend auf der Seite der Innovation und auch nicht auf der Seite des Status quo. Interesse von Führung ist es, die Innovationen den bestehenden Verhältnissen anzupassen und damit den Status quo durch Veränderung zu erhalten (vgl. ebd., S. 267). Mit Höhmann das Abstimmen der Innovationen auf die Organisation. Grundlegend ist jedoch, dass auch diese vermeintlichen externen Sachverhalte intern, aufgrund von Irritationen, von der Organisation konstruiert werden müssen. Die externen Sachverhalte können sich dann in der Auseinandersetzung mit der Umwelt intern bewähren, obwohl man nicht weiß, ob man die Umwelt richtig beschrieben hat und auch nicht, ob das sich Bewährende etwas mit den eigenen Konstruktionen zu tun hat (vgl. ebd., S. 268). Die Organisation hat sich irri-

---

98 Bezogen auf das Kommunikationsmedium Macht, vgl. Luhmann, N.: Die Gesellschaft der Gesellschaft, Frankfurt am Main 1997, S. 355–358.

tieren lassen und reagiert gemäß ihrer eigenen Logik. »Deswegen oszilliert die Führung einer Organisation zwischen Willkür und Ungewissheit, genauer: Sie schafft die Ungewissheit, die sie nur dank eigener Willkür bearbeiten kann, indem ihre eigene Willkür die Frage aufwirft, ob intern (Folgebereitschaft) und extern (Gelegenheiten) eine hinreichende Rechtfertigung dieser Willkür gegeben ist oder, alternativ geschaffen werden kann.« (ebd.).

Zusammenfassend kann festgehalten werden, dass Organisationen Entscheidungszusammenhänge sind, die nur ihrer je eigenen Logik folgen können. Durch ihre operative Schließung müssen sie gesellschaftliche Impulse, Innovationen wie Sachzusammenhänge, Praktiken, Ideologien etc. in organisationale Fragestellungen übersetzen und ggf. dann wieder an die Gesellschaft zurück verweisen. Das ist die Aufgabe von Führung die an der Schnittstelle von Organisation und Gesellschaft bzw. System und Umwelt agiert. Aufgrund der übermäßigen Komplexität können dabei nicht alle gesellschaftlichen Impulse berücksichtig werden, sodass Führung bzw. die Leitung des Pflegedienstes selektieren, auswählen muss, welche gesellschaftlichen Impulse, bspw. gesetzlichen Änderungen, in der Organisation bearbeitet werden und welche nicht. Hinsichtlich der Frage welche Impulse aus der Gesellschaft als relevant erachtet werden, können alle Beteiligten, wie bspw. Geschäftsführung, Leitung, Mitarbeitende, durchaus unterschiedlicher Meinung sein.

Auch wenn die Führung an der Schnittstelle zwischen Organisation und Gesellschaft operiert, gehört sie dennoch zur Organisation und ist *in* der Organisation tätig. Aufgrund dessen muss Führung, wenn sie in der Organisation einen Unterschied machen will, sich mit dem Rest der Organisation, wie Personal, Ressourcen, Hierarchie, vernetzen. Diesem Netzwerk dient sie dann als (Orientierungs-)Rahmen, da sie alle organisationalen Impulse, Fragestellungen, Ressourcen u. v. m. mit Referenz auf die Organisation bearbeitet. Indem Führung zur Lösung ihrer Probleme auf die gesamte Gesellschaft zurückgreift, ist sie für die Mitarbeitenden auch Vorbildverhalten. Am Verhalten der Führung kann der Unterschied zwischen Organisation und Gesellschaft erkannt und zur Orientierung für das eigene Verhalten genutzt werden (vgl. ebd., S. 258). Zur Durchsetzung oder Verstärkung der selektierten Impulse aus der Umwelt in der Organisation greift Führung auf das Kommunikationsmedium Macht zurück.

5.7.1 Die postheroische Führung

Üblicherweise wird Organisationen und auch dem Management unterstellt ihre Funktionsweise bzw. ihr Verhalten sei rational oder müsste zumindest rational sein. Die vermeintliche Rationalität wird dann an einem vermeintlich übergeordneten objektiven Zweck gemessen, der sich bei genauerem Hinschauen als sehr subjektiv erweist, je nach Beobachterperspektive (vgl. Luhmann 2006, S. 444–474). Für die Geschäftsführung kann der übergeordnete Zweck das Erwirtschaften von Erträgen sein, für die Pflegenden die professionelle Versorgung der zu Pflegenden, für die Hauswirtschaft Sauberkeit u. v. m. Die Denkweise des rationalen Handelns ist tief in der Betriebswirtschaftslehre verhaftet und geht auf Max Weber zurück (Kieser & Ebers, 2019, S. 48–80). Er fragte sich, welche Geltungsgründe Herrschaft legitimieren kann und entwickelte drei »Idealtypen der Herrschaft« mit jeweils unterschiedlicher Rationalität (vgl. Weber 2002, S. 152 ff.) »Kennzeichen von Rationalität sind vor allem Sachlichkeit, Unpersönlichkeit und Berechenbarkeit« (Gabriel 1979, S. 32 zit. n. ebd., S. 54), wobei »[...] die reinste Form legaler Herrschaft [...]« (Weber 1972, S. 126 zit. n. ebd.) die Bürokratie darstellt. Ein »Idealtyp der Herrschaft«, auf die hier im Einzelnen nicht weiter eingegangen werden soll, ist die »Charismatische Herrschaft«. Die Herrschaft beruht in diesem Fall auf dem Vertrauen in eine Person bzw. in deren geschaffene Ordnung. Dieses Vertrauen wird ihr aufgrund von Heldentum oder Vorbildlichkeit zugeschrieben, dem sogenannten charismatischen Führer. Auf diesem beruhen letztlich auch die modernen Ansätze der »Charismatischen Führung«[99]. Das hat unter anderem dazu geführt, dass in Bezug auf Management und Führung, wenn es um die Beschreibung des Tätigkeitsfeldes geht, gerne kriegerische Methapern verwendet werden. Die sollen auf den Heroismus des manageriellen Handelns bzw. des charismatischen Führers verweisen. Dabei wird die Planung als »strategisch« bezeichnet, die Geschäftsführung von einem »Stab« umgeben, die Hierarchie mit »Linie« angegeben (Stab-Linien-Organisation) und um Marktanteile soll »gekämpft« werden. Die Umwelt ist dabei als »Schlachtfeld« zu sehen, die »Gegner« sind die Mitbewerber (vgl. Simon 1998, S. 86). Dafür werden Helden, Führungskräfte, benötigt, die ein Ziel bzw. einen Angriff verfolgen, um ihren Mitarbeitenden eine klare Orientierung bieten zu können. Die Zielerreichung oder der erfolgreiche Angriff ist dann jeweils der Triumph des Helden. Wird das Ziel nicht erreicht oder der Angriff war nicht erfolgreich wird in der Regel dem Unvermögen der Mitarbeitenden oder dem »Unverständnis der Welt« (Baecker 2015, S. 1) zugeschrieben. »Die Welt der heroischen Führung ist einfach. Sie kennt nur Gewinne und Verluste. Die heroische Führung preist ihre Helden dafür, dass sie eine klare Orientierung bieten »[...] und mit leuchtendem Beispiel, das heißt mit Siegeswillen und Opferbereitschaft, vorausgehen.« (ebd.).

Dieses Verständnis von Führung setzt implizit in der Regel folgende Prämissen voraus: Erstens eine klare Trennung in der Organisation zwischen den Führern, welche die Entscheidungen treffen, und den Geführten, welche die Entscheidungen ausführen (vgl. Simon 1998, S. 86). Zweitens muss die Organisation als triviale Maschine betrachtet werden und nicht als Netzwerk und Entscheidungsgeschichte (oder: nicht-triviale Maschine).[100] Auf Führung übertragen bedeutet dies, dass die Entscheidung bzw. Anweisung des Vorgesetzten, immer die klare Ursache für das Verhalten der Mitarbeitenden ist. Verfasst die Leitung des Pflegedienstes bspw. eine Verfahrensanweisung zu einem aus ihrer Sicht relevanten Sachverhalt und lässt die Mitarbeitenden unterzeichnen, dass sie diese zur Kenntnis genommen haben, dann führen die Mitarbeitenden die Verfahrensanweisung genauso aus. Drittens muss traditionellerweise Führung an Personen festgemacht werden. Man geht davon aus, dass Personen mit bestimmten menschlichen Eigenschaften prädestiniert sind Führungsfunktionen zu übernehmen und dass diese Eigenschaften nur verhältnismäßig wenige Menschen besitzen. Diesen Führungspersönlichkeiten schreibt man dann bspw. folgende Eigenschaften zu: Intelligenz, Selbstvertrauen, Entschlusskraft, Selbstdisziplin, Dominanz, Willensstärke, breites Wissen und Überzeugungskraft. Auch heute ist dies noch das vorherrschende Verständnis von Führung (vgl. Schreyögg & Koch 2014, S. 401–403).

Funktioniert die heroische Führung im Krieg, bedeutet das jedoch nicht, dass dies auch bei wirtschaftenden Unternehmen der

---

99 vgl. https://www.spektrum.de/lexikon/psychologie/charismatische-fuehrung/2792, **10.12.2019**

100 Vgl. zur Unterscheidung von trivialer und nicht trivialer Maschine, v. Foerster, H.: Prinzipien der Selbstorganisation im sozialen und betriebswirtschaftlichen Bereich, ebd. S. 244-254 und bezogen auf Organisationen: Vgl. Luhmann, N.: Organisation und Entscheidung, ebd. S. 73.

Fall ist. Ganz besonders kann das nicht mehr für Organisationen in der modernen Gesellschaft gelten. Mit Wimmer beruht dies unter anderem auf der größer gewordenen Komplexität und Dynamik der Organisation selbst und ihres gesellschaftlichen Umfeldes. Diese überfordern zum einen die individuellen Wahrnehmungs- und Entscheidungskapazitäten der einzelnen Führungskräfte und zum anderen ist der zu leistende Entscheidungs-, Kommunikations- und Koordinationsaufwand zu hoch (vgl. Wimmer et al. 2014, S. 219). Geht man weiterhin davon aus, dass Führung sich mit der Organisation vernetzt und diesem Netzwerk dann als Rahmen dient, muss man zur Kenntnis nehmen, dass lineare Ursache-Wirkungsverhältnisse in Organisationen, wie auch in der Umwelt, nicht gegeben sind. Natürlich können bestimmte Interventionen in dem Schema beobachtet werden, das heißt aber nicht, dass sie auch wirklich existieren. Es wird dabei versucht, die Organisation rationalistisch auf bearbeitbare Zweck-Mittel-Fragen zu reduzieren und damit ihre Komplexität auszuschließen bzw. zu »neutralisieren« (Baecker 1999, S. 276). Diese kann dann lediglich als Störung wahrgenommen werden, wenn gut geplante Projekte bspw. nicht so enden, wie es gedacht war. Im blinden Fleck[101] der Beobachtung verbleibt dabei die vermeintlich ausgeschlossene Komplexität, ohne ihre Wirksamkeit einzubüßen. Auch, wenn man sie nicht wahrnehmen will.

Das postheroische Management geht nun, man kann fast sagen gegenteilig, von der Komplexität der Managementaufgaben aus. Komplexität meint hier materielle, technische, soziale, intellektuelle, emotionale und ökologische Aspekte (vgl. Baecker 1999, S. 277). Es geht darum die Komplexität der Organisation zu würdigen, zu pflegen und damit in den Mittelpunkt des Management- und Führungshandelns zu stellen. Das Management steht dabei nicht außen vor, sondern ist selbst ein Teil der Komplexität der Organisation. Mit Baecker: »Es leistet willentlich, wie unwillentlich, als Beobachter und als beobachtetes wesentliche Beiträge zum Aufbau und zur Pflege jener Komplexität der Organisation, die anschließend neutralisiert wird, um sie den ökonomischen und technischen Rationalitäten zu unterwerfen. Es [das Management] verfolgt Eigeninteressen, Karrieren und Leidenschaften, es blockiert Initiativen, sabotiert Strategien und unterläuft Taktiken ganz genau so, wie es der Rest der Organisation auch oder spätestens dann tut, wenn der Rest vom Management lernt, wie das geht.« (ebd., S. 277). Auch das postheroische Management kommt nicht ohne die Bearbeitung wirtschaftlicher Zweck-Mittel-Fragestellungen aus. In der Organisation muss die Frage gestellt werden, mit dem Einsatz welcher Mittel bestimmte Zwecke, beispielsweise die Erweiterung des Angebotsportfolios des ambulanten Pflegedienstes, erreicht werden können. Der Gegenstand des Managements ist es jedoch, diese Fragestellungen und die Komplexität der Organisation selbst, also die materiellen, technischen, sozialen, intellektuellen, emotionalen und ökologischen Aspekte, aufeinander zu beziehen

---

101 Die Metapher besagt, dass jede Beobachtung eine Differenz erzeugt, die sich selbst nicht beobachten kann. In der Beobachtung zweiter Ordnung ist es jedoch möglich, die Differenz, welche die Beobachtung erster Ordnung erzeugt, zu beobachten. Das heißt, in der Beobachtung zweiter Ordnung kann man beobachten wie der Beobachter erster Ordnung beobachtet und mithin was dieser ausschließt, vgl. hierzu: Luhmann N (2009) Soziologische Aufklärung 5. Identität – was oder wie? Wiesbaden, S. 17. Oder mit Heinz von Foerster, auf den diese Metapher zurückgeht: »Um nun die autologische Natur der Sehwahrnehmung oder in der Tat der Wahrnehmung überhaupt zu unterstreichen, können wir sagen, daß wir nicht sehen, daß wir nicht sehen!« v. Foerster, H.: Wissen und Gewissen, ebd., S. 236

und dann zu eigenen Entscheidungen zu gelangen (vgl. ebd., S. 278).[102] Es geht im Management nicht darum lediglich verwaltungstechnische Fragen mit technisierten Management-by-Methoden »abzuarbeiten«. Führung und Organisationskultur müssen zusammen gedacht werden. In dem Prozess des aufeinander Beziehens und dann Entscheidens, können Entscheidungen vom Management konstruiert werden, die speziell die Eigenlogik der jeweiligen Organisation berücksichtigen und diese aktiv mit einbeziehen. Mithin kann eine Passung hergestellt werden zwischen den Zielen der Einrichtung und den Problemen, welche gelöst werden sollen (vgl. Höhmann et al. 2016, S. 217). Für ambulante Pflegedienste gibt es bspw. ganz unterschiedliche Vorgehensweisen sich auf die MDK-Prüfungen vorzubereiten. In manchen ambulanten Pflegediensten wird vielleicht ein Schwerpunkt auf externe Schulungen der Mitarbeitenden gelegt und in anderen wiederum auf organisationsinterne Coaching- und Mentoringprogramme. Das gilt natürlich genauso für wirtschaftliche Belange, wie Vergütung, Grade- und Skill-Mix des Personals u. v. m. Relevant ist nur, dass es für den jeweiligen ambulanten Pflegedienst die jeweils passende, anschlussfähige Lösung sein muss. Ist also Führung und Organisationskultur zusammen zu denken, dann hat es Führung primär mit gesellschaftlichen Fragestellungen zu tun und die wirtschaftlichen sind nur ein Teil des Gesamten. Zur Eigenleistung der Führung gehört die Organisation von der Gesellschaft zu unterscheiden, um dann die Gesellschaft in der Organisation in ausgewählten Aspekten konstruktiv zum Tragen zu bringen (vgl. Baecker 1999, S. 279). Dafür muss Führung die Gesellschaft beobachten unter deren »[...] laufender Variation politischer, wirtschaftlicher, rechtlicher, wissenschaftlicher, religiöser und pädagogischer Bedingungen und technischer, ökologischer und psychologischer Risiken und Gefahren.« (ebd., S. 280). Diese gilt es in der Organisation »sinnstiftend zum Tragen zu bringen« (ebd., S. 281), das bedeutet so zu übersetzen, dass sie in der Organisation anschlussfähig an vorherige Entscheidungen sind. Insbesondere für Einrichtungen des Gesundheitswesens, stellt das eine nicht zu unterschätzende Herausforderung dar. Höhmann et al. (2018) identifizieren für das Krankenhaus, was jedoch alle Einrichtungen im Gesundheitswesen betrifft widerstreitende gesellschaftliche Anforderungen, wie bspw. die »[...] fachlich hochwertige und zugleich menschliche Pflege vs. Fragmentierung in organisationale Routinen und ökonomische Renditenanforderungen« (Höhmann et al. 2016, S. 358). Das führt in den Einrichtungen zu Spannungen, welche sie mit derzeit ähnlichen Problembewältigungsstrategien bearbeiten (vgl. hierzu auch Vogd 2018). Unter anderem würden aus Zeitdruck oder Autoritätsglauben brüchige Vorbilder kopiert, sodass die eigenen Prozesse und Organisationskulturen aus dem Blick geraten. Es fehle eine jeweilige eigenständige Interpretation externer Anforderungen, so-

---

102 Höhmann et al. sehen für Krankenhäuser die Problematik, dass durch gesellschaftliche Reformvorhaben der »[...] gesellschaftliche Auftrag nach Fachlichkeit, Fürsorge und Zuwendung gegenüber Anforderungen an ein betriebswirtschaftlich erfolgreiches durchrationalisiertes Management [...]« (2018, S. 359) nicht aufgehoben, sondern verschärft werde. Die Organisationen, bzw. das Management, reagierten jedoch auf diese Situation unter anderem mit einer Entkopplung der beiden Sphären. Die geforderte »fachlich-wertgebundene Praxis« (ebd.) werde im Leitbild niedergeschrieben, während zeitgleich die »[...] Organisationsprozesse an den Prinzipien verfahrenstechnischer Profitmaximierung ausgerichtet [...]« (ebd.) und betriebswirtschaftlich dominierte Steuerungsprozesse handlungsleitend würden. Das heißt, hier kommt es genau nicht zu einem konstruktiven aufeinander beziehen, welches in eigenen passenden Entscheidungen mündet. Anstelle dessen werde die Diskrepanz beider Sphären zu groß, sodass negative Reaktionen der Beschäftigten unvermeidbar seien und die eigentlich wertschöpfende Tätigkeit des Hauses behindert würde.

dass nicht beachtet werde, »[...] ob und inwieweit betriebswirtschaftlich getriebene Innovationen und Reformideen zu den Zielen, Strukturen, Prozessen, Personalkapazitäten der eigenen Arbeitsabläufe« passen (vgl. ebd.), mithin die Wahrnehmung der eigenen Gestaltungsrolle- und Macht. Auch im postheroischen Management ist es zentral, dass die oben genannten Bedingungen und Gefahren, vor dem Hintergrund der Eigenlogik der Organisation, nicht Eins-zu-Eins in die Organisation übertragen werden können. Das gilt auch für die Orientierung an anderen Organisationen. Es müssen vom Management »eigene Interpretationen und Strategien« (ebd.), mithin Lösungen, ausprobiert werden, für die es natürlich auch immer mitlaufende Alternativen gibt. Weil die vermeintlichen Lösungen (bspw. Ideen, Diagnosen, Kompetenzen, Ressourcen u.v.m.) immer wieder daraufhin überprüft werden müssen, welche Erfahrungen man mit ihnen gemacht hat, ist das postheroische Management und damit die postheroische Führung prozessorientiert (Baecker 2015, S. 1). Nimmt Führung diese Aufgabe nicht wahr, wird sie für die Organisation lediglich zu einem »technischen Signal« (Baecker 2014, S. 281) das darüber informiert, welche Einschränkungen hinsichtlich des Umgangs mit gesellschaftlichen Gesichtspunkten zu beachten sind.[103] Damit zwingt sie aber auch die Organisation sich unterhalb der formalen Führungsstruktur eine zweite Führung, bspw. »graue Eminenz« zu suchen, welche Führung, wie beschrieben, wahrnimmt (vgl. Baecker 2014, S. 281). Komplexität wird als paradoxe Einheit der Vielheit (Luhmann 2009, S. 58–74) verstanden, mithin sind Organisationen paradoxe Einheiten. Das postheroische Management kommt Überlegungen zur Beherrschung von Komplexität nicht entgegen, sondern geht davon aus, dass Strategien des Umgangs mit Komplexität nur als Strategien der Selbstkontrolle verstanden werden können.

Im Mittelpunkt der postheroischen Führung steht die organisationale Komplexität. Mit Komplexität sind, wie beschrieben, die materiellen, technischen, sozialen, intellektuellen, emotionalen und ökologischen Aspekte der Managementaufgaben gemeint. Die Führung ist dabei ein Teil dieser Komplexität und steht der Organisation nicht als neutraler, objektiver Beobachter außen vor. Dabei können Strategien zum Umgang mit dieser Komplexität nur als Strategien der Selbstkontrolle der Organisationen und damit auch des Managements verstanden werden. Die Aufgaben des Managements bestehen nun darin, die oben genannten Aspekte und die wirtschaftlichen Zweck-Mittel-Fragestellungen aufeinander zu beziehen und auf diese Weise zu Entscheidungen von eigener Qualität zu gelangen. Das bedeutet nichts anderes, als Führung und Organisationskultur zusammen zu denken. Die Konstruktion von Entscheidungen eigener Qualität ist erforderlich, um diese auf die Eigenlogik der Organisation abzustimmen, mithin für die jeweilige Organisation passend, systemtheoretisch: anschlussfähig an vorherige Entscheidungen, zu machen. Hierbei gibt es keine Eins-zu-Eins-Übersetzung der gesellschaftlichen Impulse in die Organisation, das gilt ebenso für die Orientierung an anderen Organisationen. Letzteres ist oft lehrreich, aber gegebenenfalls nur ein Aspekt der selbst zu konstruierenden eigenen Lösung. Management von der Stange oder nach Koch-

---

103 Höhmann et al. konstatieren hier eine besondere Problematik pflegerischer Führungskräfte. Üblicherweise übten Professionelle durch ihr professionell-ethisches Wissen und ihre berufsethischen Haltungen normativen Druck auf die Art und Weise der Aufgabenerfüllung aus. »In der Pflege fühlen sich jedoch selbst Führungskräfte persönlich oft kaum in der Lage, die fachlichen und ethischen Standards ihrer eigenen Profession im Konkurrenzgeflecht der verschiedenen Berufe durchzusetzen. In Folge ihrer meist mit geringerer Macht ausgestatteten Position nehmen sie ihre eigenen Chancen zu fachlichen Begründungen, Mitsprache und Gestaltung von Bedingungen nur selten war« (Höhmann et al. 2016, S. 360).

buchrezept funktioniert aus diesem Grunde nicht. Es braucht eigene Strategien und Interpretationen des Managements. Diese müssen zunächst ausprobiert werden und im Anschluss ist immer wieder zu überprüfen, welche Erfahrungen damit gemacht wurden. Gegebenenfalls muss auf eine der mitlaufenden Alternativen zurückgegriffen werden. In diesem Sinne ist postheroisches Management prozessorientiertes Management. Die Umstellung auf »postheroische Intelligenz« ermöglicht es der Leitung des ambulanten Pflegedienstes, gesellschaftliche Anforderungen, hier Irritationen, zu erkennen und diese speziell auf ihren Pflegedienst zu beziehen. Sie übernimmt nicht einfach Konzepte anderer Institutionen, sondern sie macht die Irritationen zum Gegenstand von differenzierten Entscheidungen. Das gilt natürlich auch für Konzepte und Vorgaben des eigenen Trägers. Alltagsprachlicher formuliert könnte man also sagen, die Leitung eines ambulanten Pflegedienstes muss nach einem intensiven kundig machen in der Sache für ihren Pflegedienst selber Denken.

Die kontrastierende Gegenüberstellung von heroischer und postheroischer Führung in diesem Beitrag erfolgte zugunsten einer besseren Verständlichkeit der Thematik. In der Realität wird beides situativ von den verantwortlichen Führungskräften vollzogen. Wenn Führung erfolgreich agieren will, muss sie erkennen in welchen Situationen es klug ist von der heroischen Führung »[…] auf eine postheroische Intelligenz« (Baecker 2015, S. 2) oder von der »postheroischen Intelligenz« (ebd.) auf eine heroische Führung umzustellen. Es wird immer Situationen im Unternehmen geben, welche die Kreation von Helden erforderlich macht, denen man zutraut im Extremfall den ggf. drohenden Untergang noch abzuwenden. Ebenso wird es immer heroische Führungskräfte geben, die erkennen können, wann sie mit den bewährten Strategien nicht mehr weiter kommen können und auf die oben genannte »postheroische Intelligenz« (ebd.) umstellen müssen.

Baecker spricht in diesem Zusammenhang von einer klugen Führung (vgl. ebd.), Höhmann von einer reflektierten Praxis (Höhmann et al. 2018).

5.7.2 Konsequenzen postheroischer Führung

Jetzt bleibt natürlich noch die Frage zu beantworten, was denn nun dieses Führungsverständnis für die Ausübung der Funktion einer Leitung im ambulanten Pflegedienst praktisch zu bedeuteten hat? Aufgrund der Kürze des Beitrags soll dies anhand von zwei ausgewählten Aspekten dargelegt werden. Erstens dem Selbstverständnis der Führenden und zweitens der Wirkmächtigkeit der Organisationskultur.

5.7.3 Das Selbstverständnis der Führenden

Auch das Selbstverständnis von Leitungen in ambulanten Pflegediensten, muss auf gesellschaftliche Veränderungen antworten. In den Industriegesellschaften des 19. und 20. Jahrhunderts konnten ehemals Unternehmen mittels pyramidenförmiger Hierarchie, formalen Regeln und Leitungsbefugnissen geführt werden (vgl. von der Oelnitz 2017, S. 86). Aufgrund des überwiegend niedrigeren Bildungsniveaus der Mitarbeitenden, kann die Konzentration des für das Unternehmen notwendigen Wissens auf die Unternehmensspitze zum einen als eine Antwort auf die vorherrschenden gesellschaftlichen Verhältnisse und zum anderen als Mittel zur Stabilisierung von Machtverhältnissen gesehen werden. Das Wissen bezüglich des Unternehmens nahm entlang der formalen Hierarchie entsprechend ab. In der heutigen Wissensgesellschaft ist das nicht mehr so. Gerade auch in der Pflege mit ihren unterschiedlichen Formen der Qualifizierung und vor allem auch der Spezialisierung, stehen die

Mitarbeitenden, die über das wichtige Wissen verfügen oftmals weiter unten in der Hierarchie (vgl. ebd., S. 86 f.). Der langjährige Trend zur ausschließlichen Akademisierung von Leitungs- und Lehrkräften in der Pflege ist mit der Etablierung der Modellstudiengänge der dualen Pflege durchbrochen worden.[104] Das gilt auch für die weiterqualifizierenden Studiengänge der Pflegeexperten in unterschiedlichen Fachrichtungen. Dieser Trend entspricht den immer komplexer werdenden Anforderungen an eine professionell auszuübende Pflegepraxis. Mit der steigenden Komplexität der Anforderungen müssen sich auch das Wissen und das Know-how auf mehrere Personen verteilen, wie oben beschrieben, kann das von einer Person auf der Leitungsebene nicht mehr gewährleistet bzw. bewältigt werden. Heutzutage arbeiten kluge Leitungen, die eine Expertise im Pflegemanagement aufweisen, mit grundständig akademisiert Pflegenden, Pflegeexperten und gut ausgebildeten Pflegefachkräften zusammen, um auch das Pflegewissen und das pflegewissenschaftliche Wissen in der Organisation verfügbar zu halten. Die Verträge mit den Pflegekassen sehen leider dem traditionellen Führungsverständnis folgend die Positionen der leitenden und stellvertretend leitenden Pflegefachkraft in den ambulanten Pflegediensten vor.[105] Eine Konsequenz des postheroischen Ansatzes wäre die Bildung von Leitungsteams mit drei und in besonders großen Pflegediensten bis zu fünf Personen. Denn ein Führungsteam kann höhere Komplexität bewältigen, was eine bessere Vernetzung der Führung mit dem Rest der Organisation zur Folge hat (vgl. Baecker 2014, S. 28; von der Oelnitz 2017, S. 88). Dieses Führungsteam könnte im ambulanten Pflegedienst sehr gut aus Personen bestehen, die in unterschiedlichen Fachrichtungen professionalisiert sind.

Die Veränderung der Gesellschaft erfordert zudem den Wandel zu einem heterarchischen, interaktionistischen Führungsverständnis. Leitungen werden hier zu »Katalysatoren und Unterstützern ihrer Mitarbeiter« (Büker 2014, S. 28). Simon verwendet als Metaphern für dieses Führungsverständnis den Trainer einer Fußballmannschaft und Dirigenten eines Orchesters, welche die Selbstorganisation der Organisation im laufenden Konzert/Spiel organisieren müssen. Der Trainer und der Dirigent können weder alle Tore schießen noch alle Instrumente spielen. Der Ausgang des Spiels oder des Konzertes liegen außerhalb der Kontrolle der Führenden. »Im Idealfall spielen Fußballmannschaft und das Orchester auch dann noch erfolgreich, wenn der Trainer mit Meniskusschaden in der Kabine liegt oder jemand dem Dirigenten seinen Stab gestohlen hat.« (Simon 1999, S. 115). Das ist für Leitungen in ambulanten Pflegediensten die Führungsaufgabe schlechthin. Sie sind nicht zugegen, wenn die Mitarbeitenden morgens ihre Pflegetouren beginnen und auch nicht vor Ort, wenn die kranken- und oder pflegebedürftigen Menschen versorgt werden.[106] Dass die entsprechende Pflegekraft bei Frau Meier zu dem vereinbarten Zeitpunkt zu Hause eintrifft und diese nach den entsprechenden State ot the Art versorgt, liegt nach der Erstellung der Dienst- und Tourenplanung nicht mehr in den Händen der Leitung. Ab da müssen die Pflegekräfte autonom und selbstgesteuert

---

104 Seit dem Jahr 2010 wurden in Nordrhein-Westfalen im Auftrag der Landesregierung Modellstudiengänge zur Akademisierung der Pflege- und Therapieberufe sowie des Hebammenwesens eingerichtet (https://www.kathonrw.de/fileadmin/primaryMnt/KatHO/DSTG/Werkstattbericht_Modellstudiengang_Pflege_final.pdf, Abruf: 02.06.2019).

105 Vgl. § 71 SGB XI.

106 Es wird natürlich mühsam versucht diese Tatsache mit Kontrollinstrumenten, wie beispielsweise der Pflegevisite zu relativieren.

agieren. Die Leitung muss sich mithin auf die Selbstorganisationsfähigkeit der Organisation verlassen.

Hier reicht ein normatives Führungsverständnis von Anweisung und Kontrolle nicht aus. Es geht um die »(Selbst)-Ertüchtigung« der Mitarbeitenden, moderner ausgedrückt um Empowerment (vgl. von der Oelnitz 2017, S. 87). Ob ein Fußballteam oder ein Orchester beide können erst erfolgreich spielen, wenn sie aufeinander ein- und abgestimmt sind. Das ist harte Führungsarbeit und geschieht nicht von selbst, sie ist in der Regel konflikt- und spannungsgeladen. Das ist auch darin erkennbar, dass der Arbeitsschwerpunkt von Führungskräften aus kommunikativen Abstimmungsprozessen besteht. Der Entwicklungsprozess des Teams muss durch flankierende Maßnahmen gestützt werden, sodass die Voraussetzungen für eine erfolgreiche Selbstorganisation gegeben sind. Das betrifft Rahmenbedingungen, wie ausreichende Ressourcen hinsichtlich der Sachmittel und des Personals, aber auch Personalentwicklungsmaßnahmen,[107] wie beispielsweise Fortbildungs- und Coachingprogramme, die von der Leitung zu beschaffen bzw. zu initiieren sind. Insgesamt heißt das aber nicht, dass lineare Ursache-Wirkungszusammenhänge zwischen den Intentionen, deshalb besser formuliert den Irritationen der Leitung und dem Entwicklungsprozess des Teams, bestehen. Die sind systemtheoretisch nicht möglich. Wie beschrieben ist postheroisches Management auch prozessorientiertes Management und damit zirkulär. Nach jeder Irritation muss also von der Leitung beobachtet werden, was nun geschieht und ihre nächste Irritation ist auf diese aktuelle Situation abzustimmen. Verkürzt kann man also sagen, die Aufgabe der Leitung ist es, sich so in den Selbstorganisierungsprozess einzumischen, dass der Unternehmenserfolg wahrscheinlicher wird.

5.8 Die Wirkmächtigkeit der Organisationskultur

Heißt postheroische Führung, Führung und Unternehmenskultur zusammen zu denken, dann stellt sich die Frage, was mit Unternehmenskultur eigentlich bezeichnet wird? Organisationen werden in der Regel mittels des Schemas formale und informale Organisation beobachtet. Die formale Organisation folgt der Hierarchie und besteht aus Regeln, Standards, Verfahrensanweisungen usw. Grundlage bilden Rationalitätsunterstellungen, die davon ausgehen, dass Organisationen vernünftig, im Sinne einer vorwiegend der Wirtschaft verpflichteten Rationalität, handeln.

Unter informaler Organisation wird »der Rest«, wie Artefakte, Werte, Grundüberzeugungen verstanden, die sich in der Form des Entscheidens, in Trampelpfaden (das machen wir immer so), Küchengesprächen, Gerüchten, usw. meist implizit äußern (vgl. Baecker 1999, S. 102; Schein 2006, S. 84). Es geht um Kommunikations- und Handlungsmuster, die sich auf der Grundlage der formalen Kommunikation nicht erschließen lassen, mithin um das vermeintlich Irrationale. Diese »impliziten Steuerungskräfte« (Schreyögg & Koch 2014, S. 247) wurden zunächst aus der

---

107 Hierzu gehört natürlich auch die Auswahl von passendem Personal, ein stärkenorientierter Einsatz des Personals, Training on the Job, Angebote der Gesundheitsförderung.

organisationalen Betrachtung ausgeschlossen und für den Unternehmenserfolg als nicht relevant erachtet.

Wie oben aufgeführt steht im postheroischen Management die Verbindung von Unternehmenskultur und Führung im Mittelpunkt, sodass es nach der Klärung von Führung jetzt einige weiterer Überlegungen zur Unternehmenskultur bedarf. Schein definiert Unternehmenskultur als: »Organizational culture is the pattern of basic assumptions that a given group had invented, discovered, or developed in learning to cope with its problems of external adaptation and internal integration, and that have worked well enough to be considered valid, and, therefore, to be taught to new members as the correct way to perceive, think, and feel in relation to those problems.« (Schein 1984, S. 3). Es geht um Werte und Denkmuster, die das Verhalten der Mitarbeitenden prägen, und das in großen Teilen unbewusst. In jeder Organisation entwickelt sich evolutiv eine eigene Kultur, sodass diese auch als eigene »Kulturgemeinschaften« (Schreyögg & Koch 2014, S. 248) verstanden werden können. Damit ist aber noch nicht geklärt, wie die Organisationskultur in das Beobachterschema von formaler und informaler Organisation einzuordnen ist und warum sie für die Funktionalität von Organisationen Relevanz besitzt. Würde sie keine Funktion für die Organisation erfüllen, dann würde es sie in systemtheoretischer Lesart nicht geben (vgl. hierzu Luhmann 2010, S. 18). Handelt es sich also hier um die formale Organisation, die informale Organisation oder vielleicht um ein sowohl als auch? Zur Klärung dieser Frage führt Baecker zunächst außer der formalen und informalen Organisation eine weitere Unterscheidungspraxis ein, die der Kontingenzkultur. Das besondere an der Kontingenzkultur ist, dass sie sich auf beides, die formale und die informale Organisation stützt und insbesondere auf die Möglichkeit wahlweise zwischen formaler und informaler Organisation zu wechseln (vgl. Baecker 1999, S. 102). Bei der Kontingenzkultur, welche die Möglichkeit hat zu wechseln, handelt es sich um die Organisationskultur selbst. Bei Steuerungsversuchen durch das Management stellt die Organisationskultur die größte Herausforderung dar. Mal können beispielsweise Projekte erfolgreich abgeschlossen werden, mal werden sie gnadenlos unterlaufen. Beides beruht zwar auf der Möglichkeit des Wechselns zwischen formaler und informaler Organisation, gestaltet den Ausgang von Projekten, positiv wie negativ, jedoch unvorhersehbar. Die Funktion der Organisationskultur für die Organisation ist es, die Art und Weise *wie* formal entschieden wird (und nicht was) zu beschreiben. Es geht um die zugrundeliegenden Werte und Denkmuster, welche den formalen Entscheidungen in der Organisation zugrunde liegen und somit auf diese einwirken. Sicht- und spürbar werden sie an den damit verbundenen organisationalen Dilemmata, Präferenzen, Konflikten aber auch in den Erfolgen usw. Das macht sie ebenso mächtig wie die formale Entscheidungspraxis in Organisationen.

Da es sich in der Regel bei der Organisationskultur um nicht explizite Wertvorstellungen und Denkmuster handelt, ist es entsprechend schwierig sie als Phänomen zu fassen. Baecker formuliert dazu: »Mit der Organisationskultur ergeht es einem wie mit aller Kultur: Sobald man darüber spricht, verwandelt sich das Merkwürdige in das nicht mehr Selbstverständliche. Was man gerade noch feiern wollte, muss man im nächsten Moment rechtfertigen.« (ebd.). Mit Schreyögg & Koch konnten in der Unternehmenskulturforschung jedoch sieben Kernelemente identifiziert werden, welche auf die Unternehmenskulturen verweisen.

Unternehmenskulturen, und damit die Wirklichkeit von Organisationen, müssen tagtäglich neu reproduziert werden, da sie keinerlei Materialität besitzen. Dies kann aber nicht geplant und gesteuert erfolgen, sondern

Tab. 3.1: Kernelemente, die auf eine Unternehmenskultur verweisen nach Schreyögg & Koch 2014, S. 248 (modifiziert in Tabellenform)

Kernelemente	Beschreibung
1. Gemeinsame Orientierung	Unternehmenskulturen als kollektive Handlungsmuster auf der Grundlage von Werten und gemeinsamen Orientierungen, welche das Handeln der Mitarbeitenden beeinflussen.
2. Praxis	Die Unternehmenskulturen werden gelebt, in der Regel werden sie nicht reflektiert. Es handelt sich jeweils um selbstverständliche Annahmen.
3. Eisbergphänomen	Die sichtbaren Elemente der Unternehmenskulturen machen nur einen kleinen Teil aus, die Spitze des Eisbergs. Der Rest wirkt außerhalb.
4. Lernprozess	Die Unternehmenskulturen können nur vor der Geschichte der jeweiligen Unternehmen/Abteilungen verstanden werden. Sie sind das Ergebnis historischer Lernprozesse bspw. im Umgang mit Problemen.
5. Konzeptionelle Welt	Unternehmenskulturen repräsentieren das »Weltbild« einer Organisation und bieten damit Sinn und Orientierung anhand dessen sich die Organisationsmitglieder ein Bild von ihrer Aufgabenwelt schaffen.
6. Sozialisationsprozess	Die Vermittlung an neue Organisationsmitglieder erfolgt in einem Sozialisationsprozess, indem sie miterlebt und damit verinnerlicht werden. Es geht um das, was man erwartet, was sich nicht gehört, was übertrieben ist usw.
7. Entwicklungsstufen	Unternehmenskulturen unterliegen, indem sie neue Erfahrungen verarbeiten, neue Organisationsmitglieder integrieren usw. auch einem Entwicklungsprozess. Da es sich aber um Orientierungsmuster handelt, die über einen gewissen Zeitraum bestehen, um also solche zu funktionieren und sich ständig neu reproduzieren müssen um weiter zu bestehen, ist dieser Entwicklungsprozess natürlich sehr begrenzt.

dieser Prozess geschieht evolutiv.[108] Nochmals mit Baecker (1999, S. 119): »[...] die Wirklichkeit des Unternehmens als die bekannte [wird] laufend neu erfunden und bestätigt [...], indem neue Umstände über Gerüchte, Geschichten und Intrigen in die Organisation hineingeholt oder aus ihr herausgehalten werden und indem die, die noch nicht durchblicken oder Neues nicht verstehen, betreut, beraten und auf Vordermann gebracht werden. In diesen Netzwerken gibt es verschiedene Jobs, wie etwa die Aufgaben der Geschichtenerzähler, Spione, Priester, Souffleure und Intriganten, die genauso erledigt werden müssen, damit der Laden läuft, wie der Im Arbeitsvertrag stehende Auftrag auch.« Baecker spricht in diesem Zusammenhang auch von *first* und *second Jobs* bei den Organisationsmitgliedern, natürlich einschließlich der Führenden. Der *first Job* bezieht sich auf die Aufgaben im Arbeitsvertrag und der *second Job* auf die oben aufgeführten Jobs der Spione, Priester etc. (ebd.). Letztere lassen sich nicht mit Geld steuern, da es hier um die Auseinandersetzung mit Macht geht. Ab einer bestimmten Einkommenshöhe ist es schlechthin ein Unterschied, ob bspw. die Aufgaben, welche in meinem Arbeitsvertrag

---

108 Zu den unentscheidbaren Entscheidungsprämissen als Unternehmenskultur, vgl.: Luhmann, N (2010) Organisation und Entscheidung, S. 239–249.

festgelegt sind neu verteilt werden und ich eine angepasste Vergütung erhalte oder ob ich bspw. meine (Macht)Position als »graue Eminenz« einbüßen soll. Ersteres kann ich noch einsehen, zweites ist unter Umständen mit einem Machtverlust verbunden, der ggf. mit einer nicht zumutbaren Einschränkung meiner Einflussmöglichkeiten und eingerichteten Komfortzonen einhergehen würde.[109]

Unternehmenskulturen sind, wie die Organisation selbst, mehrdimensionale, »komplexe Gebilde« (Schreyögg & Koch 2014, S. 249). Zugrundeliegende Werte und Denkmuster führen zu bestimmten organisationalen Praktiken, wie »wir machen das immer so« oder »bei uns wird das aber so gemacht«. Es gibt Formen des Ausdrucks und es gibt »Vermittlungsmechanismen« (ebd.) anhand derer neue Organisationsmitglieder sozialisiert werden (vgl. ebd.). Das Kulturebenenmodell (The Levels of Culture and their Interaction; Schein 1984, S. 4) von Edgar Schein versucht diese Ebenen miteinander in Beziehung zu setzen. Schreyögg & Koch haben dieses Kulturebenenmodell modifiziert. Aufgrund der sehr gelungenen Operationalisierung der Ebenen werde ich mich auf dieses im Folgenden beziehen. Das Modell gliedert sich in drei Hauptebenen. Von unten nach oben ist das erstens die Ebene der Basisannahmen, die unsichtbar und in der Regel unbewusst sind, dem folgen zweitens die Ebene der Normen und Standards, die teils sichtbar und teils unsichtbar sind und abschließend drittens die Ebene der Symbole und Zeichen, die sichtbar existieren.

Die Basisannahmen enthalten Annahmen über die Umwelt, die Wahrheit, die Zeit, Menschen und menschliches Handeln. Annahmen über die Umwelt betreffen bspw. die Sichtweise wie die Umwelt gesehen wird und welches Verhältnis die Organisation zu ihr unterhält? Ist die Umwelt voller Konkurrenten, die einen »schlucken« möchten oder gibt es dort viele Mitbewerber mit denen man sich abstimmen und unter Umständen kooperieren kann. Ist die Umwelt eher bedrohlich und der ambulante Pflegedienst ist ihr ohnehin ausgeliefert oder wird sie als Chance und Herausforderung begriffen, der er sich aktiv stellen kann. Diese Annahmen wirken sich auf die Bildung von Netzwerken, integrierten Versorgungsformen usw. aus.

Organisationen versuchen über ihre Entscheidungspraxis Sicherheit zu erlangen, dergestalt handlungsfähig zu werden. Sie entscheiden, um Unsicherheit zu absorbieren (▶ Kap. 5.3, Der Entscheidungsprozess), das heißt durch ihre Entscheidungspraxis transformieren sie Unsicherheit in Sicherheit. Hinsichtlich des Punktes Wahrheit unter den Basisannahmen ist jedoch die Frage, *wie* von der Organisation unterschieden wird, ob bspw. Wissen, Prognosen oder andere Vermutungen als wahr oder ggf. als fiktiv angenommen werden sollen? Beispielsweise der geflügelte Satz: »Der MDK will das so«. Glaubt man hier eher den Autoritäten, bspw. der pflegerischen Leitung? Wird versucht Wissen über den entsprechenden Sachverhalt zu recherchieren oder wird eher versucht sich über Konsens auf eine Version der Wahrheit zu einigen? Oftmals wird auch pragmatisch nach dem Versuch-Irrtum-Modell vorgegangen. Die Frage danach, was als Wahr in der Organisation anzunehmen ist, gilt für die betriebswirtschaftlichen Belange ebenso wie für den Bereich der Qualität. Weiterhin stellt sich diese Frage aber auch für moralische Hinsichten und Belange. Ab wann ist eine Handlung/Entscheidung im ambulanten Pflegedienst als unmoralisch zu bewerten? Wie wird darüber entschieden und wo ist die Grenze zwischen moralischen und unmoralischen Handlungen? Hinsichtlich dem Aspekt der Zeit unter den Basisannahmen kann man

---

109 Wenn ich bspw. als »graue Eminenz« einen nicht unerheblichen Einfluss auf die Dienst- und Tourenplanung habe und auch in anderen Belangen auf die Entscheidungen der Leitung des ambulanten Pflegedienstes maßgeblich einwirke.

festhalten, dass Organisationen ihre eigene Zeit haben (vgl. Luhmann 2006, S. 153–182). Sie entscheiden vor ihrer eigenen Geschichte und Logik heraus, wann Belange, egal welcher Provenienz, dringend zu entscheiden sind und welche warten können. Das muss zu der Umwelt keinen Bezug haben und erklärt unter anderem, warum Organisationen in unterschiedlicher Schnelligkeit auf Umweltveränderungen reagieren.

Hinsichtlich der Annahmen über die Natur des Menschen geht es um das Menschenbild der Organisation. Ist der »typische Mitarbeitende« arbeitsscheu und böswillig oder gutmütig und entwicklungsfähig? Muss man die Mitarbeitenden durch externe Anreize motivieren oder haben sie im Grundsatz Freude an ihrer Arbeit? Sind es Menschen die im Grunde gerne Verantwortung übernehmen oder wollen sie maximal den »Job nach Vorschrift« erledigen? Hierunter fallen auch Annahmen über das menschliche Handeln. Ist bspw. nur die Versorgung der kranken- und pflegebedürftigen Menschen Zuhause »richtige« Arbeit und Büroarbeit wird als »Spielerei« angesehen? Ist Arbeit ohne Leid überhaupt vorstellbar? Ist es ein Wert die Dinge anzugehen und zu entscheiden oder ist jede Entscheidung vorher mit der Leitung abzustimmen? Oder geht man das Notwendige gerne aktiv an oder bleibt man lieber passiv und wartet ab? Je nach Menschenbild der Organisation wird auch mit den Mitarbeitenden in den ambulanten Pflegediensten umgegangen. Der letzte Punkt bei den Basisannahmen sind die Annahmen über die Natur sozialer Beziehungen. Die Frage danach, wie das Verhältnis der Organisationsmitglieder untereinander ist? Eher egalitär oder autoritär mit einem hohen Machtgefälle? Kann man den Mitgliedern grundlegend vertrauen oder muss alles und jeder jeden kontrollieren? Sind Emotionen am Arbeitsplatz zugelassen oder ist die Arbeitsatmosphäre ausschließlich vermeintlich rational-sachlich? Letztes wird oft versucht, mit dem Wort »professionell« heldenhaft zu idealisieren. Ist der Umgang untereinander eher kooperativ oder wettbewerbsmäßig? Sind gute Ergebnisse ein Teamerfolg oder ein Einzelerfolg der Leitung? Von großer Bedeutung ist, dass diese Basisannahmen meist unsichtbar und unbewusst sind. Damit werden sie in der Regel ausschließlich über das Erleben spürbar und wahrnehmbar. Das Erleben, bspw. ein »schlechter« Umgang miteinander, wird jedoch nicht reflektiert, sodass es nicht in das Bewusstsein gelangen kann und im Unbewussten weiter agiert. Fasst man die Basisannahmen zusammen und bezieht sie aufeinander, würde sich daraus das Weltbild der Organisation ergeben.

Die nächste Ebene des Kulturmodells sind die Normen und Standards. Es geht um Maximen, Richtlinien, Verbote, die teilweise sichtbar und teilweise unbewusst existieren. Sie äußern sich in Wertvorstellungen und Grundprinzipien für das Verhalten. Teilweise werden sie von der Leitungsebene aufgegriffen und in grundsätzlichen Leitgedanken aufgenommen wie Unternehmensleitsätze, Leitbildern, aber auch Pflegeleitbildern und Pflegekonzepten. Das ist der bewusste Teil der Normen und Standards. Im unbewussten Teil geht es um Grundsätze wie: »Hier muss jeder Mehrarbeit leisten«, »Einspringen ist normal«, »Wir halten zusammen« oder oftmals auch »Wer krank feiert verhält sich illoyal« und »Bloß nicht den Mund aufmachen«. Das Kulturmodell schließt ab mit der Ebene Symbole und Zeichen, die sichtbar sind. Hierzu gehören die Sprache, Rituale und Umgangsformen. Die Unternehmenskultur findet hier ihren Ausdruck im Logo des Unternehmens, den Unternehmensfarben, der Dienstkleidung usw. Diese sollen den dahinterliegenden Werten und Annahmen Ausdruck verleihen und sie kommunizieren. Ein weiterer Punkt sind Geschichten, Stories, die im Unternehmen erzählt werden. Diese sollen auf anschauliche Weise verdeutlichen worauf es in der Organisation besonders ankommt, die Prioritätensetzung und wie Vorgesetzte typischerweise reagieren. Es geht um Themen oder Schlüsselereignisse, wie zum Beispiel das Zustandekommen von Entscheidungen (»Darum müssen jetzt bspw. alle im Büro des ambulanten Pflegedienstes die Tour beginnen« oder »Darum muss man den Dienstwagen stets an der Dienststelle abholen und nach der Tour dort wieder abstellen.«), peinliche Situationen oder Begegnungen mit Führungskräften (man hat bspw. ohne es zu wissen auf dem Parkplatz von der Geschäftsführung geparkt etc.) oder um den Umgang mit widersprüchlichen Erwartungen im Unternehmen (die oberste Regel ist bspw. Verlässlichkeit und die Leitung selbst hat wichtiges vergessen). Abschließend gehören auch Rituale und Riten zu der Ebene der Symbole und Zeichen. Es handelt sich beispielsweise um Ein- und Austrittsriten bei der Neueinstellung von Mitgliedern oder der Entlassung aus dem Unternehmen. Weiterhin auch der Umgang mit Geburtstagen (werden diese beispielsweise im Rahmen der Dienstbesprechung gewürdigt, muss man dazu etwas mitbringen?) der Umgang mit Konflikten (Konfliktklärungen mit der Geschäftsführung werden bspw. immer durch Supervision begleitet) und bei konfessionellen Trägern gehören insbesondere zu den Ritualen das feiern von Gottesdiensten zu bestimmten Anlässen (vgl. Schreyögg & Koch 2014, S. 249–254).

Zusammenfassend beeinflussen Unternehmenskulturen wirkmächtig die Entscheidungen des Unternehmens und das zum überwiegenden Teil unbewusst. Sie können diese positiv beeinflussen indem sie orientierend wirken, ein starker Teamgeist besteht und es gibt einen geringen Kontrollaufwand aber auch negativ im Sinne einer Blockierung von Neuerungen, einer gemeinsamen Verweigerungshaltung oder einem Mangel an Flexibilität. Die Organisationskulturen finden ihren allgemeinen Ausdruck im Betriebsklima.

5.9 Die Verbindung von Führung und Unternehmenskultur

Die Frage ist jedoch, was Leitungen tun können, wenn sie es im Rahmen ihres Führungshandelns, mit einer Einflussgröße zu tun haben, die zu großen Teilen aus dem Unbewussten und Unsichtbaren wirkt? In der heroischen Führung wird die Unternehmenskultur ausgeblendet und es wird versucht ausschließlich die sachlichen Zweck-Mittelfragen mittels einem technisch-ökonomischen Verständnis von Management zu bearbeiten. Es wird davon ausgegangen, dass alle Organisationen gleich funktionieren und nur noch das »passende« Instrument, die »passenden« Innovationen gefunden werden müssen, um alle bzw. die drängendsten Probleme zu lösen. Das scheitert jedoch dann allzu oft an einer Unternehmenskultur, die unter Umständen diese Neuerungen nur im Sinne eines Betriebsaccessoires zulassen.[110]

Die Organisationskultur kann dazu führen, dass offizielle Entscheidungen unterlaufen, abgelehnt, ironisiert werden u. v. m. Es braucht ihren »aktiven« Einbezug in das Führungs- und Managementhandeln damit sie nicht aus dem blinden Fleck der Beobachtung heraus überraschenderweise wirksam wird. Im postheroischen Management steht die Organisationskultur im Mittelpunkt des

---

110 Luhmann betrachtet die Unternehmenskultur als das wichtigste Hindernis bei Innovationen, vgl. Luhmann N (2006) Organisation und Entscheidung, ebd. S. 245 und zum Betriebsaccessoire: Gärtner, H. W.: Zur Ambivalenz des Qualitätsmanagements.

Führungshandelns. Aber welche Möglichkeiten bestehen nun konkret, (Unternehmens-)Kulturelemente in das Bewusstsein zu bringen und in das Führungshandeln mit einzubeziehen? Der Hinweis, dass die Unternehmenskultur im Management eine Rolle spielt ist unstrittig, brauchbare Hinweise, wie das Management damit umgehen soll findet man in der Regel jedoch nicht. Eine Ausnahme bildet Baecker, der ein aktives Kulturmanagement fordert. Kulturmanagement bedeutet für ihn »[…] über Arbeit, Werte und Entscheidungen so zu kommunizieren, dass anschließend weitere Kommunikation über Arbeit, Werte und Entscheidungen möglich ist. Nicht mehr, aber auch nicht weniger.« (Baecker 2014, S. 250). Es geht darum, Werte in die Entscheidungstätigkeit der Organisation zu integrieren, sodass man jederzeit sagen kann, welche Werte der Entscheidung zugrunde liegen. Kultur ist mithin als Kommunikation über Werte und deren Variablen zu denken. Grundlegend ist, dass es hierbei nicht um die Festlegungen von Werten geht, sondern um gesellschaftlich vorhandene. Die Organisationskultur verbindet die Organisation über ein Verhältnis der strukturellen Kopplung mit der Gesellschaft, sodass gesellschaftliche Entwicklungen und deren zugrundeliegende Werte in die Organisation gelangen. Beispielsweise der Trend zur Digitalisierung ist über die Zeit- und Leistungserfassungsgeräte der Mitarbeitenden und die Patientenverwaltungsprogramme längst im ambulanten Pflegedienst angekommen. Was jedoch bis heute fehlt ist bspw. eine differenzierte Diskussion darüber unter welchen Arbeitsbedingungen die Mitarbeitenden im ambulanten Pflegedienst tätig sind, wenn sozusagen die »Stechuhr« im Hintergrund mitläuft und was dies für die Versorgung im vorliegenden Fall von Frau Meier bedeutet? Die Kommunikation über Werte bedingt erstens, dass diese gleichzeitig reflektiert werden und zweitens, die Verbindung eines Rekurses auf ein bestimmtes Projekt, ein Vorhaben oder eine Handlungspraxis (Baecker 2014, S. 225). Beim Kulturmanagement handelt es sich um eine soziale Praxis die institutionell verankert ist und die sich im Rahmen der tagtäglichen Entscheidungstätigkeit der Organisation vollzieht. Hierbei geht es nicht um explizit einzelne Entscheidungen, die als »[…] Ergebnis entsprechender Intentionen der einzelnen Akteure vollzogen werden« (ebd., S. 251). Als soziale Praxis kann sie von allen Akteuren der Organisation ausgedacht und durchgeführt werden. Es geht nicht darum, dass die Leitungsebene im ambulanten Pflegedienst einen allgemeinen Diskurs anregt über die zugrundeliegenden Werte oder welche Werte angestrebt werden sollten. Das beste Beispiel hierfür sind die Leitbilddiskurse. Dort werden in der Regel Werte formuliert, die anschließend in der täglichen Handlungspraxis keine Rolle mehr spielen (vgl. Höhmann 2018, S. 358). Kulturmanagement muss von allen Organisationsmitgliedern gelebt und geleistet werden. Die Diskussion über die oben genannten Arbeitsbedingungen und deren Folgen für die zu pflegenden Menschen im Kontext der Digitalisierung kann von jedem Mitarbeitenden initiiert werden. Hierbei geht es dann nicht um die »mangelnde Kultur der jeweils anderen«, sondern jedes Organisationsmitglied ist gefordert Kultur zu leben und die zugrundeliegenden Werte der Handlungspraxis, mithin der Entscheidungstätigkeit, in die Kommunikation zu bringen. Diese Form des Kulturmanagements hat jedoch nur Bestand, wenn von der Leitungsebene eine offene und vertrauensvolle Kommunikation gefördert wird.

Kulturmanagement bezieht sich auch auf Praktiken »[…], die auf die Gestaltung und Entwicklung von Organisationskulturen zielen, auf eine Überprüfung also nicht nur des Geschäftsmodells, sondern auch des Kulturmodells einer Organisation (culture due diligence) oder auf die Entwicklung kultureller Kompetenzen im weltgesellschaftlichen Zusammenhang« (ebd.). Baecker sieht Kulturmanagement als Zumutungen für Organisationen und er fragt: »Worin bestehen dann die

Zumutungen organisierten Arbeitens im Kulturbereich?« (ebd, S. 252) Seine Antwort lautet:

> »Sie bestehen darin, dass man es aushalten muss, dass die eigene Arbeit, die man tut, und die Werte, auf die man sich beruft nicht nur im Hinblick auf die Werke, die damit produziert werden, und die Vorstellungen, die damit verankert werden, sondern im Hinblick auf die Entscheidungen, die damit getroffen werden, thematisiert und im Rahmen dieser Thematisierung variiert werden. Von ›Zumuten‹ ist hier abgesehen von den mehr oder minder geselligen Umständen, unter denen dies geschieht, nicht zuletzt deswegen zu reden, weil Arbeit und Kultur zu den Bereichen gehören, in denen man tendenziell eher nach dem Selbstverständlichen, dem nicht mehr bezweifelbar Gelungenen sucht und nicht nach dem wieder und wieder in Frage zu Stellenden.« (ebd.).

Die Zumutung besteht also auch für ambulante Pflegedienste darin, die eigene Handlungspraxis immer wieder neu hinterfragen zu müssen, ohne die anschließende Gewissheit sich für das »Richtige« entschieden zu haben. Die Konsequenzen der eigenen Entscheidungspraxis werden jeweils erst im Nachhinein erkennbar, wenn es wieder darum gehen muss die eigene Entscheidungs- und Handlungspraxis erneut auf den Prüfstand zu stellen.

Abschließend fragen darf man sich jedoch wie die Organisationskultur denn sein sollte? Baecker plädiert für privatwirtschaftliche Unternehmen für eine Unternehmenskultur, die beweglich, attraktiv und lernfähig ist. Sie darf sich weder auf Traditionen in der Vergangenheit noch auf Aussagen über mögliche Zukünfte verlassen.

> »Es hilft hier nur die Umstellung auf eine Unternehmenskultur, in der klar ist, worin das Selbstverständnis eines Unternehmens besteht, und aus diesem Selbstverständnis alles andere abgeleitet werden kann. Es hilft nur die Umstellung auf eine Unternehmenskultur die Flexibilität und Konsistenz auf einen Nenner bringt. Es hilft nur, mit anderen Worten, die Besinnung auf eine Unternehmenskultur, in der weder die Produkte noch die Produktionserfahrung, noch das Personal, noch die Finanzierung, noch die Organisation festgeschrieben sind, sondern in der nichts anderes gilt als die Logik des Geschäfts, das heißt der gewinnorientierten Befriedigung von Kundenbedürfnissen. Diese Unternehmenskultur geht davon aus, daß Wirtschaft und Unternehmen in jedem Moment neu erfunden werden müssen, weil nichts garantiert, daß es so bleibt, wie es ist.« (Baecker 2003, S. 199)

Die Marktbedingungen ambulanter Pflegedienste sind jedoch andere als die der freien Marktwirtschaft und auch der gesellschaftliche Auftrag an ambulante Pflegedienste geht über die einfache Befriedigung von Kundenbedürfnissen weit hinaus (▶ Kap. 2; ▶ Kap. 4). Es geht weder um Gewinnmaximierung noch um die Erfüllung aller vermeintlichen »Kundenwünsche«. Aber dennoch können hier einige Aspekte für ambulante Pflegedienste bereichernd in den Blick genommen werden. Ein bedeutender Aspekt ist sicherlich, dass auch für ambulante Pflegedienste beim Kulturmanagement zunächst die Frage zu klären ist worin das Selbstverständnis des Unternehmens besteht um davon ausgehend alle weiteren Fragen zu bearbeiten. Bei konfessionellen Anbietern entscheidet sich das sicherlich an der Fragestellung, wie sich deren christlich soziales Grundverständnis zu den grundlegenden Anforderungen einer wirtschaftlichen Existenzsicherung verhält. Für privatwirtschaftliche Unternehmen schlägt Baecker drei grundlegende Regeln vor, an denen sich eine wirtschaftlich effiziente Unternehmenskultur messen lassen muss: Die Regeln der

- Einfachheit,
- Autonomie und
- der kulturellen Führung.

Insbesondere muss jedoch so viel Führung wie möglich auf die Ebene der Kultur verlagert werden (vgl. 2003, S. 201).

Die drei Grundregeln reichten zur Begründung einer Unternehmenskultur aus. Sie könnten ein Unternehmen »rechenfähig« (ebd.) d. h. wirtschaftlich effizient machen.

Wirtschaftliche Effizienz »[…], die in diesem Sinne, […] auf einer Linie mit gesellschaftlicher Verantwortung […]« (ebd., S. 217) liegt. Es geht mithin nicht um gnadenlose Gewinnoptimierung. Die erste Regel der Einfachheit besagt, dass keine Unternehmensorganisation so komplex sein kann, dass sie der Komplexität der Wirtschaft entsprechen könnte. Gemeint sind Strukturen, die ein Unternehmen aufbaut und Instrumente, die es zur Beobachtung der Umwelt einsetzt. Er beruft sich im Weiteren auf das Gesetz der »requisite variety« (ebd., S. 202), das der Kybernetiker W. Ross Ashby (1956) formuliert hat. Dieses besagt, dass es einen Grad an Komplexität gibt, ab dem es nur noch hilft auf Einfachheit umzuschwenken. Es macht dann keinen Sinn mehr die Abläufe verstehen zu wollen, sondern ab diesem Punkt geht es nur noch darum die Ergebnisse kontrollieren zu können, die das Unternehmen selbst anstrebt. Wie beschrieben bauen Organisationen ihre Strukturen (Entscheidungsprämissen) mittels Entscheidungen selbst auf. Auf der Grundlage seines eigenen Selbstverständnisses müsste bspw. ein ambulanter Pflegedienst Strukturen finden, »[…] die (a), wenn schon nicht für den externen Beobachter, so zumindest für sich selbst verständlich sind und die (b) in der Lage sind, sich selbstständig an gewünschten Ergebnissen zu orientieren« (Baecker 2003, S. 202). Vor dem Hintergrund gilt der Mensch als die »einfachste Struktur« (ebd.), die in der Lage ist Komplexität zu verarbeiten und damit gilt er nach Baecker auch als der derzeit, aller künstlichen Intelligenz überlegene, beste »Rechner« (ebd.). Begründet liegt das in der Widersprüchlichkeit und Konfliktfreundlichkeit des Menschen, die technisch noch nicht ersetzt werden kann. Obwohl die Menschen füreinander intransparent sind im Sinne einer Black Box und die Verständigung oftmals schwierig ist aufgrund von Unberechenbarkeit und sogar manchmal Feindseligkeit, sind Menschen in der Lage sich zu verstehen. Für die Organisationskultur heißt das, sie »[…] kann nach dieser Überlegung nur wirtschaftlich effizient sein, wenn sie den Menschen als ihren Hauptakteur begreift, und dies in seiner Emotionalität und Intellektualität, mit seinen Sorgen, Hoffnungen und Befürchtungen, mit seiner Phantasie und Begriffsstutzigkeit, mit seiner Vernunft und seiner Rücksichtslosigkeit. Nichts davon kann man fordern und dennoch muß man alles voraussetzen« (ebd., S. 203). Die Organisation muss sich die Individualität der Mitarbeitenden zunutze machen und nicht wie bisher üblich mittels sehr eingeschränkten Funktions- und Stellenbeschreibungen zu versuchen von dieser zu abstrahieren.[111] Was dies für die Organisation bedeutet, ist vorher nicht absehbar. Die Leitung eines ambulanten Pflegedienstes müsste sich von der Individualität und Unberechenbarkeit, mithin der Komplexität der einzelnen Mitarbeitenden überraschen lassen. Es gleicht dem Prozess des Schwimmenlernens. Niemand kann einem erklären wie das geht, man muss ins Wasser und es ausprobieren. Wenn man es dann gelernt hat, kann man jemand anderem nicht erklären wie es geht, sondern auch er kann es nur ausprobieren. Die erste Regel einer wirtschaftlich effizienten Unternehmenskultur lautet daher mit Baecker:

> »Nichts ist komplizierter, also teurer, als die Substitution des menschlichen Einfallsreichtums durch formale Verfahren der Organisation; und nichts ist einfacher, also günstiger, als eine Struktur, die alles weitere diesem Einfallsreichtum überlässt.« (Baecker 2003, S. 204, im Orig. herv.)

Wenn bspw. im ambulanten Pflegedienst, im Sinne eines Konditionalprogramms, versucht wird möglichst viele Abläufe zu standardisieren und zu beschreiben, dann werden hohe Folgekosten durch die Zeit der Dokumenta-

---

111 Mit Baecker (2003) führt dies dazu, dass auch die Mitarbeitenden ihre Rechenkünste reduzieren und zwar auf die Frage, wie man seine Position in der Organisation sichern und seine Karriereaussichten steigern kann, S. 204.

tion produziert und der ambulante Pflegedienst trägt das Risiko, nicht zu wissen, welche Prozesse nicht beschrieben bzw. standardisiert wurden und damit im blinden Fleck der Beobachtung liegen. Gefördert wird zudem das Erstarren des ambulanten Pflegedienstes an seinen eigenen Regeln. Wichtig wäre es einige wenige Kernprozesse, insbesondere vor dem Hintergrund der Patientensicherheit, zu standardisieren und vieles andere der Professionalität, die durch entsprechende Lernangebote fortwährend gefördert werden muss, den Mitarbeitenden zu überlassen. Das schließt dann auch die Implementierung von völlig überbordenden Qualitätssicherungssystemen aus.[112]

Die zweite Regel, die Regel der Autonomie, basiert auf der Annahme, dass es in Unternehmen in der Regel gerade nicht um Autonomie geht. Es geht darum, mittels der Hierarchie, auf die zentralen Abläufe aus der Unternehmensspitze heraus zugreifen zu können. Hieraus ergibt sich ein Spannungsfeld zwischen der notwendigen Autonomie und der notwendigen Hierarchie. Mit Baecker besteht die Lösung darin, die Unternehmensorganisation so auszurichten, dass sie alles tut, um die Bedürfnisse des Kunden zufrieden zu stellen und alles unterlässt, was dem im Wege steht. Der Kunden- wie auch der Patientenbegriff ist für kranke- und pflegebedürftige Menschen nicht angemessen.[113] Da hier mit dem »Kundenbegriff« aber auch andere Institutionen gemeint sind, wird er hier weiterhin mit Anführungszeichen, die auf die nicht Angemessenheit des Begriffes für pflegebedürftige Menschen hinweisen sollen, verwendet. Autonom in diesem Sinne ist das Unternehmen und jede Struktur in ihm dann, »[…] wenn jeder weiß, für welchen Kunden er arbeitet« (Baecker 2003, S. 205). Die zugrundeliegende Annahme dabei lautet, dass sich mit Blick auf den »Kunden« (im ambulanten Pflegedienst die kranken- und oder pflegebedürftigen Menschen, die Hausärzte, ggf. Apotheken, andere Einrichtungen des Gesundheitssystems wie Altenheime, Krankenhäuser etc.) die Mitarbeitenden, im Sinne der einzelnen Stellen, sich gegenseitig kontrollieren und zwar »[…] sicherer und einfallsreicher, als es jede Kontrolle durch die Spitze tun könnte« (ebd.). Baecker (ebd.) empfiehlt vor dem Hintergrund als Unternehmensorganisation die Reorganisation des Unternehmens nach Fraktalen. Fraktale sind, »[…] selbstorganisierende und selbstähnliche Strukturen […].« Da diese immer demselben Aufbau folgen, können sie sich zu »[…] unterschiedlichen und komplexen Netzwerken […]« (ebd., S. 205) organisieren. Als Fraktal wird die kleinste wirtschaftliche Einheit, d. h. jede Interaktion zwischen Anbieter und »Kunden« definiert. Der Begriff Fraktal kommt aus der Mathematik und bezeichnet komplexe Gebilde »[…] und Erscheinungen (Fraktalen), wie sie ähnlich auch in der Natur vorkommen (z. B. das Adernetz der Lungen, die Oberfläche von Gebirgen, eine Küstenlinie, Luftwirbel).[114] Dem systemtheoretischen Gedanken folgend, kann die kleinste wirtschaftliche Einheit nicht den Individuen zugerechnet werden, da Organisationen aus Kommunikation in der speziellen Form der Entscheidung bestehen. Dem folgend ist ein Fraktal als eine Struktur zu verstehen, die wie alle Strukturen in sozialen Systemen, von der Kommunikation konstruiert werden. Diese Fraktale können sich dann zu einem Netzwerk zusammen-

---

112 Zur kritischen Diskussion im QM vgl. auch: Schmitz T (2001) Nie wieder Qualität. Strategien des Paradoxie-Managements. Weilerswist 2017 und Wächter H, Vedder G (2001) Qualitätsmanagement in Organisationen. DIN ISO 9000 und TQM auf dem Prüfstand. Wiesbaden.

113 Zur Kundenproblematik in der Pflege vgl. auch: Seeberger, B.: Zur Wirksamkeit von Qualitätsmanagement in der Altenpflegeeinrichtungen. Frankfurt am Main. 2004.

114 https://brockhaus.de/ecs/enzy/article/fraktale-geometrie, 01.06.2019.

schließen. Damit wäre das gesamte Unternehmen nach den Vorgaben dieses Fraktals zu reorganisieren. Für die Interaktion mit der Umwelt im Sinne der Organisation sind üblicherweise die Leitungen, die sich an Grenze zwischen System und Umwelt befinden zuständig. Die Reorganisation auf der Basis des Fraktals bedeutet jedoch, dass alle Abteilungen und alle Mitarbeitenden die Interaktion mit dem »Kunden« suchen müssen und zwar vor dem Hintergrund, dass im ambulanten Pflegedienst »[…] nichts geschieht, was nicht *für einen Kunden und im Auftrag eines Kunden geschieht*« (Baecker 2003, S. 206). Damit würde neben anderen Kunden erstens die Interaktion mit Frau Meier und deren Konsequenzen für das Handeln der Mitarbeitenden im Mittelpunkt ihrer Versorgung stehen und zweitens die Abläufe im ambulanten Pflegedienst vor dem Hintergrund angepasst. Grundlegend neu zu überdenken gelte es dann bspw. den Dokumentationsaufwand, insbesondere im Hinblick auf die Leistungsabrechnung, die Zerstückelung des Pflegeprozesses in einzelne Abrechnungsposten, die Grundlagen der Tourenplanung, die Kommunikation mit den anderen Einrichtungen im Gesundheitswesen u. v. m., die eben oftmals eher den Routineabläufen oder Nachweispflichten der Organisation als dem Sinne der »Kunden« dienen.

Voraussetzung dafür ist ein bestimmtes Verständnis von Autonomie. Autonomie verstanden als Selbstständigkeit bei gleichzeitiger Abhängigkeit (vgl. postheroisches Führungsverständnis). Beides ist so zu kombinieren, dass sich die wechselseitigen Abhängigkeiten steigern. »Autonom ist nicht derjenige, der tut, was er will, sondern derjenige, der sein Verständnis zu seiner Umwelt selbst gestalten kann.« (ebd.). Die Unternehmensorganisation nach Fraktalen, also jeder Interaktion mit dem »Kunden« des ambulanten Pflegedienstes, ermöglicht Selbstbestimmung, indem es alle möglichen Formen der gegenseitigen Vernetzung ausprobieren kann. Organisationen sind in mehrere Netzwerke »hineingebaut« (ebd., S. 282), wie die »formale Stellenhierarchie« (ebd.) oder ein »[…] narratives Schema von Geschichten und Geschichtenerzählern […]« (ebd.) (die Unternehmenskultur). Auf der Ebene der Stellen würde man mit den Kollegen insbesondere zusammen arbeiten mit denen man sich fachlich besonders gut ergänzt. Auf der Ebene der Organisation ambulanter Pflegedienste können es die jeweils unterschiedlichen Akteure des Gesundheitswesens sein. Derart entstehen neue und überraschende Möglichkeiten der Vernetzung, die mittels irgendwelcher Gesamtordnungen gar nicht ausgedacht werden können. Stabilität gewinnt das Fraktal aus zwei Gründen. Erstens daraus, dass der ambulante Pflegedienst auf der einen Seite »Kunden« hat, auf der anderen Seite aber auch selbst »Kunde« ist, bspw. bei den Sanitätshäusern, ggf. bei Personalverleihfirmen etc. »Man kennt beide Rollen und bringt in jeder Interaktion Verständnis für die jeweilige Gegenrolle auf, was die Dinge beschleunigen kann und die Interaktion mit einer qualifizierenden Vertrauensbereitschaft auszeichnet […]« (ebd., S. 207). Zweitens wird wettbewerbs- und Netzwerkfähigkeit hergestellt, indem alle Prozessbeteiligten wissen, dass sowohl »Kunden« wie auch Anbieter durch jeweils andere ersetzt werden können (vgl. ebd.). Mit Baecker ist damit das Fraktal »[…] eine Struktur, die dem hohen Differenzierungsrad und der unüberschaubaren Komplexität der gegenwärtigen Wirtschaft angemessen ist. Denn auf der Basis der Beobachtungsfähigkeit und des Einfallsreichtums der Mitarbeiter eines Unternehmens kann man mit dieser Struktur darauf verzichten, Gesamtordnungen welcher Art auch immer zu entwerfen (und scheitern zu sehen), und kann sich statt dessen darauf konzentrieren, zu beobachten welche Ordnungen von selber zustande kommen, wenn Produzenten nach Konsumenten und Konsumenten nach Produzenten suchen.« (ebd.)

Es geht auch in Bezug auf die Autonomie darum, die Unternehmensorganisation so zu gestalten, dass sie der Professionalität und der persönlichen Entwicklung der Mitarbeitenden förderlich ist. Das befähigt sie zu aktiven Akteuren, die sich ihre »Netzwerkpartner« (das können Kollegen, Institutionen etc. sein) selber suchen, um im Sinne der »Kunden« zu agieren. Dieser notwendige Freiraum kann nur dann in einem ambulanten Pflegedienst geschaffen werden, wenn die Leitungen darauf verzichten, möglichst viele Abläufe zu standardisieren und eher mittels Vertrauen als durch Kontrolle führen.[115] Hierzu brauchen sie allerdings den Mut sich auf die Individualität und Komplexität der Mitarbeitenden einzulassen, in Bezug auf das Beispiel des Schwimmenlernens bedeutet dies, den Mut zu haben ins Wasser zu gehen und mit Schwimmübungen zu beginnen. Damit heißt die zweite Regel einer wirtschaftlich effizienten Unternehmenskultur: »Mach alle Struktureinheiten des Unternehmens zu autonomen Fraktalen; denn nur so ist ihre sparsame und wirkungsvolle Verknüpfungsfähigkeit gesichert.« (ebd.)

Die dritte Regel ist die Regel der kulturellen Führung. Diese besagt, »[...] daß keine Unternehmenskultur wirtschaftlich effizient sein kann, die sich nicht in allen wesentlichen Hinsichten von selbst versteht« (ebd., S. 207). Erkennbar ist eine derartige Unternehmenskultur daran, dass die Mitarbeitenden in einer neuen Organisation sofort arbeitsfähig sind. Eine vorherige Einführung in die Werte und Konventionen der Organisation ist nicht notwendig. Bezogen auf ambulante Pflegedienste finden die Mitarbeitenden ihre Funktion dadurch, dass sie wissen, welche »Kunden« von ihnen zu versorgen sind und welche Beziehungen (Abhängigkeiten) sie im ambulanten Pflegedienst eingehen müssen, um ihre Tätigkeit im Sinne der »Kunden« gut ausführen zu können. Dadurch werden sie in eine Situation gebracht, die sie in die Lage versetzt sich vor diesem Wissen selbst zu führen. Voraussetzung für die sofortige Aufnahme der Arbeit ist in einer derartigen Unternehmenskultur jedoch die Fähigkeit des Zuhörens. »Wer zuhört, lernt damit dasselbe Netzwerk [also die gegenseitigen Abhängigkeiten], in dem er sich selbst bewegt, *aus einer anderen Perspektive* kennen und wird feststellen, daß das scheinbar selbe Netzwerk aus jeder Perspektive ein anderes ist. *Das macht es erst zu einem Netzwerk*. Denn ein Netzwerk, das einer singulären Logik folgen würde, könnte man ersatzlos streichen und durch eine Organisation nach klassischem Muster, mit definierter Arbeitsteilung, verteilten Kompetenzen und hierarchischen Ordnung von Mittel und Zwecken ersetzen« (ebd., S. 208). Die Eigenart des Netzwerkes ist es, dass es eben nicht vorher klar ist, wer sich aus welchem Grunde auch immer mit wem vernetzen wird und wann die Vernetzung aus welchen Gründen auch immer wieder gelöst wird. Die Beweglichkeit des Netzwerks geht einher mit seiner *»Unberechenbarkeit«* (ebd.) und *»Unbeherrschbarkeit«* (ebd.), ohne die es jedoch kein Netzwerk wäre. Ein Netzwerk kann nicht geplant werden, ohne es zeitgleich zu zerstören. Es muss sich selbst immer wieder neu organisieren, um seine Variabilität und Komplexität aufrechterhalten zu können. Bei einer derartigen Unternehmensorganisation kann mit Baecker auf eine explizite Definition der Unternehmenskultur verzichtet werden, da alle Aktivitäten darauf hinauslaufen und darauf ausgerichtet sind, sowohl »Kunde« als auch Konsument zu sein, was die Wirtschaft und deren Organisationen oder Netzwerke auszeichnet (ebd., S. 209). Dadurch konstituiert sich eine Kultur des Miteinanders, die sich je nach Netzwerkpartner und Problemwahrnehmung wandelt, was nicht ausschließt, dass Geschäfte mit Menschen gemacht werden können, die kein wirtschaftliches Interesse haben. »Kultur wird demnach *implizit* und beruht auf der Fähig-

---

115 Mit Gärtner kann man auch fragen wieviel Organisation die Organisation verträgt (Gärtner 2007)?

keit, sich als Produzent oder als Konsument *mit anderen Produzenten und Konsumenten vergleichen zu können* und auf der Basis dieses Vergleichs seinen Wert einschätzen zu können« (ebd.). Identität ist nur über den Vergleich mit anderen zu erlangen, was den Preis für den gesellschaftlichen Zusammenhang darstellt (ebd.). Grundlegend ist nun, dass sich die Kultur nicht über bestimmte Werte definiert, sondern über die Fähigkeit »[…] mit anderen, die jeweils anderen Werten folgen, ins Gespräch (»l'écoute«) zu kommen und im Geschäft zu bleiben.« (ebd.). Und wie gesagt, gilt das auch auf Ebene der Stellen. Die dritte Regel einer wirtschaftlich effizienten Unternehmenskultur lautet, wie oben bereits geschrieben: »Die beste Führung ist diejenige, die sich kulturell von selbst versteht.« (ebd., S. 210). Es geht um das, was sich in der Gegenwart überzeugend tun lässt, vor dem Hintergrund einer ungewissen Zukunft und einer Vergangenheit, an der man sich nur begrenzt orientieren kann (vgl. ebd.). Über dieses gemeinsame Tun konstituiert sich eine Kultur des Miteinanders, die an den Erfordernissen der jeweiligen »Kunden« ausgerichtet ist. Wie in diesem Band beschrieben kann es nicht die Aufgabe eines ambulanten Pflegedienstes sein in aller Radikalität jeden »Kunden«wunsch zu erfüllen, spätestens dann nicht mehr, wenn er sich damit selbst Schaden zufügen würde. Oftmals läuft es auf einen Spagat auf dem Kontinuum von Autonomie und Fürsorge hinaus (vgl. Neumann 2006, S. 309–359). Ungeachtet dessen, könnte jedoch eine derartige Unternehmenskultur, Frau Meier ein Stückchen weiter in den Mittelpunkt rücken, ohne die Definition eines aufwendigen Solls, bspw. im Leitbild, welches von den handelnden Personen selten erfüllt werden kann. Die entstehende größere Autonomie, der Professionalitätsgewinn und Gestaltungsspielraum für die Mitarbeitenden wäre dahingehend auch ein Garant für deren höhere Arbeitszufriedenheit (vgl. hierzu aktuelle Ergebnisse aus dem Pflegebereich in Weidner 2016, S. 53). Wirtschaftlich effizient ist eine derartige Unternehmenskultur erstens, weil sie selbstorganisierend ist und damit die »Organisationskosten einer Organisation« reduziert (Baecker 2003, S. 210). Baecker (ebd.) spricht hier von den sogenannten »Integrationskosten«, die abhängig sind von dem jeweiligen Kontrollaufwand einer Organisation. »Integrationskosten sind um so höher, je mehr ein Unternehmen aufwenden muß, um einen bestimmten operativen strukturellen Zusammenhang sicherzustellen, und um so niedriger, je geringer dieser Aufwand ist.« (ebd., S. 211). Das heißt bezogen auf den ambulanten Pflegedienst, es geht darum wieviel die Leitung, tun muss oder eben nicht tun muss, um sicherzustellen, dass bestimmte Prozesse in einer bestimmten Weise ausgeführt werden.[116] Zweitens kann jede Einheit verstanden werden als Agenten, die sich wie oben beschrieben selbst kontrollieren. Damit fallen die Kontrollkosten nur dort an, wo sie von diesen Einheiten auch getragen werden. Mithin ist jede Unternehmenskultur nicht effizient, in der es Einheiten gibt, deren einzige Aufgabe es ist »[…] Kontrolle über andere Einheiten auszuüben« (ebd.).

---

[116] Vgl. hierzu auch: Simon FB (1997) Die Organisation der Selbstorganisation. Thesen zum »systemischen Management«. In: Schmitz C, Heitger B, Gester PW (Hrsg.) Managerie. Systemisches Denken und Handeln im Management. Carl-Auer, Heidelberg, S. 112–128.

Literatur

Adam-Paffrath R (2014) Würde und Demütigung aus der Perspektive professioneller Pflege. Eine qualitative Untersuchung zur Ethik im ambulanten Pflegebereich. Frankfurt am Main

Ashby W R (1956) An introduction to cybernetics. New York

Backer D (1999) Organisation als System. Frankfurt am Main

Baecker D (2003) Organisation und Management. Frankfurt am Main

Baecker D (2014) Organisation und Störung. 2. Aufl. Frankfurt am Main

Baecker D (2015) Postheroische Führung. Vom Rechnen mit Komplexität. Wiesbaden

Bode, I, Vogd W (Hrsg.) (2016): Mutationen des Krankenhauses. Soziologische Diagnosen in organisation- und gesellschaftstheoretischer Perspektive. Wiesbaden

Borutta M (2007) Von der lernenden zur kompetenten Organisation. Wissensmanagement in Pflegeeinrichtungen aus systemtheoretischer Perspektive. In: Printernet, 02/07, S. 5–12

Borutta M (2012) Wissensgenerierung und Wissenszumutung in der Pflege. Systemtheoretische Analyse am Beispiel der Einführung von Expertenstandards in der Altenpflege. Heidelberg

Brandenburg H, Kohlen H (Hrsg.) (2012) Gerechtigkeit und Solidarität im Gesundheitswesen. Eine multidisziplinäre Perspektive. Stuttgart

Büscher, A (2011) Ambulante Pflege. In: Schaeffer D, Wingenfeld K (Hrsg.) Handbuch Pflegewissenschaft. Weinheim/München

Brockhaus-Enzykopädie (https://brockhaus.de/ecs/enzy/article/fraktale-geometrie, Zugriff am: 01.06.2019), (https://brockhaus.de/ecs/enzy/article/management, Zugriff am: 01.06.2019)

Drepper T (2003) Organisationen der Gesellschaft. Gesellschaft und Organisation in der Systemtheorie Niklas Luhmanns. Wiesbaden

Fleck L (2017) Entstehung und Entwicklung einer wissenschaftlichen Tatsache. Einführung in die Lehre vom Denkstil und Denkstilkollektiv. 11. Aufl. Frankfurt am Main

Froschauer U (2012) Organisationen in Bewegung. Beiträge zur interpretativen Organisationsanalyse. Wien

Gabriel K (1979) Analysen der Organisationsgesellschaft. Ein kritischer Vergleich der Gesellschaftstheorien Max Webers, Niklas Luhmann und der phänomenologischen Soziologie. Frankfurt am Main

Gärtner H W (2007) Zur Ambivalenz des Qualitätsmanagements. Steuerungsinstrument oder Betriebsaccessoire? In: Krankendienst (80) 200, S. 10–14

Höhmann U et al. (2016) Ein theoretischer Begründungsrahmen zur Identifikation übergeordneter Kompetenzanforderungen in pflegerische Innovationsprozessen. In: Pflege & Gesellschaft. Zeitschrift für Pflegewissenschaft. 21. Jg., H.3, S. 2018–228

Höhmann U. et al. (2018) Gestaltungskompetenzen im Pflegealltag stärken: Arbeitsprozessintegrierte Kompetenzentwicklung in der Pflege. Frankfurt am Main

Höhmann U, Vogt W, Ostermann A (2018) Rollenstrategien pflegerischer Führungskräfte im Umgang mit Spannungserleben und Diskrepanzerfahrungen im Berufsalltag – Ansatzpunkte für eine pflegerische Kompetenzentwicklung. In: Pflege & Gesellschaft. Zeitschrift für Pflegewissenschaft. 23. Jg., H.4, S. 356–369

Ketzer R (2016) Das MDK-Prüfverfahren in der ambulanten Pflege: Externe Qualitätssicherung versus Verfahrensroutine. Eine systemtheoretische Analyse. Heidelberg

Kieser A, Ebers M (Hrsg.) (2019) Organisationstheorien. 8. Aufl. Stuttgart

Kieserling A (Hrsg.) (2000) Niklas Luhmann. Die Religion der Gesellschaft. Frankfurt am Main

Luhmann N (1982) Autopoiesis, Handlung und kommunikative Verständigung. In: Zeitschrift für Soziologie, Jg. 11, Heft 4, S. 366–379

Luhmann N (1987) Soziale Systeme. Grundriß einer allgemeinen Theorie. Frankfurt am Main

Luhmann N (1992) Organisation. In: Küpper, Willi, Ortmann, Günther (Hrsg.): Mikropolitik: Rationalität, Macht und Spiele in Organisationen. 2. Aufl. S. 165–183

Luhmann N (1995) Das Recht der Gesellschaft. Frankfurt am Main

Luhmann N (1997) Die Gesellschaft der Gesellschaft. Frankfurt am Main

Luhmann N (1999) Zweckbegriff und Systemrationalität. 6. Aufl. Frankfurt am Main

Luhamnn N (2002) Politik der Gesellschaft. Frankfurt am Main

Luhmann N (2005) Organisation und Entscheidung. In: Soziologische Aufklärung 3. Soziales System, Gesellschaft, Organisation. 4. Auflage. Wiesbaden. S. 389–450

Luhmann N (2006) Organisation und Entscheidung. 2. Aufl. Wiesbaden

Luhmann N (2009) Soziologische Aufklärung 5. Konstruktivistische Perspektiven. 4. Auf.

Luhmann N (2010) »Nomologische Hypothesen«, funktionale Äquivalenz, Limitationalität: Zum wissenschaftstheoretischen Verständnis des Funktionalismus. In: Soziale Systeme. Zeitschrift für soziologische Theorie 16 (1). Stuttgart, S. 3–27

Neumann E-M (2006) Pflegeethik. In: Helmchen et al.: Ethik in der Altersmedizin. Mit einem Beitrag zur Pflegeethik von Eva Maria Neumann, Stuttgart. S. 309–359

Seeberger, Bernd (2006): Zur Wirksamkeit von Qualitätsmanagement in Altenpflegeeinrichtungen. Frankfurt am Main.

Simon FB (1997) Die Organisation der Selbstorganisation. Thesen zum »systemischen Management«. In: Schmitz C, Heitger B, Gester PW (Hrsg) Managerie. Systemisches Denken und Handeln im Management. Carl-Auer, Heidelberg, S 112–128

Simon FB (1998) Radikale Marktwirtschaft. Grundlagen des systemischen Managements. 3. Aufl. Heidelberg

Simon F B (1999) Die Organisation der Selbstorganisation. Thesen zum »systemischen Management«. In: Peter W. Gester, Christoph Schmitz, Barbara Heitger (Hrsg.) Managerie, 5. Jahrbuch. Systemisches Denken und Handeln im Management, Heidelberg, S. 112–128

Simon F B (2015) Einführung in die systemische Organisationstheorie. Heidelberg

Simon F B (2018) Formen. Zur Kopplung von Organismus, Psyche und sozialen Systemen. Heidelberg

Slotala L (2011) Ökonomisierung in der ambulanten Pflege. Eine Analyse der wirtschaftlichen Bedingungen und deren Folgen für die Versorgungspraxis ambulanter Pflegedienste. Wiesbaden

Vogd W et al. (2018) Entscheidungsfindung im Krankenhausmanagement. Zwischen gesellschaftlichem Anspruch, ökonomischen Kalkülen und professionellen Rationalitäten. Wiesbaden

von der Oelnitz D (2017) Einführung in die systemische Personalführung. 2. Aufl., Heidelberg

von Foerster H (2015) Prinzipien der Selbstorganisation im sozialen und betriebswirtschaftlichen Bereich. In: Ders: Wissen und Gewissen: Versuch einer Brücke, 9. Aufl. Frankfurt 2015, S. 244–254

Schein E H (2006) Führung und Veränderungsmanagement. Bergisch Gladbach

Schein E H (1984) Coming to a new Awareness of Organizational Culture. Sloan Management Review, 25:2 (1984 Winter) p.3

Schmitz T (2017) Nie wieder Qualität. Strategien des Paradoxie-Managements. Weilerswist

Schreyögg G, Koch J (2014): Grundlagen des Managements. Basiswissen für Studium und Praxis. 3. Aufl. Wiesbaden

Wächter H, Vedder G (2001) Qualitätsmanagement in Organisationen. DIN ISO 9000 und TQM auf dem Prüfstand. Wiesbaden

Weber M (1972) Wirtschaft und Gesellschaft. Grundriss der verstehenden Soziologie. 5. Aufl. Tübingen

Weber M (2014) Wirtschaft und Gesellschaft. Soziologie. Unvollendet 1919–1920. Studienausgabe

Wimmer R et al. (Hrsg.) (2014) Praktische Organisationswissenschaft. Lehrbuch für Studium und Beruf. 2. Aufl. Heidelberg

https://brockhaus.de/ecs/enzy/article/management

https://brockhaus.de/ecs/enzy/article/fuhrung-soziologie

https://www.spektrum.de/lexikon/psychologie/charismatische-fuehrung/2792, **10.12.2019**)

Nachwort: Unschätzbar viel wert

Rainer Krockauer

Man hätte es nie für möglich gehalten: In Zeiten der Corona-Krise stehen Bürgerinnen und Bürger auf Balkonen und an Fenstern, um Ärzten, Rettungs- oder Sicherheitskräften, aber vor allem den Pflegekräften Beifall zu klatschen. Sie wissen und zeigen, dass sie den Menschen in den Krankenhäusern, Pflegeheimen und ambulanten Diensten Dank schulden, weil ihr Einsatz ganz offensichtlich in der Krise unschätzbar viel wert ist. Auch der Kopfarbeiter und Philosoph Peter Sloterdijk verbeugt sich in diesen Tagen hochachtungsvoll vor den Pflegearbeitern. Angesichts der gravierenden Folgen der Pandemie sei für »Übertreibungen […] kein Platz mehr. […] Die Helfer geben ihr Äußerstes.« (ZEIT 8.4.20) Dabei wäre diese Beifallsbekundung schon längst nötig gewesen: Denn viele Pflegekräfte, vor allem Frauen, sind schon vorher bis an und über die eigenen Grenzen der körperlichen und seelischen Belastung gegangen. Für eine vergleichsweise bescheidene Bezahlung waren und sind sie rund um die Uhr präsent, spenden persönlichen Trost, sind vor Ort und verkörpern leibhaftig für viele Alleinstehende, Hilfe- und Pflegebedürftigen Hoffnung.

Es ist immer neu festzuhalten: Professionelle Pflegearbeit ist unschätzbar viel wert. Das Bewusstsein dafür werden Bürgerinnen und Bürger und damit die ganze Gesellschaft über die Krise hinaus bewahren müssen. Aber Pflege hat nicht nur Anerkennung verdient, sondern auch Anerkennung einzufordern – angesichts der Ausweitung von Arbeitszeiten, einer tendenziell untertariflichen Bezahlung und eines immer anspruchsvoller werdenden Pflegebedarfs und erschreckenden Personalmangels. Nicht nur von der Politik, sondern auch von der gesellschaftlichen Öffentlichkeit wurden und wird sie zum Teil sträflich im Stich gelassen. Das gilt auch und besonders für den Bereich und für die Bedeutung der ambulanten Pflege. Ihre Dienste an der Schwelle von Systemen und Lebenswelten sind und bleiben ein starkes Zeichen für personenbezogene Nähe und lebensweltliche und systemübergreifende Verbundenheit.

Es ist zu hoffen und zu wünschen, dass der vorliegende eindrucksvolle Band mit dazu beitragen kann, dass in und nach der Krise Pflege, und v. a. die ambulante Pflege, Ansehen erhalten und Anerkennung gewinnen wird. Aus multi- und interdisziplinären Perspektiven will der Band einen kritischen Diskurs über den Zustand des Gesundheitssystems, den zunehmend kritischen Bereich der sozialen Infrastruktur und hier besonders der ambulanten Pflege chronisch kranker und pflegebedürftiger Menschen anregen. Die aktuelle Sensibilisierung durch die einschneidende Corona-Krise könnte dem Buchanliegen einer kritischen Auseinandersetzung mit dem bundesdeutschen Sozial- und Gesundheitssystem behilflich sein. Sehr eingängig und einsichtig wird im Band das Auseinanderklaffen von Anspruch und Wirklichkeit in den vier Teilbeiträgen mit dem Bezug auf ein gemeinsames Praxisbeispiel verbunden und verdeutlicht. Die vierfache Variation des zugrundeliegenden Praxisbeispiels verdeutlicht so dem Zielpublikum sowohl der Pflege- und Versorgungspraxis wie dem der Studierenden in den Pflegestudiengängen die Mehrdimensionalität des Geschehens in der ambulanten Pflege.

Die Diskussion um die Zukunft von Pflegearbeit ist aktuell eingebettet in eine breite interdisziplinäre Care-Debatte in Wissenschaft und Öffentlichkeit. Sie nimmt die Sorgepotenziale professioneller Hilfe und die Zukunft einer sorgenden Gesellschaft in den Blick und weckt den Sinn für lebensbedeutsame zivilgesellschaftliche Potenziale. Der vorliegende Band ist ein Teil dieser zukunftsträchtigen Debatte. Sie kann mithelfen, dass im Herzen der Gesellschaft neue Solidarformen wiedererstarken – angesichts zunehmender Isolierung, Einsamkeit und Spaltungstendenzen in der Gesellschaft. Auch aus diesem Grund ist der Band für einen darauf bezogenen inter- und transdisziplinären Diskurs unschätzbar viel wert.

Prof. Dr. Rainer Krockauer, Aachen, im Mai 2020